Geurtsen/Heidemann · Zahnerhaltung beim älteren Patienten

Unseren Eltern gewidmet

Werner Geurtsen / Detlef Heidemann

Zahnerhaltung beim älteren Patienten

349 Abbildungen, davon 218 in Farbe

HANSER

Carl Hanser Verlag München Wien

Die Verfasser

Prof. Dr. Werner Geurtsen, Medizinische Hochschule Hannover, Poliklinik für Zahnerhaltung und Parodontologie
Prof. Dr. Detlef Heidemann, Abteilung für Zahnerhaltungskunde, Zahnärztliches Universitäts-Institut der Stiftung Carolinum, Frankfurt

Mit Beiträgen von

Prof. Dr. W. Geurtsen
PD Dr. H. Günay
Prof. Dr. R. Hickel
Dr. G. Hillmann
Prof. Dr. D. Heidemann
Dr. M. Ueberschär
Prof. Dr. W. H.-M. Raab

Die Deutsche Bibliothek – CIP-Einheitsaufnahme

Zahnerhaltung beim älteren Patienten / Werner Geurtsen ; Detlef Heidemann. – München ; Wien : Hanser, 1993
ISBN 3-446-15917-7
NE: Geurtsen, Werner; Heidemann, Detlef

Hinweis

Medizin und Zahnmedizin sind in ständiger Entwicklung begriffen. Der Fortschritt der Wissenschaft führt permanent zu neuen Erkenntnissen. Der Leser dieses Buches ist daher gehalten, Therapieempfehlungen, insbesondere Angaben zur Dosierung von Medikamenten, in eigener Verantwortung zu prüfen. Zwar verwenden Autoren, Herausgeber und Verlag größte Mühe darauf, daß der Inhalt des Buches dem Wissensstand bei der Abfassung entspricht, Änderungen sind jedoch grundsätzlich möglich. Die Entscheidung für eine bestimmte Therapie liegt letztlich in der Verantwortung des behandelnden Arztes bzw. Zahnarztes.

Die im Text genannten Präparate und Bezeichnungen sind zum Teil patent- und urheberrechtlich geschützt. Aus dem Fehlen eines besonderen Hinweises bzw. des Zeichens ® darf nicht geschlossen werden, daß kein Schutz besteht.

Gesamtherstellung: Kösel, Kempten
Printed in Germany

Inhalt

1 Einleitung

Im Umgang mit dem älteren Patienten wird häufig der Fehler gemacht, das Alter mit Krankheit gleichzusetzen. Richtig ist aber, daß das Altern ein physiologischer Vorgang ist. Die Vielzahl an Hypothesen, mit denen dies erklärt wird, verdeutlicht, daß der Alterungsprozeß bis heute noch nicht völlig verstanden ist und damit nicht im Detail erklärt werden kann. Unter anderem nimmt man an, daß Funktionsverluste auf zellulärer Ebene zu Leistungsminderungen bis hin zum Versagen einzelner Organe oder Organsysteme führen. Dies kann den Tod des betroffenen Menschen bedeuten, obwohl andere Teile desselben Organismus noch funktionsfähig sind.

Es wird diskutiert, daß der physiologische Alterungsprozeß genetisch determiniert ist. Modellrechnungen deuten in diesem Zusammenhang auf ein theoretisch erreichbares Lebensalter von ca. 100 Jahren hin. Daß dieses Alter nur selten erreicht wird, kann man durch die Einwirkung externer Faktoren erklären. Daraus läßt sich folgern, daß das Altern an sich nicht therapierbar ist. Beeinflußbar wäre somit nur der Teil des Alterungsprozesses, der durch diese externen Faktoren bedingt ist.

Wichtig ist aber nicht nur das Erreichen eines hohen Alters, sondern auch die Erhaltung der Lebensqualität und -freude eines Menschen. Diese sind in hohem Maße abhängig von der Funktionsfähigkeit und der Ästhetik des Gebisses. Die wichtigste Voraussetzung dafür ist die Erhaltung möglichst vieler natürlicher Zähne.

Speziell auf die Zahnerhaltung bezogen bedeutet das, die Behandlung nicht vom Alter des Patienten abhängig zu machen, sondern unser gesamtes therapeutisches Spektrum auch bei älteren und alten Personen einzusetzen.

Dies wirft selbstverständlich die Frage auf, ob man dann überhaupt mit Recht von einer Zahnerhaltungskunde speziell für ältere Menschen sprechen kann?

Die Antwort darauf muß lauten, daß es natürlich kein andersartiges therapeutisches Konzept gibt, sondern bestimmte Behandlungsmaßnahmen häufiger durchzuführen sind.

Der gestiegene zahnärztliche Versorgungsstandard führte dazu, daß die meisten älteren Menschen zumindest noch einen Teil des natürlichen Gebisses besitzen. Dementsprechend sind diese Zähne auch länger physiologischen und unphysiologischen Belastungen ausgesetzt. Abrasionen und Erosionen, die Wurzeloberflächenkaries, akute und chronische Erkrankungen der Pulpa, die Erwachsenenparodontitis sowie regressive Veränderungen des Zahnmarkes und des Zahnhalteapparates treten deshalb altersabhängig vermehrt auf, wie statistische Daten und die klinische Erfahrung zeigen [1, 2]. Dies rechtfertigt unserer Meinung nach eine Zusammenfassung derjenigen Probleme und Behandlungsmaßnahmen, die bei älteren und alten Personen von besonderer Bedeutung sind. Es ist also weder beabsichtigt, noch erscheint es berechtigt oder sinnvoll, eine konservierende Gerontostomatologie zu postulieren.

„Es ist wichtiger, die sich täglich wiederholenden Arbeitsvorgänge in allen einzelnen Stufen bis zur höchsten Vollendung auszubauen, als umfangreiche Neuerungen für außergewöhnliche Fälle zu konstruieren.“ (*E. Harndt* 1938)

W. Geurtsen und *D. Heidemann* im Januar 1993

2 Die Mundhygiene beim älteren Patienten

Von D. Heidemann

Die Sauberkeit der Mundhöhle ist für den älteren Menschen ein ebenso entscheidender Faktor für die Mundgesundheit, wie für jüngere Menschen auch. Die Tatsache, daß wir bei älteren Menschen häufiger eine Vernachlässigung der Reinigungsgewohnheiten antreffen, hat seine Ursache weniger im Alter selbst als vielmehr in der Bedeutung, die dieser Bereich aktuell für den älteren Patienten hat.
Selbstverständlich gibt es eine große Gruppe älterer Patienten, die bis in das hohe Alter hinein in der Lage sind, trotz umfangreicher vorangegangener Behandlungsmaßnahmen, die die Reinigung der Mundhöhle erschweren können, eine gute bis sehr gute Mundhygiene aufrechtzuerhalten.
Nach dem allgemeinen Gesundheitszustand lassen sich zwei Patientengruppen bilden:

1. Gruppe: Körperlich und geistig unbeeinträchtigt.

Mundhygienemaßnahmen wie bei jüngeren Patienten empfehlen und durchführen:

- gleiche Hilfsmittel,
- gleiche Techniken,
- gleiche Verhaltensweisen.

2. Gruppe: Körperlich und/oder geistig beeinträchtigt.

Der Behinderung angepaßte

- Therapie,
- Hilfsmittel,
- Techniken,
- Verhaltensweisen

durchführen bzw. empfehlen.

Die dieser Patientengruppe anzuratenden Maßnahmen unterscheiden sich vor allem in der Durchführung von denen der ersten Gruppe von Patienten zugedachten.
Möglicherweise stehen andere Erkrankungen im Vordergrund, die der Aufmerksamkeit bedürfen, oder aber körperliche Gebrechen. Z. B. spielt das verminderte Sehvermögen hier eine große Rolle und kann den Patienten daran hindern, eine gute Mundhygiene zu betreiben.
Im Rahmen dieses Beitrages soll vor allem auf diese zweite Gruppe von Patienten eingegangen werden.

2.1 Welche Faktoren können bei älteren und/oder behinderten Patienten eine Rolle spielen?

1. Körperliche Behinderungen

Bewegungsapparat:

- eingeschränkte Feinmotorik,
- eingeschränkte Koordination,
- geschädigte Gliedmaßen (Verlust, Verkrüppelung),
- Bettlägrigkeit.

Sehapparat:

- Sehfehler,
- Blindheit (auf einem oder beiden Augen).

Hörorgan:

- Mangelnde Aufnahmefähigkeit für Erklärungen.

2. geistige Behinderungen

- Aufgeregtheit,
- Unruhe,
- Verwirrtheit,
- Altersschwachsinn bis Idiotie.

Selbstverständlich kommen hier auch Kombinationen in Betracht, die um so mehr eine Anpassung unserer Forderung an die Patienten notwendig machen.
Wird eine mangelhafte Mundhygiene zu einem Problem in parodontologischer oder kariologischer Hinsicht, so wird die Therapie vermehrt zu Lasten des Zahnarztes fallen oder zu Lasten der den Patienten betreuenden Personen, wie Angehörige oder Pflegepersonal. Das Ausmaß an häuslicher Beteiligung des Patienten selbst ist dann immer reduziert.
Geht man davon aus, daß die Inzidenz von Parodontopathien bei 40jährigen bereits 100% erreicht hat, so hat bei 60- und über 60jährigen das Parodont bereits Veränderungen erfahren, die die Mundhygiene erschweren. Die Freilegung interproximaler Bereiche oder von oralen Wurzeloberflächen erschweren die Reinigung erheblich. Weitere Erschwernisse können sein:

- Abgelaufene Parodontopathien
  - generelle Reduktion des parodontalen Gewebes mit Freilegung von Wurzeloberflächen (Abb. 2.1) bzw. mit Eröffnung von Furkationen (Abb. 2.2),
  - zeitweise akute Entzündungsschübe mit parodontalen Abszessen (Abb. 2.3–2.5).
- Abgeschlossene Parodontalbehandlung
  - postoperativ freiliegende Wurzeloberflächen interproximal und oral (Abb. 2.6).
- Umfangreicher Zahnersatz
  - herausnehmbar, mit Klammern und Halteelementen (Abb. 2.7),

  - festsitzender Ersatz mit Zwischengliedern und evtl. schwer zu reinigenden interproximalen Räumen (Abb. 2.8).
- Ungenügende Füllungstherapie
  - alte insuffiziente Füllungen (Abb. 2.9), evtl. approximale Füllungsüberschüsse (Abb. 2.10),
  - Frakturen von Füllungsmaterial oder Zahnhartsubstanz (Abb. 2.11),
  - Karies am Füllungsrand.

Auch morphologische Veränderungen der Zahnflächen sind bei älteren Patienten häufiger anzutreffen.

- Erosionen, Abrasionen (Abb. 2.12)
- Keilförmige Defekte (Abb. 2.13)
- Attrition (Abb. 2.14)

Zusätzlich zu den bestehenden altersbedingten Erschwernissen bei der Durchführung der Mundhygiene erscheint es zweckmäßig zu überprüfen, wie der Patient selbst einzuschätzen ist. Eine mögliche Kategorisierung könnte darin bestehen, seine Fähigkeit zur Mitarbeit und seine Bereitschaft zur Behandlung zu beurteilen, etwa als

- A: willig zur Behandlung und fähig, sich zu beteiligen;
- B: willig, aber nicht fähig;
- C: unwillig und nicht fähig.

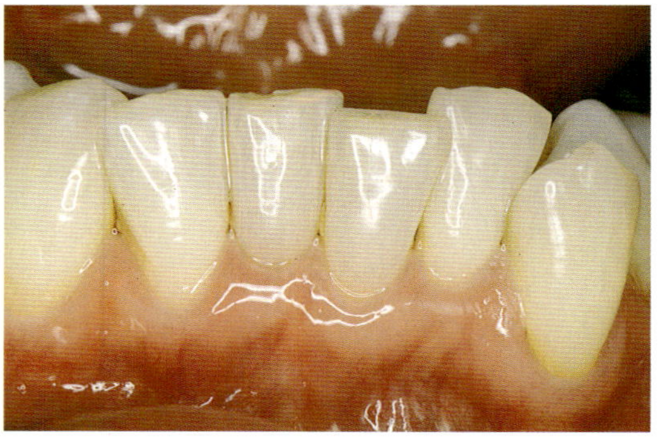

Abb. 2.1 Freiliegende Wurzeloberflächen nach konservativer Parodontaltherapie

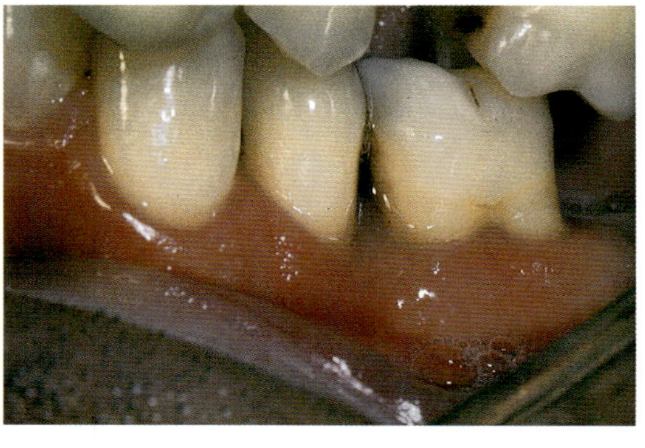

Abb. 2.2 Furkationseingang und interproximale Bereiche liegen nach chirurgischer Therapie frei

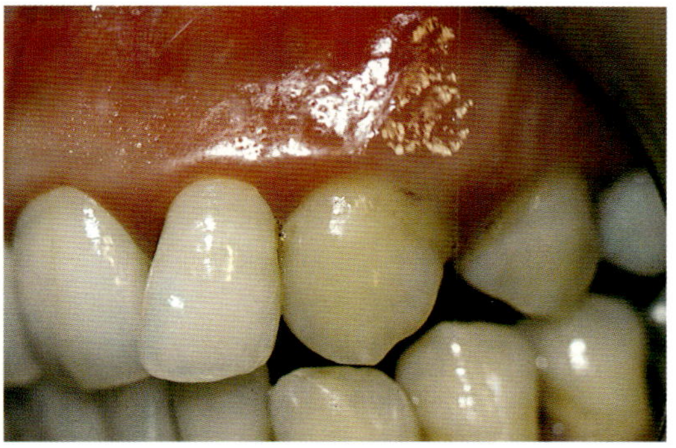

Abb. 2.3 Auf leichten Druck entleert sich Pus distal des Zahnes 23

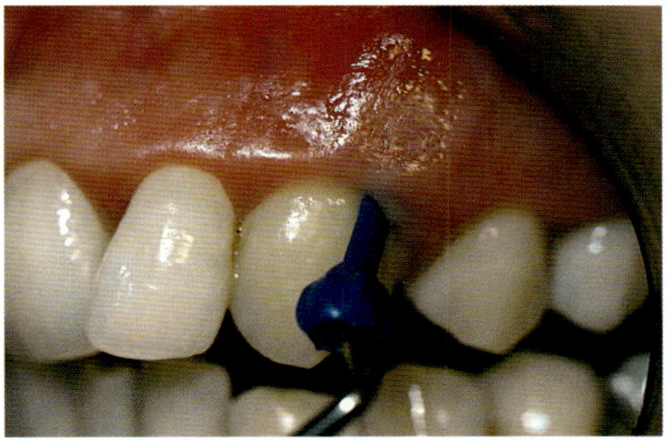

Abb. 2.4 In einen tiefen Defekt dringt eine Plast-o-Probe-Sonde tief ein

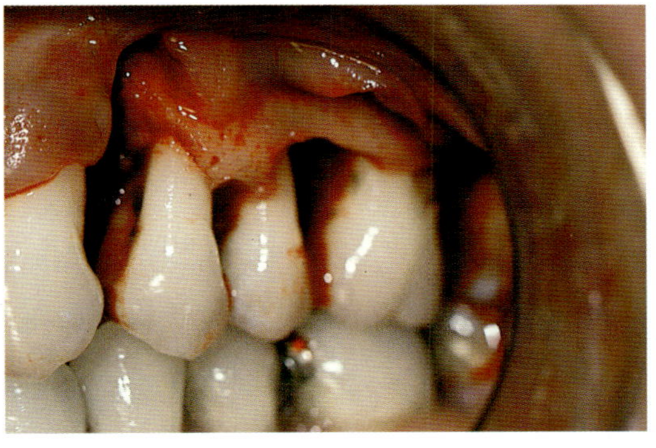

Abb. 2.5 Die chirurgische Freilegung offenbart den tiefen Knochendefekt an 23 distal, jedoch auch bei den Prämolaren und Molaren des linken Oberkieferbereiches

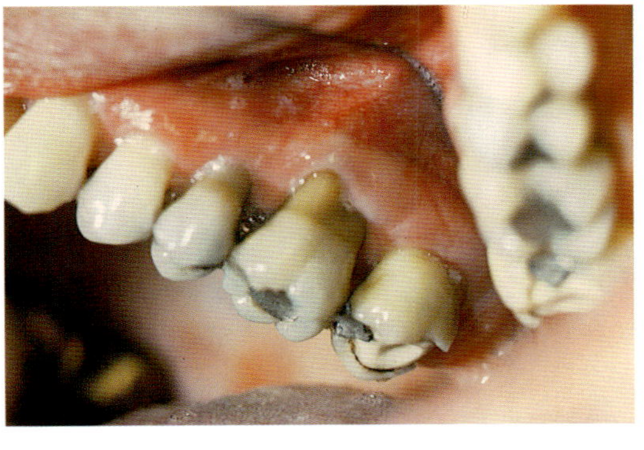

Abb. 2.6 Postoperativ freiliegende Wurzeloberflächen, gravierend sind die Zähne 25 und 26 betroffen, oftmals, so auch hier, ist eine starke Sensibilität dieser Flächen die Folge

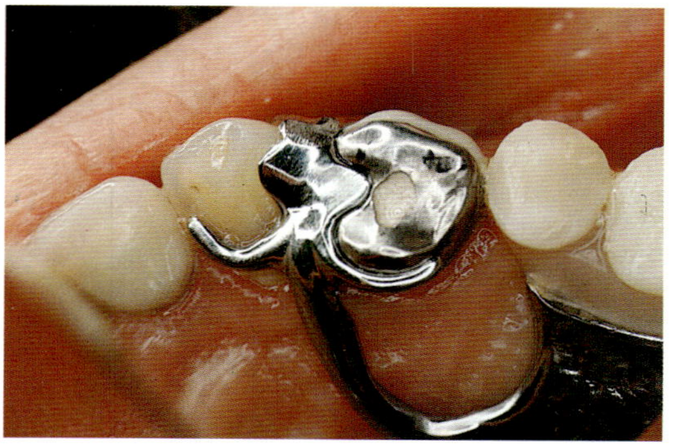

Abb. 2.7 Klammern und Halteelemente erschweren die Mundhygiene

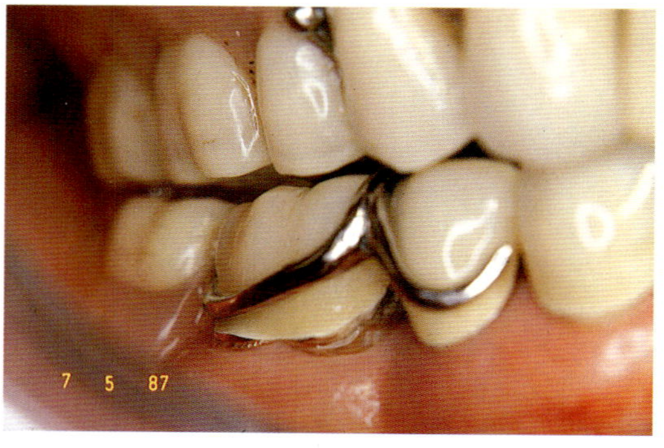

Abb. 2.8 Festsitzender Ersatz in Kombination mit Teilprothesen bedeutet einen hohen Reinigungsaufwand für den Patienten

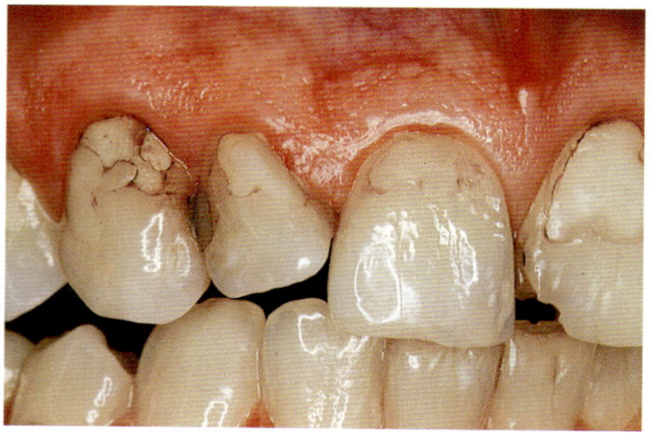

Abb. 2.9 Alte, insuffiziente Füllungen begünstigen Plaqueanlagerung

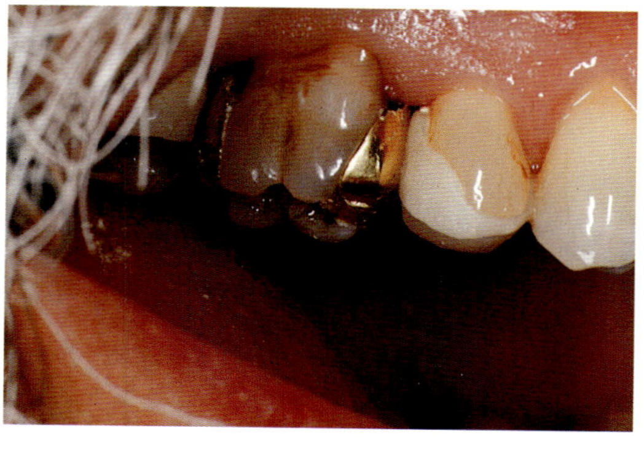

Abb. 2.10 Überhängende, mangelhaft gestaltete Füllungen machen eine Plaque-Kontrolle für den Patienten unmöglich. Umgehende Entfernung der Gußfüllung ist notwendig

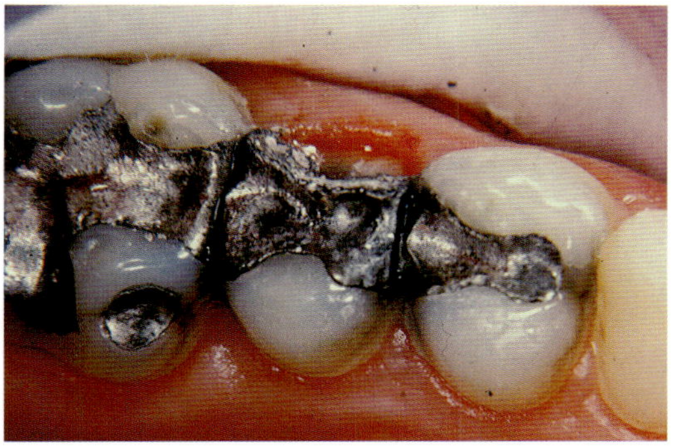

Abb. 2.11 Frakturspalten können bereits vor der vollständigen Fraktur Sammelstellen für Plaque darstellen

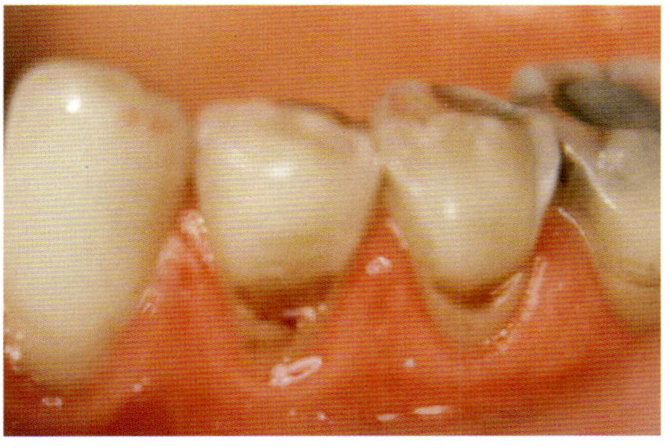

Abb. 2.12 Erosionen nach exzessivem Genuß saurer Getränke

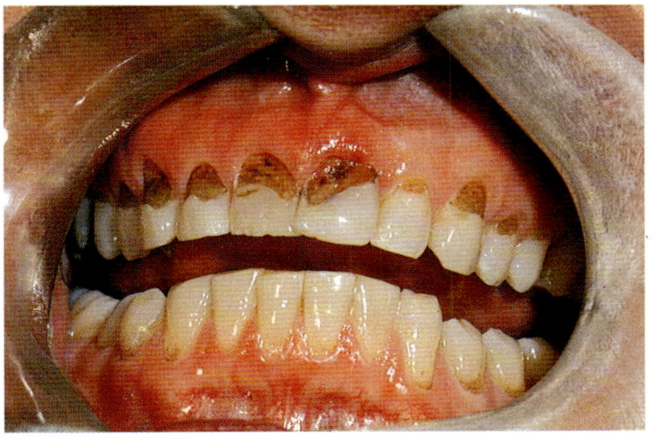

Abb. 2.13 Ausgedehnte kombinierte Läsionen, bestehend aus keilförmigen Defekten mit Erosionen und Kariesneubefall

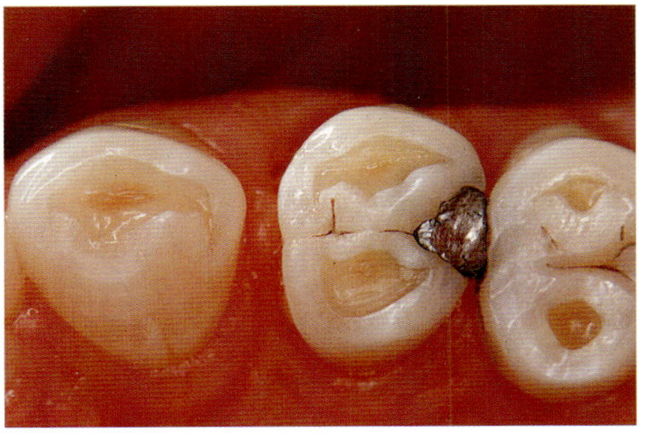

Abb. 2.14 Ausgeprägte Attritionsbereiche

2.2 Vorgehen in der Praxis

Lagerung

Die Lagerung älterer Patienten nach ergonomischen Gesichtspunkten ist nicht immer möglich. Viele Patienten können eine Flachlagerung oder Tieflagerung nicht mehr tolerieren. Wenn ein Kompromiß zwischen den vielen Lagerungsmöglichkeiten gefunden ist, kann ein entsprechender Vermerk in der Karteikarte angebracht werden, um dem Patienten bei den nächsten Besuchen Unbequemlichkeiten zu ersparen.

Stand der Mundhygiene

Um einen Überblick über den Mundhygienezustand des älteren Patienten zu gewinnen, sollten einfache Befunderhebungssysteme angewandt werden. Ein solches System bietet der Hygiene-Index. Die Vorteile dieses Index sind:

- wird mit Plaqueanfärbung durchgeführt (Abb. 2.15 u. 2.16),
- rasch zu erstellen,
- günstig für Recall.

Ähnlich wie Kinder sind ältere Menschen oftmals damit überfordert, lange Zeit den Mund offenzuhalten und aus früheren Behandlungssitzungen noch immer daran gewöhnt, „Spülpausen" einlegen zu können. Dies sollten wir berücksichtigen und tolerieren. Der Hygiene-Index wird mit Hilfe von Plaquerevelatoren unterstützt. Je nach Versorgungszustand und eventuellen körperlichen oder geistigen Einschränkungen des Patienten können Revelatoren in Tablettenform verwendet werden, oder es sollten Färbemittel eingesetzt werden, die der Zahnarzt appliziert (Abb. 2.17).
Der Zusammenhang zwischen Zahnbelag, Erkrankungen der Gingiva und Karies kann auch älteren Patienten besonders gut durch Färbemittel verdeutlicht werden. Rein verbale Erläuterungen können den Patienten durchaus überfordern und zum Signalisieren von Verständnis und Einsicht veranlassen, ohne daß dies wirklich der Fall ist.
Als Revelatoren sollten Farbstoffe ausgewählt werden, die nach dem Verlassen der Praxis nicht mehr zu augenfällig erscheinen, z. B. durch Verfärbung von Lippen und Zunge. Es kommen auch Lebensmittelfarben in Betracht, die in einigen Varianten mit professionellen Revelatoren vergleichbar sind. Interessant sind sowohl für den Behandler als auch für verständige Patienten die sogenannten 2-Farb-Mittel, die alte und frische Plaque unterschiedlich einfärben.
Einfach ist die Notation des Hygiene-Index in kleinen durch 2 Diagonalen in 4 Flächen aufgeteilte Quadrate. Hierdurch ergeben sich Flächenbezeichnungen, die auch vom Patienten rasch erfaßbar sind (Schema 2.1). Besonders vorteilhaft ist die schnelle Erfaßbarkeit der Auswertung für den Patienten, da für ihn eine prozentuale Ausdrucksweise leichter verständlich ist als eine andere Indexzahl, die er nicht zuordnen und bewerten kann.
Ist ein Anfärben der Plaque für den Patienten bereits ein eindrucksvolles Erlebnis der Beurteilung, so ist es die Demonstration einer Blutung ganz besonders (Abb. 2.18). Nachdem die Plaque bereits angefärbt ist, wird der Zusammenhang zwischen dieser und einer Blutung, die man beim Sondieren auslöst, um so deutlicher.

Der nächste Schritt muß nun sein, dem älteren Patienten zu demonstrieren, wie er diesen Belag von den Zähnen entfernen kann. Ältere Menschen sind sicherlich damit überfordert, komplizierte Zahnputztechniken auszuführen.
Eine einfache Rolltechnik (oder die Fones-Technik) erscheint eher geeignet, diesen Zweck zu erfüllen.

Professionelle Zahnreinigung

Ausgehend von einer Mundhöhle mit starkem Plaque-, Zahnstein- und Konkrementbefall muß eine primäre Reinigung des Gebisses in verschiedenen Phasen erfolgen (Abb. 2.19).
In der *ersten Sitzung* erfolgt die grobe Reinigung mittels Ultraschallgeräten. Sämtliche erkennbaren harten Ablagerungen werden mit immer zierlicheren Ansatzinstrumenten entfernt; eventuell wird mit Handinstrumenten nachgearbeitet (Abb. 2.20–2.22).
Gleichzeitig werden Plaque, Debris und Speisereste beseitigt.
Bereits bei diesem Arbeitsschritt werden bestimmte schwierig zu säubernde Bereiche deutlich: interproximal offene Räume, Furkationen, überstehende Restaurationsränder.
In einer *zweiten Sitzung* wird die Ultraschallbehandlung wiederholt. Eine Nachbehandlung erfolgt mit feinen Scalern und Reinigungsküretten (Gracey-Typ) (Abb. 2.23 und 24).
Bereits nach der ersten Sitzung dürfte das Ödem im Bereich der entzündeten Gingiva verschwunden sein, tieferliegende Ablagerungen lassen sich nun einfacher entfernen. Einzelne Konkremente oder Konkrementbänder können nun unter Umständen mühelos mit dem Ultraschallgerät erreicht werden, ohne subgingival zu arbeiten. Das Nacharbeiten mit Handinstrumenten soll nicht nur verbliebene Ablagerungen in Bezirken beseitigen, die das Ultraschallgerät nicht erreicht, sondern auch die Wurzeloberflächen glätten und somit verhindern, daß sich neuer Belag rasch wieder ansetzt. Zu diesem Zweck sind Gracey-Küretten ganz besonders gut geeignet. Sie lassen es weitgehend vermeiden, stärkere Blutungen zu provozieren. Damit bleibt die Übersicht über das Behandlungsfeld erhalten.
Insbesondere Kürettenvarianten mit kurzen Arbeitsenden lassen eine sehr günstige Anlage an den Zahnflächen zu (After-five-Küretten, Fa. Hu-Friedy).
In einem *dritten Abschnitt* der Behandlung werden mittels Polierpasten die Wurzeloberflächen weiter geglättet und restliche Beläge und Verfärbungen beseitigt. Bürstchen und Gummikelche dienen als Pastenträger. Vor allem für den Schmelzbereich sind Abrasiv-Spray-Geräte geeignet, die Arbeit zu erleichtern und zu beschleunigen (Abb. 2.25–2.27).
Mit dieser dritten Behandlungsphase ist eine Basis geschaffen, auf der der Patient eine häusliche Mundhygiene betreiben kann, die frische Ablagerungen frühzeitig verhindert.

Bürsten

Bei allen Patientengruppen empfehlen wir die Anwendung von Multituft-Bürsten mit Kunststoffborsten, deren Enden gerundet sein sollten (Abb. 2.28). Ältere Patienten sind häufig noch der Ansicht, teure Naturborsten seien eine optimale Lösung. Über die Nachteile solcher Borsten (Markkanäle, Verschleiß, bakterielle Besiedelung) muß aufgeklärt werden.
Eine Erläuterung über die Größe des Borstenkopfes und die Anordnung des Borstenfeldes ist von Wichtigkeit. Generell sollte die Länge des Kopfes und des Borstenfeldes 2–3 Zähne

bedecken. Größe und Breite sollen so beschaffen sein, daß sämtliche Gebißabschnitte erreicht werden können (Abb. 2.29). So kann es sinnvoll sein, eine Sulkus-Zahnbürste (2reihig) zu empfehlen, wenn distale Bereiche schwer mit einer normalgroßen Bürste erreichbar sind.
Für ältere Patienten können Bürsten mit dickem Griff günstiger sein, vor allem dann, wenn die Feinmotorik etwas eingeschränkt ist.
Eine bedeutende Rolle spielt in dieser Patientengruppe die elektrische Zahnbürste. Sie kann sinnvoll bei den oben angesprochenen Einschränkungen eingesetzt werden. Neue Konstruktionen scheinen den älteren Typen überlegen zu sein. Bürsten mit einzelrotierenden Büscheln erleichtern den Putzvorgang und ersparen das Erlernen ausgefeilter Techniken mit der Handzahnbürste. Allerdings sind die Dimensionen des Kopfes nicht als optimal zu bezeichnen. Ein zierlicher, runder und rotierender Kopf weist eine andere Konstruktion auf, die es, zusätzlich mit einer Zeitschalteinrichtung versehen, auch dem ungeübten oder behinderten Patienten möglich macht, eine gute Mundhygiene zu betreiben (Abb. 2.30 u. 2.31).

Andere Hilfsmittel (siehe auch Kap. 5.4.1, S. 81 ff.)

In dieser Gruppe der Hygienehilfsmittel sind Zahnseide, Reinigungshölzer, Ein-Büschel-Bürsten oder Interdentalbürsten aufzuführen (Abb. 2.32–2.36).
Es ist nicht sinnvoll, ältere Patienten mit all diesen Hilfsmitteln vertraut zu machen. Hier muß abgeschätzt werden, ob der Patient wirklich leicht mit deren Handhabung vertraut gemacht werden kann. Sämtliche Maßnahmen, die der Patient nicht selbständig erfüllen kann, müssen vom Zahnarzt oder dessen Hilfspersonal übernommen werden.
Häufig verlangen z. T. umfangreiche prothetische Restaurationen noch intensivere Hygienemaßnahmen als das natürliche Gebiß.
Kronenrandbereiche, Brückenzwischenglieder, Verbindungselemente zwischen festsitzendem und herausnehmbarem Ersatz, Stege und auch Kombinationen von Zahnersatz mit Implantaten erschweren die Mundhygiene oder können sie erschweren. Persistierende akute lokale Entzündungen der Gingiva sind hierbei oft zu beobachten (Abb. 2.37).
Gerade bei komplizierten Zahnersatzformen muß die wiederholte Reinigung mittels Superfloss, Finierstreifen und anderen Hilfsmitteln in der Praxis geschehen. Treten andere Mängel am Zahnersatz auf, sollte dieser möglichst parodontalfreundlich umgestaltet werden, um diese Aufgabe zu erleichtern und lokale Gingivitiden zu vermeiden.
Diese Einschränkungen der persönlichen, häuslichen Mundhygiene sind beim älteren Patienten als Faktor der Behandlung fest einzuplanen. Hieraus ergibt sich eine relativ kurze Recall-Frequenz, die 3 Monate selten überschreitet, möglicherweise auch bei 4 Wochen liegen kann. Solch kurze Zeiträume wiederum sind von dieser Patientengruppe häufig zu verwirklichen, wenn sie nicht mehr in das Berufsleben eingebunden ist. Zugeständnisse und Kompromißbereitschaft sind von der Zahnarztseite gefragt und von den Patienten dann auch geschätzt (Abb. 2.38 u. 2.39).

Prothesenreinigung

Auf eine konsequente Reinigung von herausnehmbarem Zahnersatz muß immer wieder hingewiesen werden. Ältere Patienten tendieren noch immer dazu, ihren Zahnersatz zu vernachlässigen.

Neben dem Anraten von Prothesenreinigung mit speziellen Bürsten und Wasser, auch mit alkohol- oder chloroformfreien Zahnpasten, ist es empfehlenswert, mit Ultraschallbädern in jeder Recallsitzung eine Prothesenreinigung durchzuführen. Damit lassen sich sogenannte „Prothesenstomatitiden“ vermeiden (Abb. 2.40).

Fazit

Mundhygiene beim älteren Patienten verlangt von der Praxis Engagement und Fürsorge in höherem Maße als bei jüngeren Erwachsenen. Dem Behandler muß klar sein, daß für den Patienten möglicherweise andere Erkrankungen, die der Dauerbehandlung bedürfen, im Vordergrund stehen. Auch die diätetische Beratung hat ihre Grenzen, da der allgemeinmedizinischen diätetischen Beratung der unbedingte Vorzug gebührt. Auch wenn die Prinzipien der Mundhygiene nicht generell unterschiedlich sind, wird das Schwergewicht der Überwachung und Behandlung in die Praxis verlagert sein, oder erhebliches Engagement von der Betreuerseite erfordert. Es ist nicht einzusehen, daß die im Bundes-Gesundheits-Reformgesetz für 6–19jährige Patienten vorgesehenen Individual-Prophylaxe-Maßnahmen nicht auch für ältere Menschen gelten sollten (Schema 2.2).

Literaturhinweise siehe Kapitel Parodontalbehandlung.

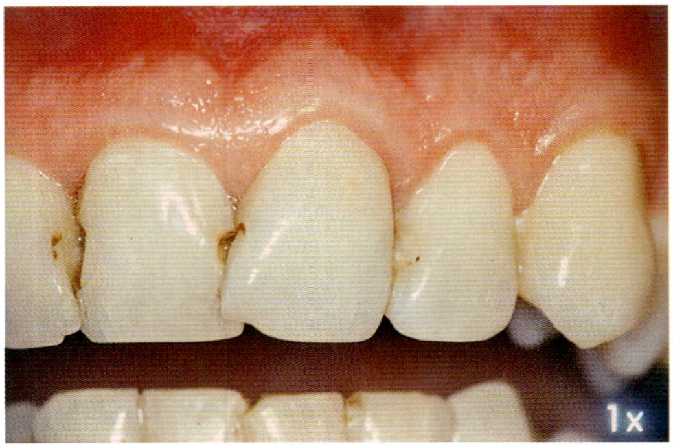

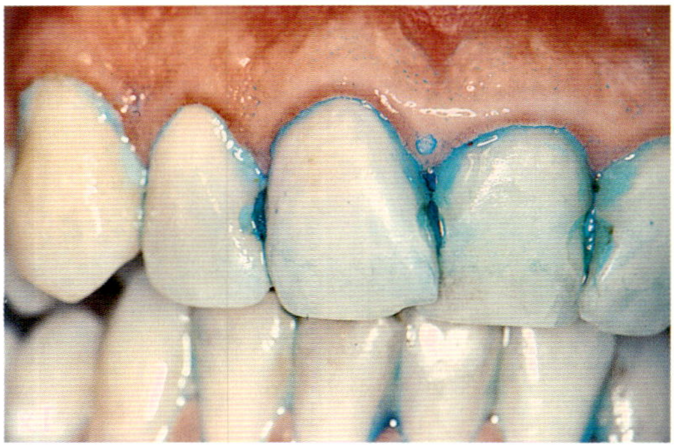

Abb. 2.15 Frontzahnbereich vor Anfärbung

Abb. 2.16 Gleiche Zahnreihe wie Abb. 2.15, eingefärbt

Abb. 2.17 Färbetabletten und flüssige Revelatoren für die Praxis-Anwendung ▼

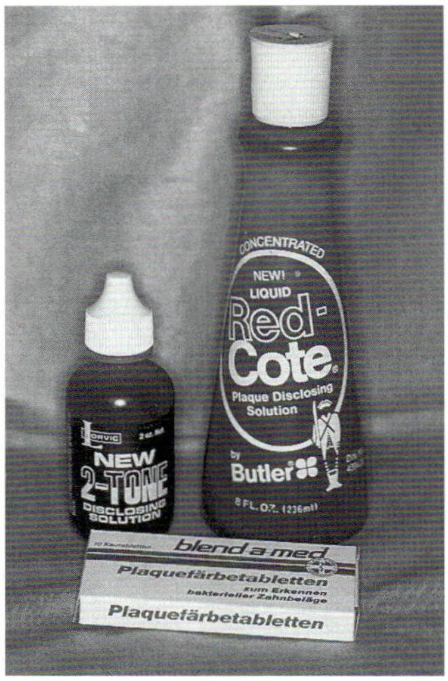

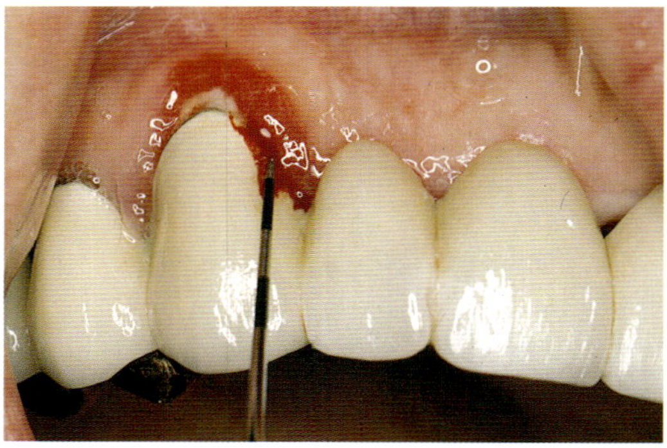

Abb. 2.18 Blutung nach Sondieren. Hochroter Entzündungsbereich verknüpft mit nicht ausreichend exaktem Kronenrand und Plaque auf der freiliegenden Wurzeloberfläche

Schema 2.1 Die Diagonalen teilen die Zähne in jeweils 4 Flächen ein. Die eingebrachten Punkte im I. Quadranten zeigen beispielhaft, wie plaquebelegte Flächen markiert werden

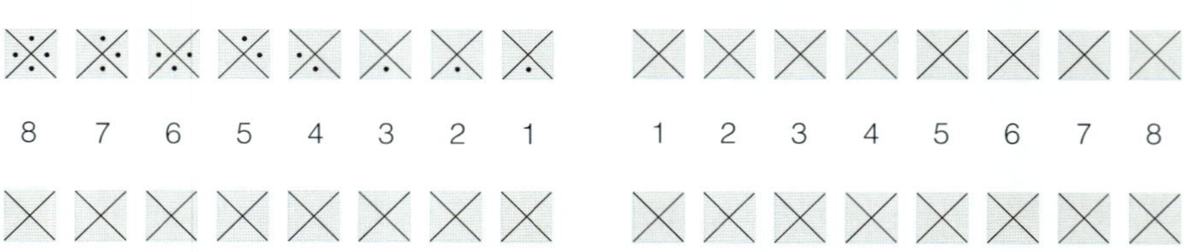

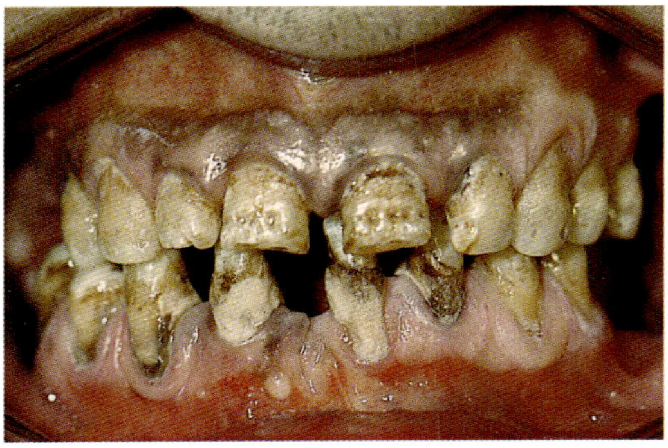

Abb. 2.19 Extreme Ablagerung von Plaque, Zahnstein und Konkrementen

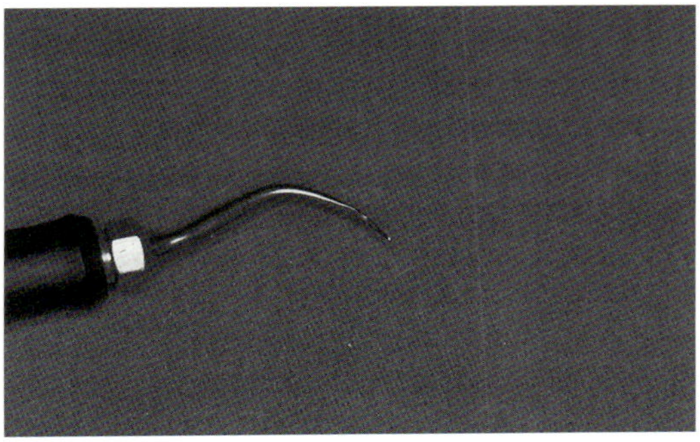

Abb. 2.20 Scalerartiger Ansatz eines Ultraschallinstrumentes (SIEMENS)

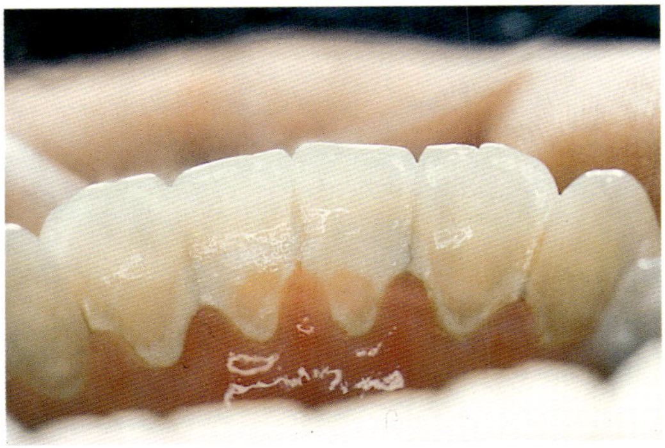

Abb. 2.21 Unterkieferfront lingual mit Zahnstein (Spiegelaufnahme)

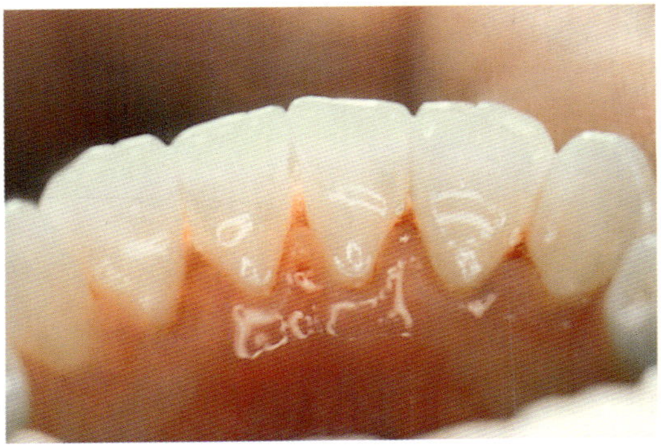

Abb. 2.22 Gleiche Zahnreihe wie Abb. 2.21, nach Zahnsteinentfernung mit einem Ultraschallgerät

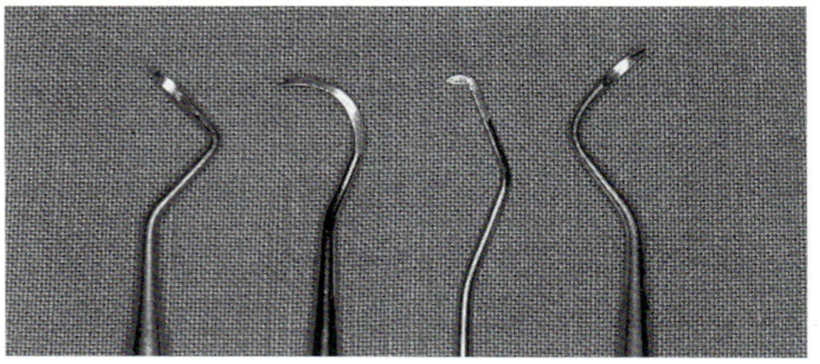

Abb. 2.23 Verschiedene Scaler-Formen (ASH)

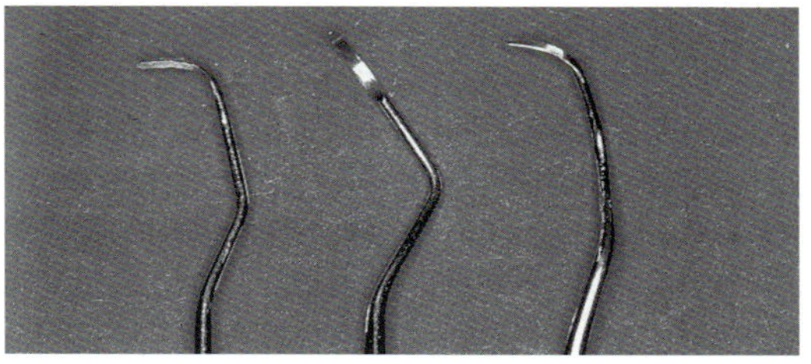

Abb. 2.24 Verschiedene GRACEY-Reinigungsküretten (HU-FRIEDY)

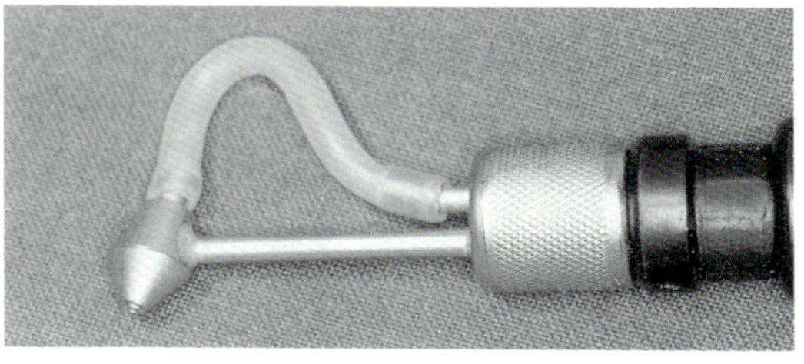

Abb. 2.25 Ansatz eines CAVI-JET-Spraykopfes

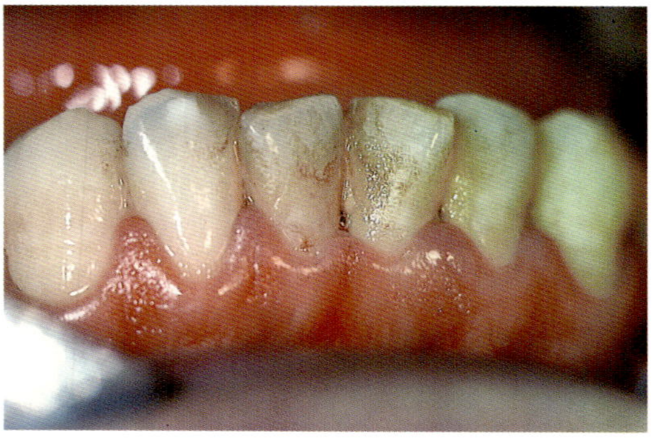

Abb. 2.26 Unterkieferfrontzahnreihe vor der Reinigung

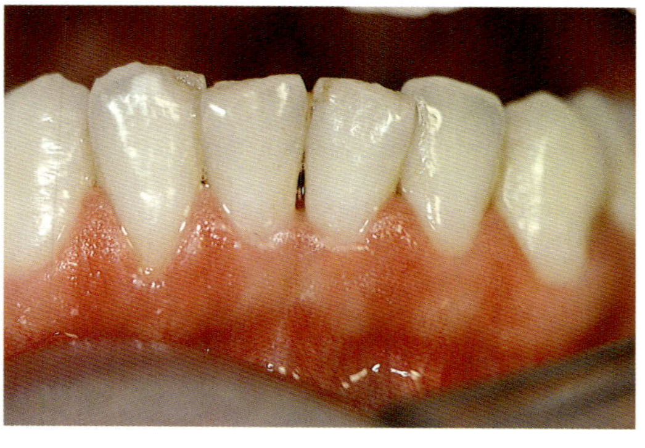

Abb. 2.27 Wie Abb. 2.26 nach Säuberung mit CAVI-JET

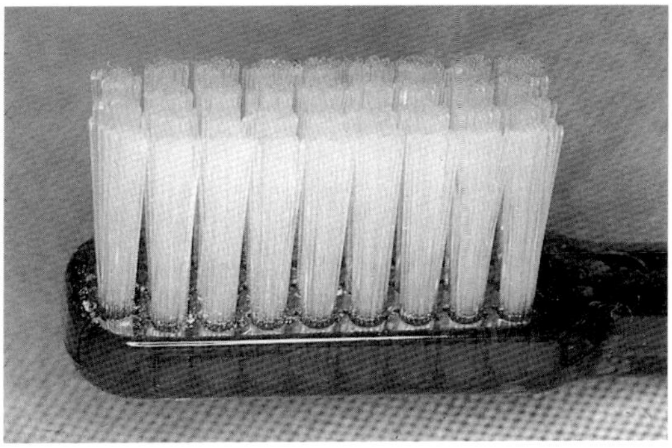

Abb. 2.28 Kopf einer Multituft-Zahnbürste, Kunststoffborsten mit abgerundeten Enden

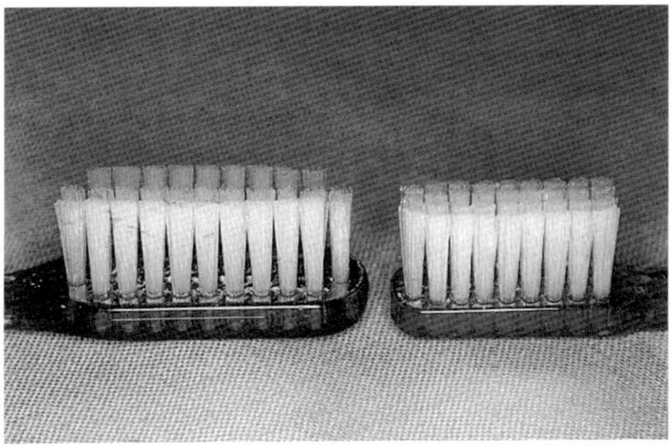

Abb. 2.29 Größenvergleich verschiedener Bürsten, das linke Modell ist zu groß

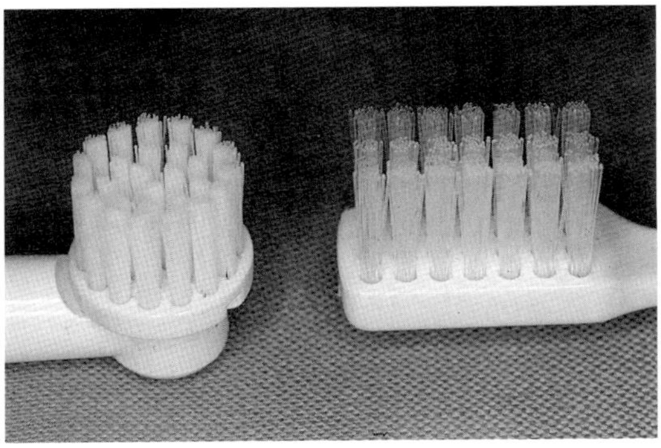

Abb. 2.30 Vergleich der Ansatzköpfe aus 2.31, beide sind ausreichend klein, der Arbeitsmechanismus ist unterschiedlich

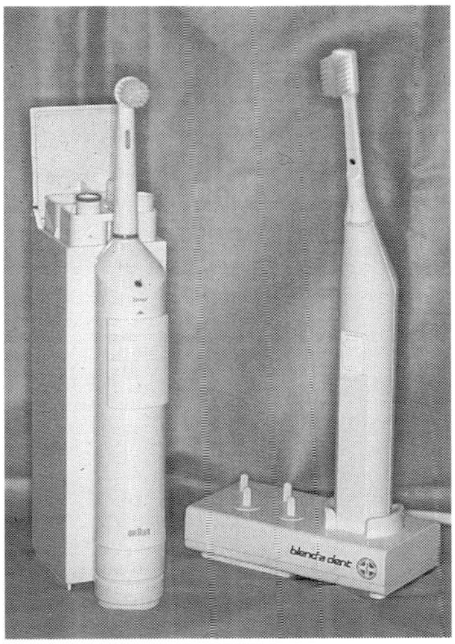

Abb. 2.31 Zwei verschiedene Modelle elektrischer Zahnbürsten (BRAUN, ELENDAX)

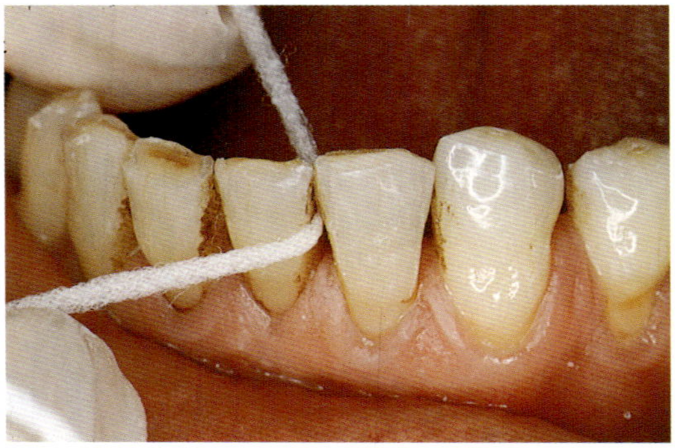

Abb. 2.32 Superfloss bei offenen Interdentalräumen

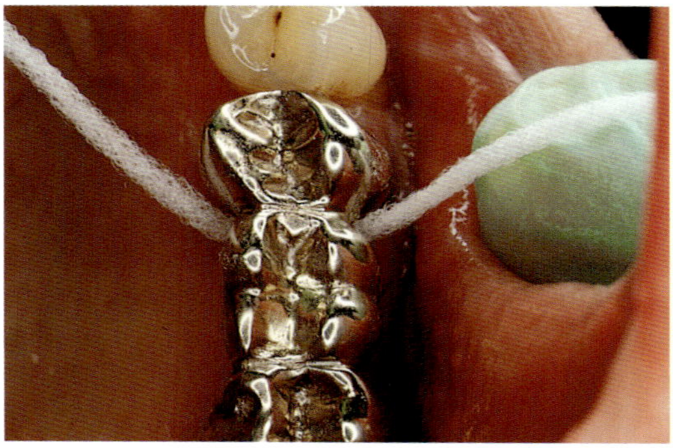

Abb. 2.33 Superfloss zur Reinigung unter Brückenzwischengliedern

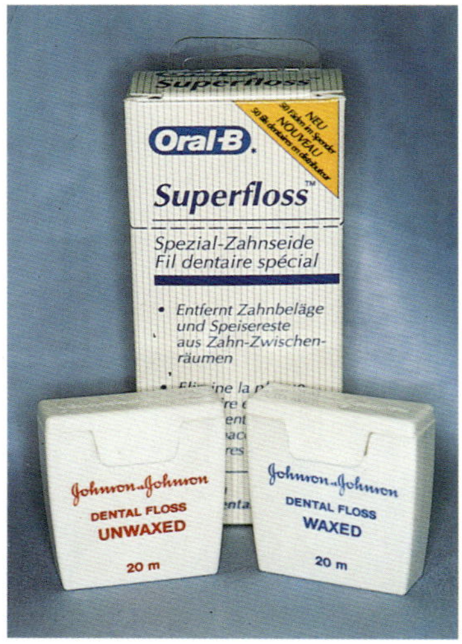

Abb. 2.34 Zahnseide. Superfloss, gewachste und ungewachste Seide werden je nach beabsichtigtem Einsatz empfohlen

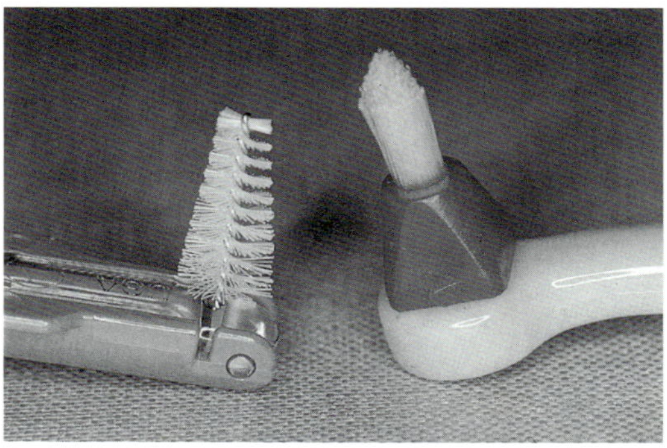

Abb. 2.35 Interdentalraumbürsten (ORAL B und BUTLER)

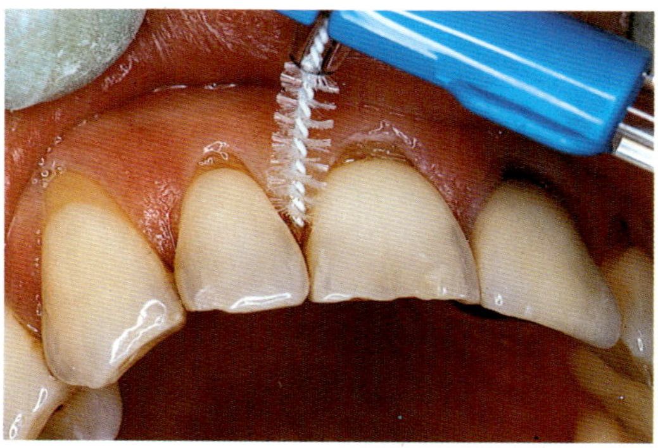

Abb. 2.36 Interdentalraumbürste bei offenen Zahnzwischenräumen

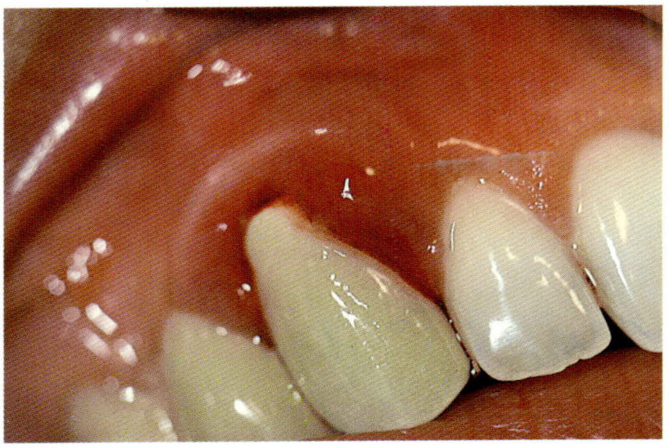

Abb. 2.37 Persistierende Entzündungen, wie hier am insuffizienten Rand der Krone 13, erfordern die Entfernung der Restauration

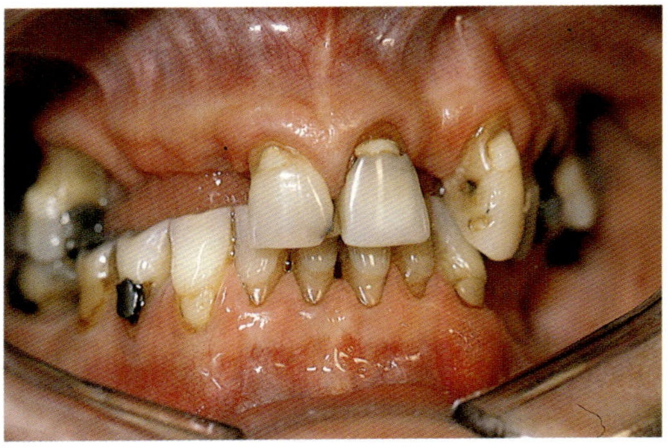

Abb. 2.38 Ungenügender Versorgungszustand bei einer 80jährigen Patientin, jedoch optimale Mundhygiene und Plaquefreiheit

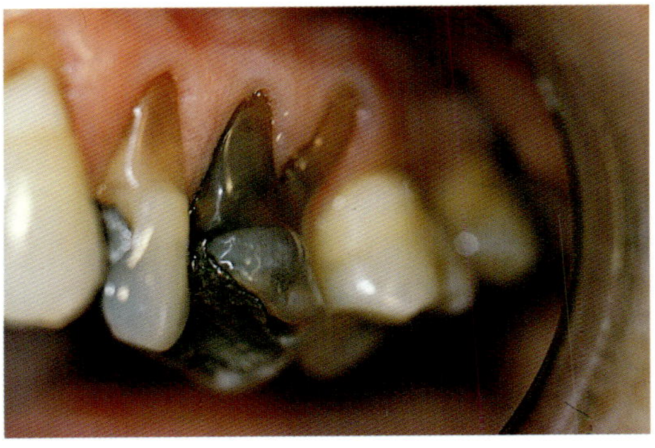

Abb. 2.39 Abschnitt im linken Oberkiefer der Patientin von Abb. 2.38, freiliegende Wurzeloberflächen, insuffiziente Restaurationen, jedoch plaquefrei

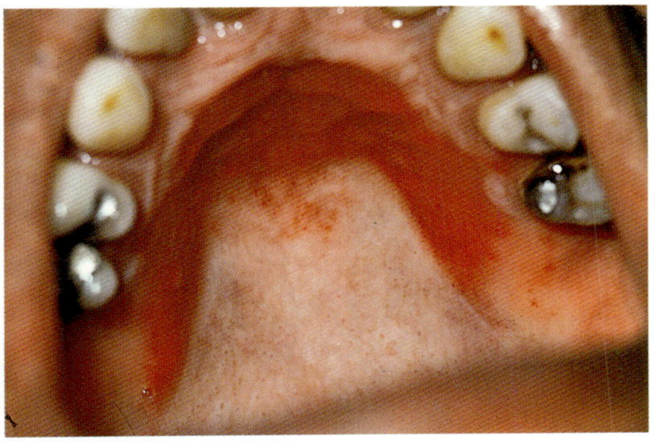

Abb. 2.40 „Prothesen-Stomatitis“

Nach dem Bundesgesundheits-Reformgesetz für 6- bis 19jährige Patienten der gesetzlichen Versicherungen gültig

IP1 Mundhygienestatus

Die Beurteilung der Mundhygiene und des Zahnfleischzustandes. Feststellung und Beurteilung von Plaque-Retentionsstellen, gegebenenfalls das Einfärben der Plaque, die Erhebung geeigneter Indizes (z.B. PBI, API oder Quigley-Hein). Einmal gewählte Indizes sind beizubehalten.
1 × pro Halbjahr abrechenbar

IP2 Aufklärung über Krankheitsursachen und deren Vermeidung und Intensivmotivation

Erklärung über Entstehung von Karies und Parodontopathien, Ernährungshinweise, individuelle Erläuterung zu krankheitsgefährdeten Gebißbereichen, zur Bedeutung der Plaque, zu Wechselwirkungen von Plaquequalität und Zeit, Säuregrad und Zuckerkonsum. Auswahl geeigneter Maßnahmen zur Verbesserung der Mundhygiene, Demonstration am Modell, praktische Übungen von Hygienetechniken, befundbezogene Aufklärung über Hilfsmittel zur Säuberung der Interdentalräume, sinnvolle häusliche Anwendung von Fluoridpräparaten.
1 × pro 3 Jahre

IP3 Überprüfung des Übungserfolges

Befundbezogene Besprechung von Hygienedefiziten (Indices). Weitere Hinweise bezüglich Ernährung und Putztechnik (Auffrischübungen), Fluoridierungshinweise.
4 × innerhalb 3 Jahren.

IP4 Lokale Fluoridierung

mit Lacken, Gelen, nach gründlicher Beseitigung von Belägen und nach Trockenlegung.
1 × pro Halbjahr

Schema 2.2

3 Regressive und altersbedingte Veränderungen der Zähne

Von W. Geurtsen, unter Mitarbeit von G. Hillmann

3.1 Einleitung

Gegenwärtig erklärt man sich den genetisch kontrollierten Alterungsprozeß u.a. durch folgende Theorien [19]:

- Es gibt eine „biologische Uhr"; das Altern ist also genetisch vorprogrammiert, indem die Zellen sich nicht beliebig oft teilen können. So konnte man beispielsweise feststellen, daß sich kultivierte primäre Pulpafibroblasten entsprechend der Hayflick-Regel höchstens 50mal teilen [32].
- Es kommt zu einem Ersatz von Zellen durch bindegewebige Fasern,
- endokrine Zellfunktionen verändern sich im Laufe des Lebens,
- ein Anstieg somatischer Mutationen (DNA-Schädigung) führt möglicherweise zu stoffwechselphysiologischen Fehlleistungen der Zellen,
- eine Schädigung von anderen zellulären Komponenten führt neben den DNA-Veränderungen zur Alterung
- und schließlich diskutiert man eine Schwächung der immunologischen Abwehrfähigkeit bis hin zu derem Zusammenbruch.

Die Formulierung dieser wichtigsten Hypothesen zeigt, daß der Prozeß des Alterns bis heute nicht eindeutig geklärt ist. Wahrscheinlich wirken in der Regel mehrere Mechanismen zusammen.
Betrachtet man die regressiven Veränderungen des Dentins und der Pulpa, können folgende Beobachtungen gemacht werden: Das Zahnbein sklerosiert; im Zahnmark kommt es zu einer Verringerung der zellulären Bestandteile sowie zu einer Abnahme der Anzahl und funktionellen Qualität der Blutgefäße und Nerven und zu einer Volumenverminderung des Pulpakavums. Andererseits nehmen Quantität und Dicke der Kollagenfasern zu, Pulpasteine und dystrophische Mineralisationen treten vermehrt auf [28].
Von besonderem therapeutischen Interesse sind dabei vor allem die altersbedingten Veränderungen des Zahnmarks und der Morphologie der Pulpahöhle (Obliteration, Dentikel usw.). Diese können die Erfolgsrate vitalerhaltender Maßnahmen (z.B. direkte Überkappung) reduzieren bzw. die Durchführung einer Wurzelkanalbehandlung erschweren oder gar unmöglich machen (siehe Kapitel 8) [13].
Makroskopische und mikroskopische alterskorrelierte Veränderungen der Zahnhartsubstanzen sowie der Zell- und Faserelemente der Pulpa können Ausdruck des Alterns selbst sein, ohne daß äußere Einflüsse direkt eine Rolle spielen. In der Regel handelt es sich dabei jedoch um eine Akkumulation exogener physiologischer Einflüsse, die zwar keine

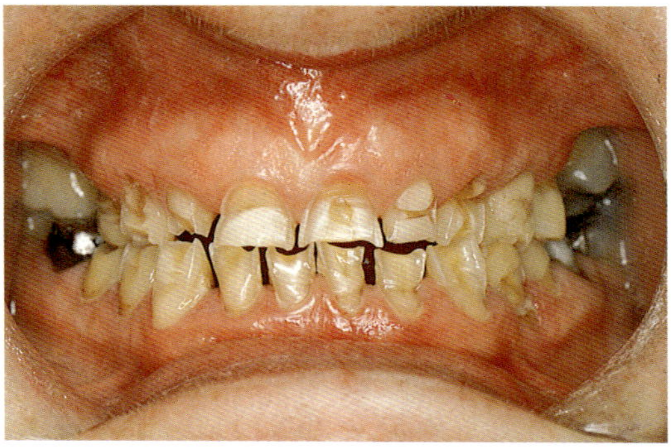

Abb. 3.1 Das klinische Bild einer 65jährigen Patientin zeigt einen ausgeprägten Schmelzverlust im Front- und Seitenzahnbereich infolge einer kombinierten Abrasion und Erosion

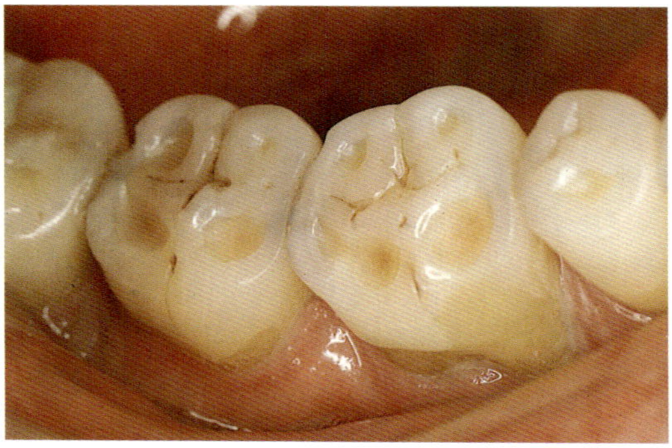

Abb. 3.2 Makroskopisches Erscheinungsbild unterer Molaren, deren okklusales Kronenrelief durch Attrition verlorengegangen ist. Der bukkale Schmelz ist abradiert, das freigelegte Dentin ist an der gelben Färbung zu erkennen

pathologischen, aber sichtbare und meßbare morphologische, biochemische oder funktionelle Veränderungen an den Zahngeweben zur Folge haben. Man denke dabei nur an ausgeprägte Abrasionen, die sehr häufig zu einer massiven Tertiärdentinbildung und damit zu einer weitgehenden Einengung des Pulpakavums führen. Somit läßt die klinische Beobachtung eines solchen nichtkariösen Zahnhartsubstanzverlustes indirekt Rückschlüsse auf morphologische Veränderungen im Pulpakavum zu.

Altersbedingte Umbauvorgänge, die unabhängig von äußeren Einflüssen innerhalb der Hart- und Weichgewebe eines Zahns stattfinden, sind demgegenüber nur histologisch, seltener auch röntgenologisch nachweisbar und somit in der Regel klinisch nicht diagnostizierbar.

Die makroskopischen Veränderungen der Zahnhartgewebe, die bei der klinischen Inspektion der Mundhöhle augenfällig sind, entwickeln sich überwiegend durch langandauernde äußere Reize. Sie entstehen also aufgrund von Irritationen, die als Kombination von „Alterung" und „Reiz" zu begreifen sind. Im Wesentlichen lassen sich dabei „Attrition", „Abrasion" und „Erosion" unterscheiden (Abb. 3.1 u. 3.2). Eine ausführliche Beschreibung und Darstellung des makroskopischen klinischen Erscheinungsbildes dieser Alterationen erfolgt in Kapitel 4.

Röntgenologisch sind eigentlich nur altersbedingte Volumenänderungen des Pulpakavums diagnostizierbar, und zwar dessen Obliteration sowie die Ablagerung von Dentikeln (Abb. 3.5–3.9) (siehe auch S. 132). Die Kalzifikation der Pulpahöhle wird als charakteristische Altersveränderung betrachtet, obgleich diese auch bei jüngeren Personen zu beobachten ist. Die im Laufe des Lebens häufig festzustellende vermehrte Ablagerung von

Mineralien entlang organischer Makromoleküle in den Wurzelkanälen und im Kronenkavum kann einen kompletten Verschluß zur Folge haben (Abb. 8.5, S. 127). Die Bildung von Dentikeln im Zahnmark führt man zum einen auf exogene pathologische Einflüsse zurück, beispielsweise auf ein Trauma, zum anderen macht man degenerative Veränderungen der alternden Pulpa dafür verantwortlich. Sowohl Dentikel als auch eine Obliteration komplizieren bei älteren Patienten oft eine Wurzelkanalaufbereitung. Wichtig ist deshalb, besonders bei diesen Personen bereits vor Beginn der endodontischen Therapie eine Röntgen-Kontrollaufnahme anzufertigen, um solche erschwerenden Faktoren frühzeitig zu erkennen (Abb. 8.10 a, S. 132.). Ergänzend sei an dieser Stelle angemerkt, daß auch iatrogene Faktoren wie eine indirekte oder direkte Überkappung, eine partielle und vor allem eine vollständige Vitalamputation häufiger zu einer Obliteration des Pulpakavums führen. Deshalb sollten Zähne nach einer solchen vitalerhaltenden Maßnahme regelmäßig röntgenologisch auf eine pulpale Kalzifikation überprüft und gegebenenfalls frühzeitig endodontisch behandelt werden [12].

3.2 Histologisches Erscheinungsbild

Die histologische Untersuchung extrahierter Zähne auf altersbedingte oder regressive Veränderungen der Zahnhartsubstanzen und der Pulpa kann im Paraffinschnitt oder an Hand von Schliffpräparaten erfolgen. Letztere erlauben bei guter Fixierung nach histologischer Anfärbung die gleichzeitige Auswertung von Schmelz, Dentin, Zement und Pulpa [7]. Oberflächen (Schmelz, Dentin, Zement) können sehr gut rasterelektronenmikroskopisch dargestellt werden.
In Ergänzung hierzu ermöglichen chemische und biochemische Untersuchungen Aussagen über die im Laufe eines Lebens stattfindenden Umbauvorgänge auf submikroskopischer Ebene und geben damit Aufschluß über altersbedingte Veränderungen in der chemischen Zusammensetzung der Zahnhartgewebe und der Pulpa.

3.2.1 Schmelz

Durch Wechselwirkung mit dem Mundhöhlenmilieu (Nahrung, Speichel) ändert sich mit zunehmenden Alter die chemische Zusammensetzung des Schmelzes. Aus der Nahrung stammende Spurenelemente, die in der Mundflüssigkeit gelöst sind, lagern sich in der oberflächlichen Schicht ab. Die Konzentration an Fluor, Eisen, Zinn, Kupfer u. a. steigt im Laufe des Lebens an, so daß die Schmelzoberfläche eines älteren Menschen in der Regel einen Mineralisationsgrad von bis zu 98% aufweist. Angemerkt sei hierzu, daß dies im Hinblick auf die adhäsive Verankerung einer Kompositfüllung nicht bedeutet, wie oft fälschlicherweise behauptet wird, daß sich der Zahnschmelz eines älteren Patienten nicht oder nur sehr schwer anätzen läßt. Nach der generell erforderlichen Entfernung der obersten Schicht kann auch bei einem alten Menschen davon ausgegangen werden, daß eine Anätzung für 60 s mit 30–40%iger Orthophosphorsäure ein gutes retentives Ätzmuster ergibt [11]. Von klinischem Interesse ist in diesem Zusammenhang ferner, daß der Zuwachs an Mineralien eine Kalzifikation der organischen interprismatischen Kittsubstanz bedingt, wodurch die Zähne älterer Menschen spröder und frakturanfälliger werden [20].

Bedingt durch die erhöhte industrielle Umweltbelastung, besonders des Erdbodens, ist auch eine Anreicherung von Elementen wie Zink, Magnesium und Blei im Zahnschmelz möglich [18, 27]. Die Einlagerung all dieser verschiedenen Ionen bei gleichzeitigem Wasserverlust und Abnahme des Karbonatgehalts führt neben der Sekundärdentinbildung sehr häufig dazu, daß ältere Zähne dunkler gefärbt sind als jüngere. Andere Autoren meinen, daß der augenscheinliche Anstieg der Stickstoffkonzentration, der mit einer erhöhten Pigmentierung einhergeht, für diese Dunkelverfärbung verantwortlich ist [20]. Diese altersabhängige Diskoloration sollte jedenfalls bei einer eventuellen Farbwahl berücksichtigt werden, um zahnfarbene Restaurationen auch „altersgemäß" ästhetisch zu gestalten.

3.2.2 Dentin und Pulpa

Der Alterungsprozeß beinhaltet Umstruktierungen sowie Umbauvorgänge der zellulären Bestandteile der Pulpa. Davon sind indirekt natürlich auch die Fasersysteme des Zahnmarks betroffen. Wichtig ist, daß die Odontoblasten während ihrer gesamten Lebensdauer aktiv bleiben. Die ständige Neubildung von Dentin ist deshalb als physiologische Leistung zu betrachten. Ferner bedeutet diese persistierende Aktivität der Odontoblasten, daß auch bei älteren und alten Patienten therapeutische Maßnahmen wie die indirekte und direkte Überkappung durchaus erfolgreich sein können [15].
Die andauernde Bildung von Zahnbein hat zur Folge, daß das Volumen des Pulpakavums immer mehr abnimmt, die Kanäle somit enger werden. Dieser Vorgang ist altersbedingt, kann aber durch pathologische (Trauma) oder iatrogene Reize (Überkappung, Vitalamputation) drastisch beschleunigt werden, wie bereits erwähnt wurde. Weiterhin stehen verschiedene altersabhängige biologische Veränderungen des Zahnmarkes mit dem Prozeß der „Obliteration" der Pulpahöhle in gewissem Zusammenhang.
So nimmt die Zellzahl in der Pulpa vom 20. bis zum 70. Lebensjahr um etwa 50% ab [9]. Dies gilt auch für die Gefäße und die Dichte des koronalen Nervenplexus. Bündelung, Ausreifung und Dichte der kollagenen Fasern nehmen dagegen zu. Häufig findet man in Korrelation mit dem Alter auch eine Zunahme von Anzahl und Größe der Dentikel. Ferner stellt man bei älteren Zähnen häufiger arteriosklerotische Veränderungen der Blutgefäße fest [2, 3]. Diese degenerativen Veränderungen können zu einer verminderten Sensibilität und Schmerzempfindung der vitalen Pulpa eines älteren Menschen führen. Das sollte man zur Vermeidung eines falsch negativen Ergebnisses bei der Sensibilitätsprüfung eines „älteren" Zahns bedenken. Ferner bedeutet der Rückgang der odontoblastischen Aktivität und physiologischen Funktionsfähigkeit der übrigen Bestandteile der Pulpa natürlich eine im Vergleich zu einem jüngeren Menschen reduzierte Reaktions- bzw. Regenerationsfähigkeit.

3.2.2.1 Dentin

Attrition und Abrasion können im Laufe des Lebens zu massiven Schmelz- und Dentinverlusten führen, in deren Folge es zu einer Formveränderung und Verkürzung der Zahnkrone kommt.
Im Gegensatz zum Schmelz wird Dentin bei einem vitalen Zahn sowohl prä- als auch posteruptiv ständig neu gebildet. Man kann 3 Dentinarten unterscheiden:

Primärdentin entsteht bis zu dem Zeitpunkt, an dem die äußere Zahnform annähernd erreicht ist.

Die danach erfolgende peripulpäre Ablagerung von *Sekundärdentin* kann man als physiologische Fortsetzung der Primärdentinbildung betrachten (Abb. 3.6). Dieser Prozeß läuft sowohl bei funktionell beanspruchten als auch bei nicht durchgebrochenen Zähnen ab. Im Vergleich zu Primärdentin weist diese Dentinform eine geringere Anzahl unregelmäßiger geformter Tubuli auf. Diese sind wellenförmig angeordnet und wechseln die Verlaufsrichtung. Das morphologische Erscheinungsbild des Sekundärdentins ist insgesamt irregulär. Erklärt wird dies durch eine Veränderung des Stoffwechsels der Odontoblasten während des Alterungsprozesses.

Unregelmäßig aufgebautes Sekundärdentin entsteht auch ohne begleitende entzündliche Prozesse. Allerdings zeigen Zähne, bei denen durch Attrition Zahnbein exponiert wurde, eine vermehrte Sekundärdentinablagerung. Weiterhin konnte man beobachten, daß Sekundärdentin in Abhängigkeit vom Zahntyp vorzugsweise an unterschiedlichen Stellen gebildet wird. In Molaren erfolgt die Ablagerung überwiegend am Boden des Kronenkavums, weniger an den okklusalen und seitlichen Wänden der Pulpahöhle [21, 29]. In anterioren Zähnen bildet sich Sekundärdentin hauptsächlich an der vestibulären Wand sowie im inzisalen Bereich der Pulpakammer. Dies ist möglicherweise auf den Einfluß der Mastikation zurückzuführen [22, 23, 24]. Die ständige Neubildung von Zahnbein bedingt, daß die Höhe der Pulpakammer vom 20. bis zum 60. Lebensjahr durchschnittlich um etwa 50% abnimmt [30]. Im Bereich der Wurzel beginnt die Sekundärdentinbildung zunächst apikal und schreitet dann nach koronal fort. Damit verbunden ist eine Sklerosierung des radikulären Zahnbeins, die zu einer partiellen oder totalen Obliteration der Dentinkanälchen führt. Das bewirkt, daß das radikuläre Dentin und mithin die Wurzel im Laufe des Lebens zunehmend brüchig wird. Dies birgt die Gefahr in sich, daß beispielsweise durch übermäßige Druckanwendung bei der lateralen Kondensation von Guttapercha zur Füllung eines weit aufbereiteten Kanals bei einem alten Patienten leichter eine vertikale Wurzelinfraktion oder -fraktur erzeugt werden kann. *Schroeder* weist in diesem Zusammenhang auch auf eine erhöhte Bruchgefahr sklerosierter Wurzeln bei Extraktion des Zahns hin [27].

Tertiärdentin, auch irreguläres Sekundär-, Reparatur- oder Reizdentin genannt, entsteht als Reaktion der Pulpa auf einen pathologischen Reiz. Es wird in der Regel an den Stellen gebildet, an denen der Zahn von „außen" irritiert wurde. In Abhängigkeit von Qualität und Quantität des pathologischen Reizes (Trauma, Hitze, Karies), einer eventuellen entzündlichen Reaktion der Pulpa und Schädigung der Odontoblasten weist das Tertiärdentin eine mehr oder weniger unregelmäßige Struktur auf [27].

Sklerosierung

Im Gegensatz zur Sklerosierung des Wurzeldentins, die altersabhängig ist, da man diesen Prozeß auch an nicht durchgebrochenen Zähnen beobachten kann [1, 27], wird die Sklerosierung des koronalen Zahnbeins vornehmlich durch Attrition oder Abrasion verursacht. Durch rasterelektronenmikroskopische Untersuchungen von Dentinoberflächen, die durch Attrition freigelegt worden waren, konnte man feststellen, daß die Öffnung der Kanälchen meist ganz verschlossen ist (Abb. 3.3 u. 3.4). Diese Veränderungen beginnen bereits vor Exposition des Zahnbeins [21]. Durch Ablagerung von peritu-

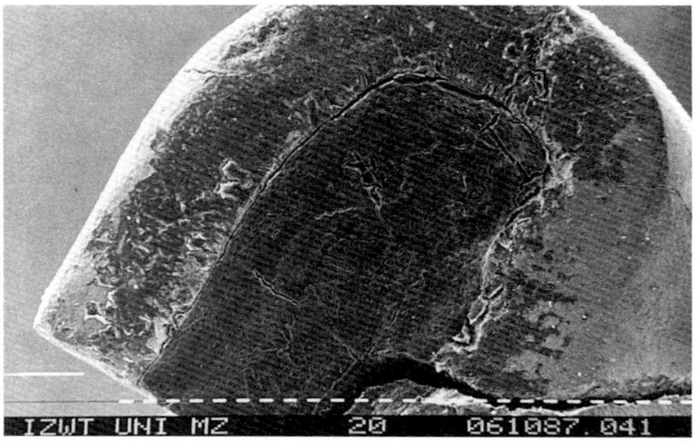

Abb. 3.3 Rasterelektronenmikroskopische Ansicht eines unteren Prämolaren, dessen okklusaler Schmelz durch Attrition verlorengegangen ist. Die Aufsicht zeigt den verbliebenen Schmelzrand und zentral exponiertes Dentin. Originalvergr. 20x, μ-Marker: 100 μm

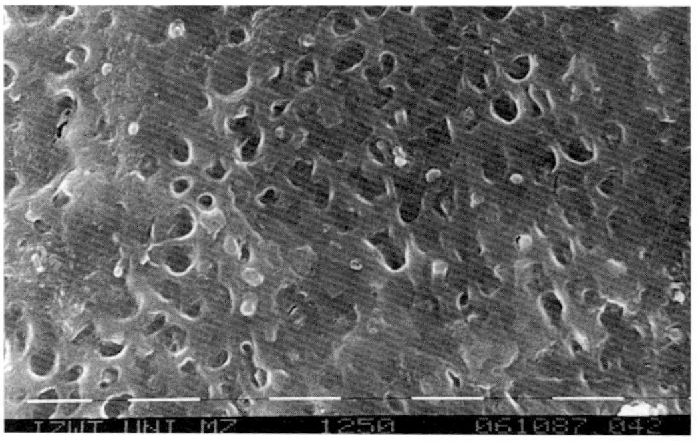

Abb. 3.4 Ausschnittsvergrößerung aus dem zentralen Bereich des in Abb. 3.3 gezeigten Dentins. Die Tubuli sind unregelmäßig verteilt und zum größten Teil durch Sklerosierung und Mineralisation verschlossen. REM, Originalvergr. 1250x, μ-Marker: 10 μm

bulärem Dentin und Mineralniederschlägen werden die Kanälchen partiell oder vollständig verschlossen, das Zahnbein wird sklerotisch.
Freiliegende Dentinoberflächen sind deshalb im Vergleich zu normalem Zahnbein stärker mineralisiert und härter, die Permeabilität nimmt ab. Ferner ist sklerosiertes Dentin röntgenopaker und lichtundurchlässiger.
Angemerkt sei aber, daß durch Konditionieren solcher sklerosierter exponierter Dentinflächen, beispielsweise mit Orthophosphorsäure, Tubuli wieder eröffnet werden können, so daß man auch keilförmige Defekte und ähnliche Läsionen im Rahmen einer Kompositfüllung generell mit einer Unterfüllung versehen sollte [11].
Von sog. *„dead tracts"* spricht man, wenn durch die Sklerosierung nur der pulpale Bereich der Tubuli verschlossen wird. Der periphere Teil dieser Kanälchen bildet dann lediglich luftgefüllte Hohlräume, die bei der lichtmikroskopischen Begutachtung von Zahnschliffen als schwarze Linien auffallen. Klinisch relevant sind diese „Toträume" deshalb, weil sich eine Karies in solchen Dentinbezirken rascher zur Pulpa hin ausbreitet als in sklerosiertem Zahnbein [10, 24].

3.2.2.2 Pulpa

Fibroblasten und Odontoblasten

Im Laufe des Lebens nimmt die Blutversorgung der Pulpa ab. Parallel dazu findet man eine Verringerung der Fibroblastenanzahl und damit der Zahl an regenerationsfähigen Zellen [6]. In Untersuchungen mit alternden Rattenfibroblasten konnte eine Abnahme der Zellgröße sowie eine Reduktion der zytoplasmatischen Strukturen festgestellt werden.

Das rauhe endoplasmatische Retikulum (RER) ist nur noch spärlich ausgebildet, die Anzahl der Mitochondrien ist reduziert. Ein Golgi-Apparat ist nun seltener zu beobachten [14]. Mit dieser „Organellenverarmung" geht ein verringerter Sauerstoffverbrauch der Fibroblasten des Zahnmarks einher [8], quasi als Reaktion auf die verminderte Durchblutung.
Auch die Odontoblasten degenerieren im Laufe des Lebens. Ältere Odontoblasten zeigen deshalb im Elektronenmikroskop vermehrt Vakuolen. Es kann auch zu einer vollständigen Atrophie kommen, so daß die Odontoblasten in einigen Bezirken oder gar in der gesamten Pulpa verschwinden [6]. Eine Sekundär- oder Tertiärdentinbildung ist an solchen Stellen nicht mehr möglich.

Blutgefäße und Nerven

Der Alternsprozeß beeinflußt natürlich auch die Quantität und Qualität der die Pulpa versorgenden Blutgefäße [2]. Besonders auffällig sind arteriosklerotische Veränderungen, in deren Folge vor allem die Kronenpulpa minder durchblutet wird [16, 25].
Im Gegensatz zu den elastischen Arteriolen gesunder Pulpen junger Menschen weisen diese Blutgefäße im Zahnmark älterer Menschen häufig eine hyperplastische Intima und damit eine Verengung des Lumens auf. Gelegentlich konnten auch mineralische Einlagerungen in der Adventitia und Media beobachtet werden [3, 5]. Solche Einlagerungen konnte man auch in Nerven älterer Pulpen nachweisen. Eine wichtige Folgeerscheinung davon ist, daß die Innervation im koronalen Bereich des Zahnmarks quantitativ abnimmt [4, 5]. Im übrigen hat auch die Verengung des apikalen Foramens durch die ständige Zement- und Sekundärdentinapposition eine Einschränkung der Durchblutung, der nervalen und lymphatischen Versorgung zur Folge. Es gibt Extremfälle, bei denen im hohen Alter durch kompletten Verschluß des Foramen apicale ein völliges Abschneiden der Blut- und Lymphgefäße sowie der Innervation stattfand [20]. Insgesamt führen diese Veränderungen zu einer verschlechterten Versorgung des Zahnmarkes. Altersverbundene atrophisch-degenerative Erscheinungen lassen sich damit erklären. Die reduzierte nervale Versorgung macht verständlich, daß ältere Zähne eine herabgesetzte Sensibilität zeigen. Dies muß bei der Testung eines solchen Zahns unbedingt berücksichtigt werden [20].

Extrazelluläre Matrix und dystrophische Mineralisationen

Im Laufe des Lebens kommt es auch zu klinisch relevanten Alterationen der extrazellulären Matrix. So enthält das gesunde Zahnmark von Seitenzähnen im Kronenbereich zunächst nur wenige oder gar keine Kollagenfasern, bei Frontzähnen ist deren Anteil etwas höher. Demgegenüber findet man in älteren Pulpen sehr häufig einen auf Kosten der Zellzahl deutlich erhöhten Anteil an Kollagen und argyrophilen retikulären Fasern. Gleichzeitig läßt sich eine Resistenzsteigerung gegenüber proteolytischen Enzymen sowie eine Abnahme der Kollagenlöslichkeit und des Wassergehaltes feststellen [34]. Eine klinisch wichtige Folgeerscheinung der veränderten Relation zwischen Zellen und extrazellulärer Matrix zugunsten des Faseranteils ist eine reduzierte Abwehrlage.
Auf die bereits oben beschriebenen gleichzeitig zu beobachtenden Zirkulationsstörungen führt man zurück, daß in „kollagenangereicherten" Stellen, wie sie eben häufig in älteren Pulpen vorliegen, dystrophische Mineralisationen unterschiedlichen Ausmaßes stattfin-

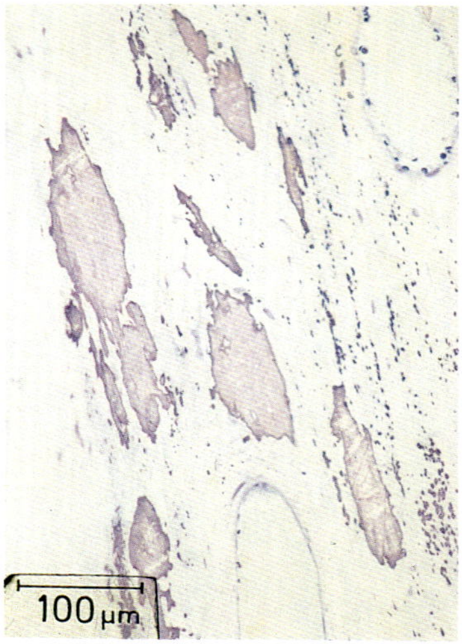

Abb. 3.5 Innerhalb der radikulären Pulpa sind entlang von kollagenen Matrixstrukturen dystrophische Mineralisierungsprozesse möglich, die zu einem Verschluß der Wurzelkanäle führen können

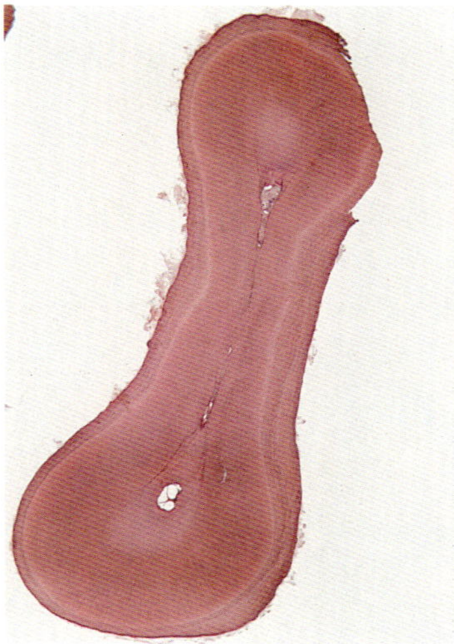

Abb. 3.6 Der Querschnitt der mesialen Wurzel eines unteren Molaren zeigt 2 Kanäle, deren Lumen durch Mineralisation fast vollständig verschlossen ist

den [5, 25, 27, 34]. Histologische Untersuchungen deuten daraufhin, daß erste Mineralablagerungen verstreut in der an die kollagenen Fasern angrenzenden mukopolysaccharidreichen Grundsubstanz beginnen (Abb. 3.5). Diese initialen Kalzifikationen dienen quasi als „Keimzentren", von denen aus weitere dystrophische Verkalkungen bis hin zur Obliteration der Wurzelkanäle oder des gesamten Pulpakavums erfolgen können (Abb. 3.6, siehe auch Abb. 8.10 a, S. 132).

Forciert wird dies im koronalen Abschnitt eines alternden Zahnmarks durch Abrasion, Attrition, Karies und zahnärztliche Maßnahmen wie Präparation. Eine verstärkte Fibrosierung findet man häufig auch in einer chronisch entzündeten Pulpa. Eine neuere klinische Studie weist zudem daraufhin, daß die Pulpen älterer Patienten, die an einer systemischen Erkrankung mit Störung des Mineralstoffwechsels leiden (Arthritis, Gallen-, Nierensteine, Arteriosklerose usw.), rascher und ausgeprägter kalzifizieren als das Zahnmark gleichaltriger Kontrollpersonen [20].

Dentikel

Zu den regressiven Verkalkungen zählt man ferner die Dentikel. Allerdings kann die Dentikelbildung nur bedingt als altersabhängige Erscheinung gewertet werden, da sie beispielsweise auch bei klinisch gesunden, kariesfreien jugendlichen Zähnen zu beobachten ist [17] (siehe auch Kapitel 7, S. 107 f.).

Die in der Regel rundlich-ovalen Dentikel oder Pulpasteine werden entsprechend ihrer Struktur und Lokalisation klassifiziert. Als *freie Dentikel* bezeichnet man isoliert im Pulpagewebe liegende Hartgewebskörper. Mit der Wand verwachsene oder im Dentin eingebettete Pulpasteine nennt man *adhärente* bzw. *interstitielle* Dentikel.

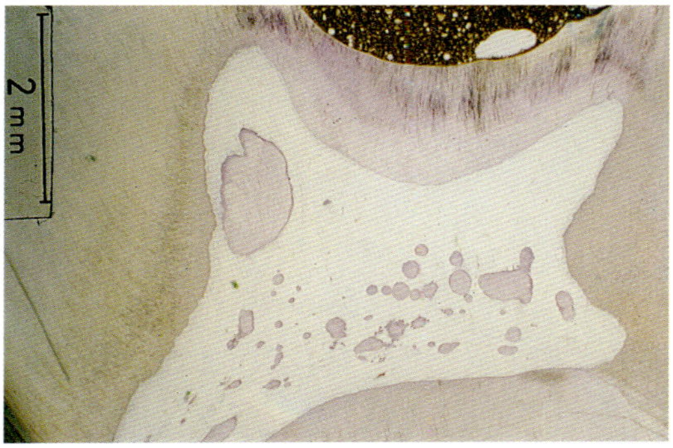

Abb. 3.7 Freiliegende unechte Dentikel im Bereich der Kronenpulpa mit rundlich-ovaler Form

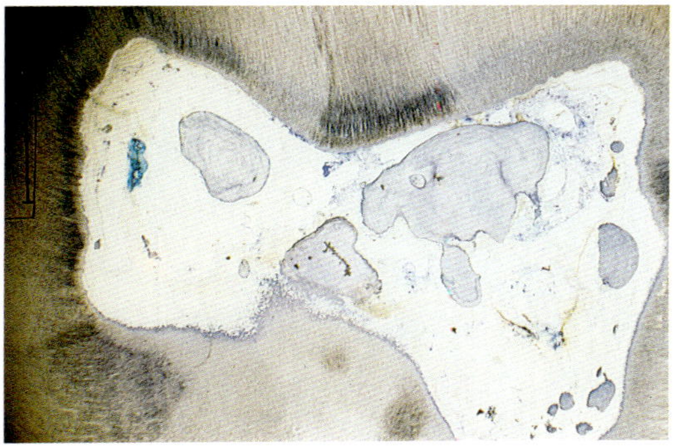

Abb. 3.8 Amorph geformte, freiliegende unechte Dentikel innerhalb einer Kronenpulpa

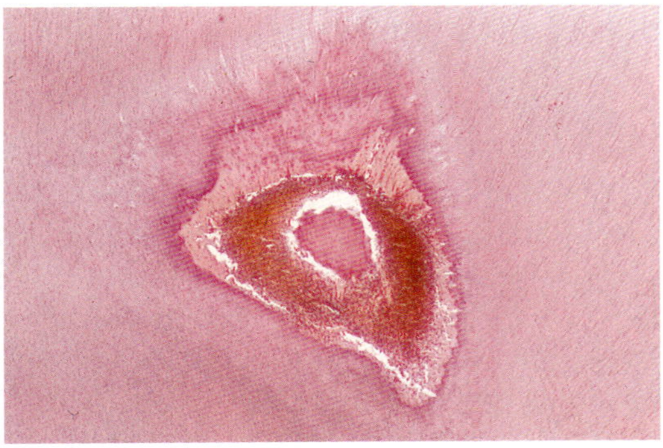

Abb. 3.9 Dentikel am Boden des Pulpakavums können die Wurzelkanaleingänge verschließen

Ferner unterscheidet man entsprechend der Entstehung und der mikroskopischen Struktur *„echte"* von *„unechten"* Dentikeln.

Echte Dentikel sind selten, sie befinden sich immer im Bereich der Wurzelkanäle, besonders in derem apikalen Drittel. Diese Pulpasteine können während der Wurzelbildung als Reaktion auf eine traumatische Luxation des Zahns entstehen. Dabei werden von der Hertwig-Epithelscheide kleine Zellnester abgetrennt, die die Differenzierung von Odontoblasten induzieren. Die sekretorische Tätigkeit dieser Odontoblasten führt zu kugeligen Gebilden aus irregulärem, Tubuli-enthaltendem Dentin. Charakteristisch ist, daß diese Dentikel von einem Odontoblastensaum umgeben sind.

Unechte bzw. *falsche Dentikel* sind dagegen vergleichsweise oft zu beobachten. Diese Hartgewebskörper, die eine sehr unterschiedliche Größe aufweisen, treten innerhalb der

Kronenpulpa frei oder adhärent auf. Häufig findet man falsche Pulpasteine in pathologisch alterierten Zähnen, beispielsweise bei kariösen Läsionen und nach einer iatrogenen oder akzidentellen Traumatisierung. Allerdings zeigt sich auch, daß die Pulpen klinisch gesunder, kariesfreier Zähne älterer Menschen vermehrt falsche Dentikel enthalten [26], also ein gewisser Zusammenhang mit dem Altern des Zahnmarks besteht.
Bei unechten Pulpasteinen differenziert man entsprechend der histologischen Struktur zwischen *Zwiebelschalen-* und *Faserdentikel* [27].
Die *Zwiebelschalendentikel*, die überwiegend im koronalen Pulpaanteil vorkommen, erscheinen im Mikroskop konzentrisch-lamellär strukturiert. Man geht davon aus, daß diese Hartgewebsgebilde auf der Basis mineralisierter kapillärer Mikrothromben oder lokaler Gefäßwandverkalkungen entstehen. Die organische Matrix besteht aus konzentrischen Lagen kollagener Fasern. Die elektronendichte Grundsubstanz enthält Hydroxylapatit-artige Kristalliten.
Die *Faserdentikel* treten dagegen vornehmlich in der radikulären Pulpa auf. Sie sind aus einer kollagenfaserreichen, inhomogen mit Hydroxylapatit-artigen Kristalliten durchsetzten Matrix aufgebaut. Nicht selten zeigen sich im radikulären Zahnmark in Gesellschaft mit den Faserdentikeln längliche Mineralisationen entlang kollagener Fibrillen, Gefäße oder myelinisierter Nervenstränge (Abb. 3.5 u. 3.6).
Im Extremfall können falsche Dentikel die Eingänge der Wurzelkanäle verschließen oder das gesamte Pulpakavum ausfüllen mit entsprechender Konsequenz für eine eventuell erforderliche Wurzelkanalbehandlung (Abb. 3.7–3.9).

3.2.3 Zement und Desmodont

Das *Zement* nimmt zwischen dem 20. und 70. Lebensjahr um das 3- bis 4fache an Dicke zu, besonders im apikalen Abschnitt [33]. Dieses altersabhängige „Wachstum" des Wurzelzementes, das man auch an nicht durchgebrochenen Zähnen beobachten kann, ist Ausdruck parodontaler Gewebsumbauvorgänge. Die Zunahme der Zementschicht im apikalen Bereich führt im Laufe des Lebens zu einer Verkleinerung des apikalen Foramens [31]. Die Gefahr einer Überfüllung des Wurzelkanals nach regelrechter standardisierter Aufbereitung ist somit bei älteren Patienten geringer als bei Jugendlichen. Auf die klinischen Konsequenzen der reduzierten Blut-, Lymph- und Nervenversorgung des Zahnmarks durch eine Verengung des Foramen apicale wurde bereits hingewiesen.
Auch das *Desmodont* verändert sich im Laufe des Lebens. So nimmt die Breite des Desmodontalspaltes mit zunehmendem Alter ab. Gleichzeitig wird die Wurzelhaut faserreicher und gefäßärmer, Mineralisationen können erfolgen. Die Umbauvorgänge im Desmodont ähneln somit den Umstrukturierungen, wie sie für die Pulpa beschrieben werden.

3.3 Schlußbemerkung

Wie der Gesamtorganismus sind auch die Zähne im Laufe des Lebens Veränderungen unterworfen, die zumindest teilweise durch die eingangs erwähnten Alternstheorien erklärt werden können. In der Regel sind diese Alterationen allerdings nicht so destruktiv, daß ein Mensch nicht bei entsprechender Lebensführung (Mundhygiene usw.) das Gebiß bis in das hohe Alter gesund und funktionsfähig erhalten kann [19].
Eine klinisch relevante Schädigung der dentalen Hart- und Weichgewebe erfolgt in den allermeisten Fällen erst dann, wenn neben den alternsbedingten Alterationen pathologische Reize auf den Zahn einwirken. Das Wissen um diese Zusammenhänge ist deshalb von klinischer Bedeutung, weil damit oft verbundene Veränderungen (reduzierte Abwehrlage und verminderte Regenerationsfähigkeit der Pulpa, Dentikel, partielle und vollständige Obliteration des Kavums) Durchführung und Prognose einer Behandlung gravierend beeinflussen. Anzumerken ist aber an dieser Stelle, daß auch junge Menschen bereits eine „alte", zellarme Pulpa besitzen können, während umgekehrt ältere Personen möglicherweise über ein noch jugendliches zellreiches und reaktionsfähiges Zahnmark verfügen. Das Alter des Individuums muß somit nicht mit dem „Alterungszustand" der Pulpa übereinstimmen. Therapeutische Maßnahmen sollten deshalb nicht zu streng vom Alter des Patienten abhängig gemacht werden. Beispielsweise ist eine indirekte oder direkte Überkappung bei älteren Patienten noch durchaus indiziert, wie auch klinisch eindrucksvoll nachgewiesen werden konnte [15].

4 Das Problem der koronalen Erosion und Abrasion

Von R. Hickel

4.1 Allgemeines zu Erosion und Abrasion

Erste Hinweise auf nicht kariös bedingte Zahnhartsubstanzverluste wurden von *Paré* um 1550 mit der Beschreibung von Zahnhalsdefekten gegeben. Im Jahre 1773 erwähnt *Hunter* erstmals das Phänomen Zahnabrasion. Ab der 2. Hälfte des 19. Jahrhunderts befaßten sich dann mehrere Autoren mit verschiedenen Formen der Zahnabrasion. Differenzen bestanden sowohl hinsichtlich der Ursachen der Zahnabrasion als auch der Nomenklatur. So prägte z. B. *Zsigmondy* 1873 den Ausdruck „keilförmiger Defekt“ für Zahnhartsubstanzverluste am Zahnhals – ein Begriff, der bis heute seine Gültigkeit besitzt –, von anderen Autoren wurden aber gleichzeitig für dasselbe Phänomen die Bezeichnungen „Usur, Erosion, Denudation oder Exfoliation“ verwendet [19].
Die Nomenklatur hat sich im Laufe der Zeit geändert, ist aber bis heute oft nicht einheitlich; häufig werden mehrere Worte synonym gebraucht, andererseits verwenden verschiedene Autoren den gleichen Begriff für unterschiedliche Bedeutungen. So wurde z. B. Erosion früher als allgemeine Beschreibung für nicht kariöse, langsam entstandene Zahnhartsubstanzdefekte verwendet, während heute mit dieser Bezeichnung ausschließlich ein Verlust der Zahnhartsubstanz durch Säureeinwirkung beschrieben wird.

4.1.2 Begriffsbestimmung

Als Ursache von Zahnhartsubstanzverlust kommen neben der aus therapeutischer Sicht wichtigsten Form, nämlich der Karies, auch Abrasionen, Erosionen, Hypoplasien, Frakturen und Resorptionen in Frage.

4.1.2.1 Erosion

Unter Erosion versteht man heute den langsam fortschreitenden Verlust von Zahnhartsubstanz durch Säureeinwirkung. Aufgrund des niedrigen pH-Wertes kommt es zur Entmineralisierung und Auflösung der Zahnhartsubstanz.
Während bei der Karies der pH-Abfall indirekt durch saure Stoffwechselprodukte der Bakterien in der Plaque verursacht wird, kommt es bei der Erosion durch direkte Säureeinwirkung auch ohne Plaque und Kohlenhydrate zur Schädigung der Zahnhartsubstanz. Karies ist also ein bakteriell-chemischer Prozeß, der nur unter einer Plaque abläuft, die Erosion ein rein chemischer Vorgang. Weiterhin entwickelt sich die Karies unter einer weitgehend intakten Oberfläche (sog. subsurface process) mit in der Regel länger anhal-

tendem pH-Abfall, während bei der Erosion die Säure in vergleichsweise kurzer Zeit, aber bei niedrigeren pH-Werten die freiliegende Schmelzoberfläche direkt entmineralisieren und auflösen kann. Erosionsschäden werden fast immer durch Kombination mit Abrasion verstärkt.

4.1.2.2 Abrasion

Im Gegensatz zur chemisch bedingten Erosion ist Abrasion ein physikalischer Vorgang, bei dem es durch mechanischen Abrieb zu Zahnhartsubstanzverlusten kommt.
Der Terminus Abrasion wird – insbesondere in der älteren Literatur – einerseits als Oberbegriff für alle Formen des langsam fortschreitenden Verlustes von Zahnhartsubstanzen durch mechanischen Abrieb verwendet. In der neueren Literatur wird unter dem Begriff Abrasion andererseits oft nur der Abrieb der Zähne durch ein weiteres Medium (Partikel aus Zahnpaste, Staub oder Nahrungsbestandteile) zusammengefaßt und Attrition als eigenständige Form aufgeführt (Abb. 4.1).
Dies entspricht mehr der angloamerikanischen Literatur, in der „wear“ meist als Oberbegriff und „abrasion“ sowie „attrition“ als eigenständige Untergruppen der Zahnabnützung stehen. Der dem englischen „wear“ entsprechende Begriff „Abnützung“ bzw. „Verschleiß“ wird in der deutschsprachigen Literatur bei Zahnhartsubstanzen seltener benützt, statt dessen wird Abrasion häufig in der doppelten Bedeutung für „wear“ und „abrasion“ eingesetzt, nicht zuletzt auch deshalb, weil klinisch Attrition und Abrasion meist gleichzeitig auftreten, der Anteil am Zahnhartsubstanzverlust aber unterschiedlich ist und in vielen Fällen nur schwer eruiert werden kann. „Verschleiß“ wiederum wird häufiger als Oberbegriff für den langsam fortschreitenden Verlust (Abrieb) von Füllungsmaterialien unabhängig von der Ursache verwendet.

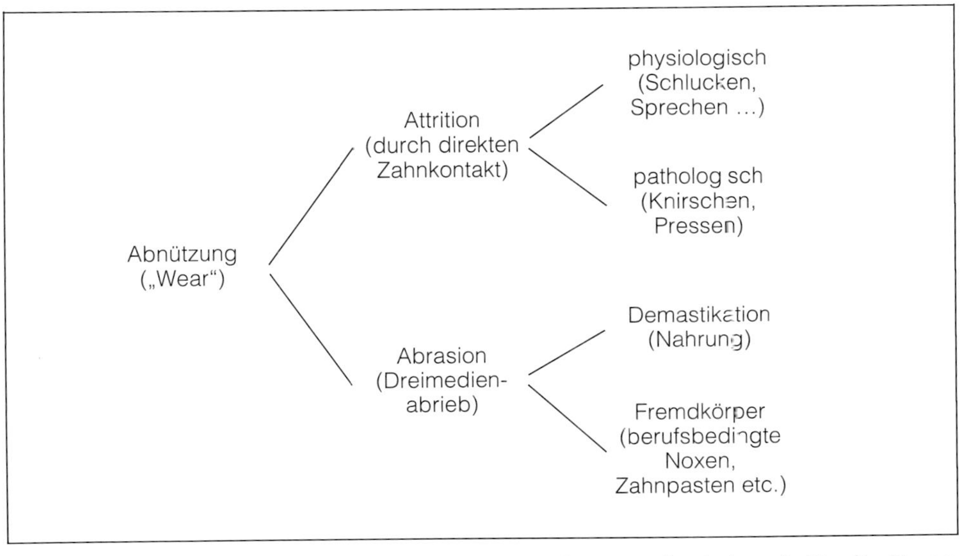

Abb. 4.1 Bei der mechanischen Abnützung der Zahnhartsubstanz muß zwischen direkter Abnützung (Zwei-Körper-Abrieb) und Drei-Medien-Abrasion unterschieden werden. Neben diesen kausalen Faktoren müssen noch weitere modifizierende Einflußgrößen, wie z. B. Erosion, berücksichtigt werden (s. a. Abb. 4.12)

Als Attrition wird die physiologische Abnutzung an den Kauflächen und Schneidekanten der Zähne durch alleinigen und direkten Zahnkontakt der Antagonisten beim Schlucken, Sprechen, etc. bezeichnet. Ein über das physiologische Ausmaß durch Attrition hinausgehender Verlust der Zahnhartsubstanzen kann durch Parafunktionen (Pressen und Knirschen, Bruxismus) verursacht werden [30, 63].
Attrition stellt eine sog. Direktkontakt- oder Zwei-Körper-Abnützung dar, Abrasion (in der engeren Bedeutung) wird demgegenüber als Drei-Medien-Abrieb bezeichnet, wobei zwischen Schmelz und Schmelz bzw. Dentin oder auch Restaurationsmaterial ein weiteres, verschiedenartiges Medium den Abrieb verursacht.

4.2 Erosion

Das Ausmaß einer Schmelzauflösung durch Säureeinwirkung hängt von mehreren Faktoren, wie Art und Konzentration der Säure, Einwirkzeit (Dauer des pH-Abfalles) oder Fluoridgehalt des Schmelzes ab. Daß stärkere Säuren wie 35%ige Phosphorsäure Zahnhartsubstanz schnell auflösen können, ist allgemein bekannt. Bei der Adhäsivtechnik wird je nach Fluoridgehalt des Schmelzes in einer Minute eine oberflächliche Schicht in der Größenordnung von 10 μm abgetragen.
Andere Säureeinwirkungen auf den Zahnschmelz jedoch, wie z. B. durch Fruchtsäuren, werden bei wiederholter Einwirkung in ihrem Ausmaß häufig unterschätzt. Nach *Xhonga* et al. [64] kann dadurch pro Tag etwa ein Mikrometer erodiert werden; dies bedeutet, daß in drei Jahren etwa ein Millimeter Zahnhartsubstanz verlorengehen kann.
Bei verschiedenen Chelatbildnern, wie z. B. Zitronensäure, wird eine zusätzliche Schädigung beschrieben; durch Bindung von Kalzium (in Form von Kalziumcitrat) wird die Remineralisierung beeinträchtigt [46].
Im Laufe des Lebens nimmt der Zahn mit der Zeit kontinuierlich Fluorid auf und ist im Vergleich zum Zeitpunkt des Zahndurchbruchs wesentlich resistenter gegenüber Säuren. Bei älteren Menschen jedoch sind zwei der nachfolgend genannten Ursachen von Erosionen besonders zu bedenken, nämlich die vermehrte Einnahme von Medikamenten und der meist reduzierte Speichelfluß.

4.2.1 Ursachen

Für die Entstehung von Erosionen am Zahnschmelz – und im fortgeschrittenen Stadium auch am Dentin – müssen verschiedene Faktoren in Erwägung gezogen werden (Tab. 4.1).

4.2.1.1 Berufliche Noxen

In Lehr- und Handbüchern der Arbeitsmedizin und Zahnmedizin werden wiederholt Zahnhartsubstanzschäden durch berufliche Säureexposition beschrieben. Bereits 1896 berichtet *Vogt* über beruflich bedingte Säureschäden an den Zähnen [32]. In der Berufskrankheitenverordnung (BeKVO) sind unter der Nummer 1312 säurebedingte Schäden aufgenommen worden.

Tabelle 4.1 Ursachen von Erosionen

1. Berufliche Säureexposition:

Säuredämpfe
- Pipettieren von Säure (mit dem Mund)

2. Ernährung:

- säurehaltige Getränke
  - Fruchtsäfte
  - Cola
  - stark kohlensäurehaltige Getränke
- saure Nahrungsmittel:
  - Früchte: z.B. Äpfel, Grapefruit, Orangen, Zitronen, Weintrauben
  - Joghurt
  - Saure Drops
  - Essig

3. Saure Medikamente:

- Medikamente mit niedrigem pH-Wert (Art der Applikation entscheidend!):
  - Ascorbinsäure (Vitamin C)
  - Acetylsalicylsäure (als Thrombozytenaggregationshemmer)
  - Azida
  - Eisenpräparate

4. Interne Faktoren (Magensäure):

- Reflux (z.B. bei Hiatushernie)
- Regurgitation (z.B. bei Ösophagusverengung, Alkoholabusus)
- chronisches Erbrechen bei:
  - Anorexia nervosa
  - Bulimie
  - Brechreiz verursachenden Medikamenten (z.B. Opiate, Östrogene, Zytostatika)
  - psychogenen Angstzuständen
  - Alkoholabusus, Alkoholentzug
  - Schwangerschaft (Hyperemesis gravidarum)
  - Radiatio
  - Gehirntumoren mit zentral erhöhtem Druck.

5. Speichelinsuffizienz (qualitativ und quantitativ):

- reduzierte Pufferkapazität
- reduzierter Speichelfluß
  - speichelhemmende Medikamente (z.B. Tranquilizer, Drogen, Antihypertonika)
  - nach therapeutischer Röntgenbestrahlung im Kopf-Hals-Bereich
  - Erkrankungen und Syndrome mit Beteiligung der Speicheldrüsen (z.B. Sjögren-Syndrom)

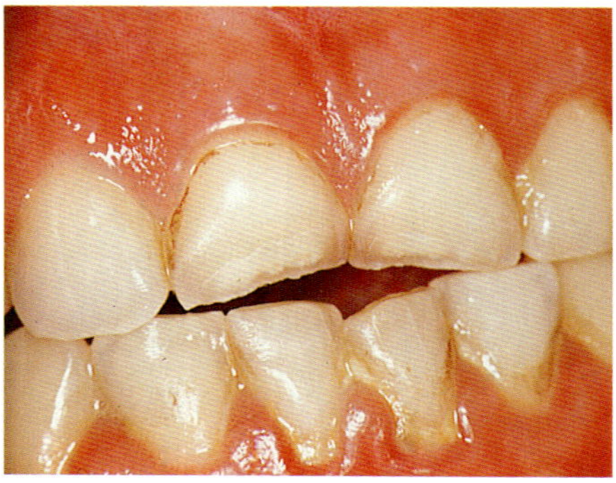

Abb. 4.2 Der ausgeprägte Schmelzdefekt an den Labialflächen der oberen mittleren Schneidezähne mit Verlust der Inzisalkante ist auf eine beruflich bedingte Erosion durch Pipettieren von Säuren mit dem Munde zurückzuführen. Aufgrund geänderter Bestimmungen am Arbeitsplatz wurden solche Schädigungen in den letzten Jahren nicht mehr beobachtet

Bei Chemikern und technischen Assistenten (Laboranten) gelangte früher bei unvorsichtigem Pipettieren von Chemikalien mit dem Mund – was mittlerweile verboten ist – versehentlich Säure auch an die Zähne. Die häufigere berufliche Ursache war das Einatmen von sauren Dämpfen, die in verschiedenen Industriezweigen bei der Produktion anfallen, z.B. in Akkumulatorfabriken oder beim Galvanisieren [3, 56]. In einem Memorandum hat die British Dental Association [56] eine ausführliche Auflistung von Berufen mit Säureexposition publiziert.

Durch wiederholte Säureeinwirkung über längere Zeit kann es zum Verlust des Schmelzmantels an den exponierten Stellen kommen, meist an den Labialflächen im Oberkieferfrontzahnbereich (Abb. 4.2). Mit Hilfe verbesserter Schutzvorrichtungen und durch Einführung moderner Techniken kommen diese beruflich bedingten Säureschäden heutzutage praktisch nicht mehr vor.

Bäckerkaries ist zwar auch unter der Nr. 1312 der BK-Liste (Berufskrankheiten) als Erkrankung der Zähne durch Säuren aufgenommen. Dies ist aber streng genommen nicht korrekt, da es sich nicht um eine Erosion, sondern – wie der Name bereits angibt – um ein kariöses Geschehen (pH-Absenkung durch bakterielle Stoffwechselprodukte unter der Plaque) handelt.

4.2.1.2 Säurebelastung durch Ernährung

In den letzten Jahren jedoch gelangten andere Formen der Erosion immer mehr in den Vordergrund. Durch den Genuß säurehaltiger Getränke (Fruchtsäfte, Cola, saure Limonaden, Buttermilch) werden derzeit am häufigsten Schäden beobachtet (Tab. 4.2). Erosionen wurden in den letzten Jahren zunehmend bei Patienten, insbesondere Frauen, diagnostiziert, die sich „besonders gesund ernähren wollen“ und bei der Auswahl ihrer Kost deshalb viel frisches Obst, Joghurt, Salate mit Essig und Fruchtsäfte zu sich nehmen. Insbesondere älteren Patienten wird immer wieder zu Recht empfohlen, auf ausreichende Vitaminzufuhr zu achten. Vom allgemeinmedizinischen Gesichtspunkt her gesehen ist in aller Regel der Ernährungsplan zu befürworten. Deshalb sind viele Patienten bestürzt, wenn man sie auf vorhandene Zahnschäden durch Fruchtsäuren aufmerksam macht. Um Mißverständnissen vorzubeugen, muß dem Patienten aber deutlich gesagt werden, daß er den Verzehr von Obst oder Genuß von Obstsäften deshalb nicht einzustellen braucht.

Von zahnmedizinischer Seite muß nur vor wiederholter, insbesondere über den ganzen Tag verteilter Zufuhr von Säure gewarnt werden. Das Ausmaß der Erosion hängt in erster

Tabelle 4.2 Größenordnung der pH-Werte verschiedener Getränke

Getränk	*pH-Wert*
Zitronensaft	2,0
Cola	2,5
Orangensaft	3,5
Apfelsaft	3,5
Buttermilch	4,4
Mineralwasser mit	
– viel Kohlensäure	5,2
– wenig Kohlensäure	6,3

Linie von der Häufigkeit und Verweildauer und nicht von der Menge der zugeführten Säure ab. Der einmalige Konsum auch einer großen Menge an Orangensaft wirkt sich kaum als Säureschaden aus. Die Säure wird durch den Speichel nach kurzer Zeit wieder neutralisiert. Nimmt der Patient die gleiche Menge jedoch in kleinen Schlucken über den ganzen Tag verteilt zu sich, so wirkt die Säure über einen wesentlich größeren Zeitraum. Ebenfalls ungünstig ist es, wenn der Patient den Fruchtsaft noch eine Weile im Mund behält, bevor er ihn schluckt. Die Schmelzoberfläche wird durch den lang anhaltenden pH-Abfall aufgelöst.

Als Beispiel sei eine Sekretärin genannt, die während der Arbeit über den Tag verteilt etwa alle 20 bis 30 Minuten einen kleinen Schluck Orangensaft zu sich nahm, der zudem noch angewärmt war und nicht gleich geschluckt sondern für eine Weile im Vestibulum verhalten wurde. Sobald der Speichel die Säure neutralisiert hatte und der pH-Wert wieder angestiegen war, kam der nächste Säurestoß. So kam es innerhalb von 3 Jahren zum fast vollständigen Schmelzverlust. Das zuvor angefertigte Inlay stand nun etwa ein Millimeter am Füllungsrand über (Abb. 4.3).

Aber nicht nur Fruchtsäfte, sondern auch häufiger Genuß von Cola-Getränken, frischen Früchten (Zitronen, Grapefruit, Orangen, Äpfel), Joghurt, Salaten mit Essig oder exzessives Lutschen von sauren Bonbons etc. können zu Erosionen führen [15, 44, 46, 54].

Bei Radrennfahrern beispielsweise wird oft bei trockenem Mund eine Scheibe Zitrone ausgelutscht, um den Speichelfluß anzuregen. Wenn im höheren Lebensalter bei manchen Patienten der Speichelfluß stark eingeschränkt ist, wird zu ähnlichen Hilfsmitteln gegriffen. Gerade aber bei geringem Speichelfluß ist die Pufferwirkung stark reduziert und der pH-Wert bleibt über einen erheblich längeren Zeitraum erniedrigt. Dadurch kommt es zur Entmineralisierung des Schmelzes.

Besonders lange hält der pH-Abfall in der Nacht an, da dann der Speichelfluß physiologischerweise gering ist. Dies ist besonders bei Kleinkindern und teilweise bei alten Menschen zu beachten, die häufiger in der Nacht trinken. *Kaplan* und *Rabbach* [26] beschrieben Erosionen bei Kindern mit hohem Apfelsaftkonsum. Von *Smith* und *Shaw* [50] wurden ebenfalls Zahnschäden durch Fruchtsäfte bei Kindern beschrieben. Sie weisen darauf hin, daß sich selbst bei Verdünnung der Fruchtsäfte mit Wasser der pH-Wert nur geringfügig ändert. Zwar können verdünnte Säfte leichter abgepuffert werden, wegen des eingeschränkten Speichelflusses sind aber auch verdünnte säurehaltige Getränke während der Nacht zu vermeiden. Als Alternative können ungezuckerte Tees oder Wasser mit wenig bzw. ohne Kohlensäure empfohlen werden.

a 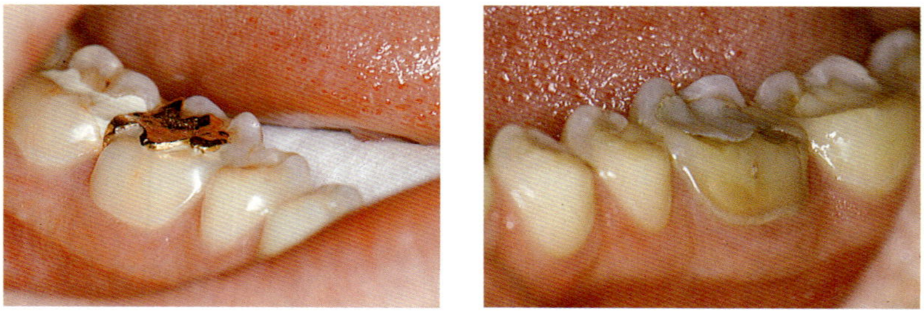 b

Abb. 4.3 a und b Durch äußerst häufigen Genuß angewärmter Fruchtsäfte kam es innerhalb von drei Jahren zu ausgeprägten Erosionen. Auf den Bukkalflächen der Sechsjahrmolaren fehlt der Schmelz fast vollständig, das Dentin ist freigelegt und hypersensibel. Der Rand der Goldgußfüllung an 46 ragt jetzt etwa 1 mm über die umgebende Zahnhartsubstanz hinaus. Die vestibulären Konturen der klinischen Kronen sind an den anderen UK-Seitenzähnen ebenfalls verändert

Bei Erwachsenen läßt sich die Ursache der Zahnhartsubstanzdefekte oft nicht eindeutig feststellen. Der Nachweis einer Schädigung durch Säuren ist manchmal nur durch Aufstellung eines Wochenernährungsplanes zu führen [21, 36]. Patienten, die zwar sehr oft, aber nur in kleineren Mengen Fruchtsäfte oder Früchte zu sich nehmen, halten diese Mengen für so unbedeutend, daß sie diese bei der Anamnese nicht angeben. Weiterhin wird der Säuregehalt mancher Früchte unterschätzt.

4.2.1.3 Säurebelastung durch Medikamente

Medikamente mit niedrigem pH-Wert werden in der Literatur immer wieder als Ursache von Erosionen beschrieben. Dies ist im fortgeschrittenen Alter besonders zu berücksichtigen, da aufgrund von Erkrankungen wesentlich häufiger Medikamente eingenommen werden müssen.

Prinzipiell kommen alle Medikamente mit niedrigem pH-Wert für Erosionen in Frage. Allerdings ist weniger das Medikament selbst, sondern die Art der Einnahme entscheidend. Bei längerfristiger Einnahme von sauren Medikamenten, die nicht sofort geschluckt werden, sondern durch Kauen, Lutschen, etc. längere Zeit im Munde verweilen, kann es durch Absinken des Speichel-pH-Wertes zu Erosionen kommen.

So wird z. B. Vitamin C (Ascorbinsäure) auch als Kau- oder Lutschtablette angeboten (z. B. Cebion®, Xitix®). Acetylsalicylsäure (ASS) wird unter anderem auch als Thrombozytenaggregationshemmer eingesetzt (z. B. Godamed®). Bei dieser Indikation wird unter anderem empfohlen, die ASS nicht sofort zu schlucken, sondern sublingual über die Schleimhäute resorbieren zu lassen, da dadurch eine bessere Wirkung erzielt wird. Dabei kommt die Säure unweigerlich auch mit den Zähnen in Kontakt.

Analgetika, die ASS und Ascorbinsäure enthalten und in Form von Brausetabletten angeboten werden (Boxazin S®, Aspirin plus C®), sind weniger bedenklich, da sie Natriumhydrogencarbonat als Treibmittel enthalten, welches als Puffer wirkt und die Säure zumindest teilweise neutralisiert.

Medikamente mit niedrigem pH-Wert, die in Form von Tabletten oder Kapseln sofort geschluckt werden, sind hinsichtlich Erosionen an der Zahnhartsubstanz unbedeutend. Dies trifft heutzutage auch für die meisten Eisenpräparate oder Azida zu. Ausnahmen bilden hier nur wenige Präparate (z. B. Amara-Tropfen®, Citropepsin® oder Retterspitz

innerlich®), da sie aufgrund ihrer Applikationsart auf die Zahnhartsubstanz einwirken können.
Früher wurden bei chronisch atropher Gastritis verbunden mit Sub- bzw. Anazidität verdünnte Salzsäure zum Trinken verordnet; dadurch entstanden ausgeprägte Säureschäden am Zahn [58].

4.2.1.4 Interne Faktoren (Magensäure)

Ist eine Erosion durch erhöhten Konsum saurer Nahrungsmittel und Getränke manchmal nur durch wiederholte und gezielte Befragung einschließlich Aufstellung eines Ernährungsplanes möglich, so verweigern Patienten, die chronisch erbrechen, bei bestimmten Erkrankungen (Anorexia nervosa, Bulimie, psychogenes Erbrechen) meist bewußt diese Angaben.
Alkoholabusus kann ebenfalls zu Übelkeit und Erbrechen führen. Bei Alkoholikern, die sich häufig übergeben müssen, wurden Erosionen an der Zahnhartsubstanz beobachtet. Eine Hyperemesis kann bei diesen Personen auch während des therapeutischen Alkoholentzugs auftreten.
Weiterhin müssen Brechreiz verursachende Medikamente wie z. B. Östrogene, Zytostatika und insbesondere Drogen, z. B. Opiate, als mögliche Ursache berücksichtigt werden [28].
Neben chronischem Erbrechen kommt es auch bei Regurgitation (Wiederhochkommen von eben verschluckten Speisen, z. B. bei Ösophagusverengung) und Reflux von Magensäure (z. B. bei Hiatushernie) zu typischen Säureläsionen. Auch bei Alkoholikern wurden durch eine chronische Gastritis mit subklinischer Regurgitation entsprechende Erosionen beschrieben [51].

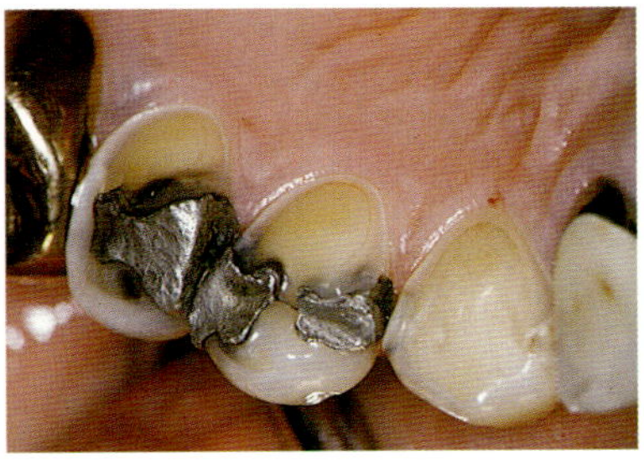

Abb. 4.4 Durch häufiges Erbrechen (Magensäure) entstehen typische Erosionsdefekte an den Palatinalflächen der Zähne, insbesondere der Oberkieferfrontzähne und -prämolaren; in diesem Fall lag bereits ein fortgeschrittenes Stadium mit Dentinfreilegung vor, die Schneidezähne waren deshalb bereits überkront worden

Typisch für die Erosionen durch Magensäure ist die Lokalisation. In praktisch allen Fällen sind die Palatinalflächen der Oberkiefer-Frontzähne betroffen. Die Labialflächen der Frontzähne sind meist unbeschadet. Bei ausgeprägten Formen sind die Okklusal- und Lingualflächen der Seitenzähne mitbetroffen (Abb. 4.4).
Der Zahnhartsubstanzverlust durch Erosion wird in der Regel noch durch Abrasion verstärkt, weil die Patienten verständlicherweise direkt nach dem Erbrechen bzw. dem Einwirken der Magensäure die Zähne putzen. Die durch Säureeinwirkung oberflächlich angelöste Zahnhartsubstanz kann dann durch die Zahnbürste leicht abgerieben werden [36].

4.2.1.5 Speichelinsuffizienz

Besonders ausgeprägte Zahnschäden durch Säuren sind bei Personen mit eingeschränktem Speichelfluß bzw. reduzierter Pufferkapazität zu beobachten.
An erster Stelle ist hier der Einfluß durch speichelhemmende Medikamente zu nennen. Ein Vielzahl von Medikamenten (z.B. Antidepressiva, Antihistaminika, Antihypertonika, Appetitzügler, Diuretika, Tranquilizer, Zytostatika) verursachen als Nebenwirkung reduzierten Speichelfluß bzw. Mundtrockenheit [59, 61].
Extreme Mundtrockenheit wird bei Patienten mit Tumoren im Schädel-Hals-Bereich nach Radiotherapie beobachtet, da die Speicheldrüsen durch die Bestrahlung sehr stark geschädigt werden und der Speichelfluß nicht selten fast vollständig versiegt.
Bei verschiedenen Erkrankungen der Speicheldrüsen oder Syndromen (z.B. Sjögren-Syndrom), die im Alter gehäuft auftreten, besteht ebenfalls ein reduzierter Speichelfluß bzw. Xerostomie.
Viele Patienten mit dem unangenehmen Gefühl der trockenen Mundhöhle versuchen, die Funktion der Speicheldrüsen durch Lutschen von Zitrone, Trinken von Zitronen- bzw. Orangenlimonaden etc. anzuregen, was aus Sicht der Patienten mehr als verständlich ist. Gerade aber bei Speichelmangel kann die Säure nur ungenügend und sehr langsam abgepuffert werden. Der pH-Abfall in der Mundhöhle hält dadurch lange Zeit an und es kommt zur Erosion der Zahnhartsubstanz.

4.2.1.6 Weitere modifizierende Faktoren

Neben der unterschiedlichen Menge und Qualität – insbesondere der Pufferkapazität – des Speichels gibt es weitere Parameter, die das Ausmaß der Zahnhartsubstanzschädigung nach Einwirkung von Säuren erheblich beeinflussen können.
Als wichtigste Faktoren sind der Fluoridgehalt des Schmelzes, Hypoplasien bzw. Mindermineralisation und das Ausmaß abrasiver Komponenten zu nennen. Wenn die Schmelz- bzw. Dentinoberfläche durch Säuren entmineralisiert ist, kann sie leicht abradiert werden, bevor der Schaden durch Remineralisation zumindest teilweise kompensiert werden konnte.
Das Ausmaß des Zahnabriebes wirkt sich ganz wesentlich auf die Progredienz der Erosion aus. Ein gewisser Abrieb ist praktisch immer vorhanden, beginnend bei der Schleimhautfriktion durch Zunge, Wange und Lippen bis hin zur pathologischen Attrition. Insbesondere die durch Säure vorgeschädigte, demineralisierte Zahnhartsubstanz kann bei falscher Zahnputztechnik sehr leicht entfernt werden. In diesen Fällen wird die Erosion von abrasiven Komponenten so stark überlagert, daß eine eindeutige klinische Diagnose und Feststellung der Hauptursache sehr schwierig ist.

4.2.2 *Klinik*

4.2.2.1 Lokalisation

Die Lokalisation der Erosionen ist meistens typisch für die Ursache.
Bei Patienten mit chronischem Erbrechen sind primär die Palatinalflächen der Oberkiefer-Frontzähne, später auch die Okklusalflächen der Seitenzähne betroffen (Abb. 4.4).
Bei beruflichen Säureexpositionen sind in der Regel die Labialflächen der Oberkiefer-Frontzähne am stärksten geschädigt, insbesondere die mittleren Schneidezähne im Oberkiefer wie auch im Unterkiefer [12] (Abb. 4.2).
Häufiger Genuß von säurehaltigen Getränken führt zu generalisierten Erosionen, die meist an den Bukkalflächen, im Oberkiefer auch labial und palatinal stärker ausgeprägt sind (Abb. 4.3).

4.2.2.2 Einteilung und Aussehen

Nach *Eccles* [11] unterscheidet man bei Erosionen drei Stufen der Zahnhartsubstanzschädigung, die hinsichtlich der Therapie von Bedeutung sind:

Stadium I: oberflächliche Läsion nur im Schmelz;
Stadium II: Dentinfreilegung von weniger als ⅓ der Oberfläche;
Stadium III: Dentinfreilegung von mehr als ⅓ der Oberfläche.

Das Aussehen der erosiven Läsionen variiert mit dem Ausmaß.

Anfangsstadium (entspricht Stadium I):
Als erstes klinisches Anzeichen geht die Morphologie des Schmelzes verloren. Für das unbewaffnete Auge sieht die Oberfläche des Schmelzes gleichmäßig glatt und mattglänzend aus, ohne eigene Strukturen. Die Demineralisierung des Schmelzes erfolgt ohne klinisch feststellbare Erweichung. Wenn bei der Erhebung des zahnärztlichen Befundes nicht auch gezielt nach möglichen Erosionen gesucht wird, werden sie in diesem Stadium übersehen (Abb. 4.5).

Fortgeschrittenes Stadium:
Erst wenn das Dentin freiliegt, wird der Defekt erkannt; meist zuerst vom Patienten, der dann den Zahnarzt konsultiert. Mit zunehmender Dauer der Dentinfreilegung lagern sich exogene Pigmente an das freigelegte Dentin an und führen je nach Gewohnheit (Rauchen, schwarzer Tee, berufliche Staubbelastung etc.) zu einer mehr oder weniger stark ausgeprägten Verfärbung [3] (Abb. 4.6 u. 4.7).

Die Dentinfreilegung beginnt in aller Regel zervikal. Im Gegensatz zur Karies ist aber entlang des Zahnfleischrandes eine sehr schmale Schmelzzone noch vorhanden, die durch die üblicherweise am Gingivarand vorhandene Plaque vor der direkten Säureeinwirkung geschützt wurde. Nicht selten ist dieser feine Schmelzrand aber kariös verändert (kreidigweiß). Bei falscher Putztechnik kann sehr leicht die durch Säure geschädigte demineralisierte Zahnhartsubstanz entfernt werden; die Erosion wird dann von abrasiven Vorgängen überlagert, die die eindeutige klinische Diagnostik und Feststellung der Ursache erschweren.

Wenn durch Säureeinwirkung okklusal das Dentin freigelegt wird, kommt es durch die unvermeidbar gleichzeitig auftretenden Abrasionseinwirkungen (insbesondere Demastikation) zur zentralen Eindellung der freigelegten Dentinareale mit erhabenen Schmelzrändern (sog. cupping). Diese Schmelzränder sind aber im Gegensatz zu ausschließlichen Attritions- bzw. Abrasionerscheinungen nicht scharfkantig, sondern abgerundet.

4.2.2.3 Beschwerden durch Erosionen

Mit der Freilegung von Dentin bemerkt der Patient erstmals Schmerzen auf Reize (z. B. süß-sauer), die sich im Laufe der Zeit mit zunehmender Defekttiefe verstärken. Dabei können sich schmerzfreie Perioden mit äußerst schmerzhaften Intervallen abwechseln. Bei sog. aktiven Läsionen – d. h. in Zeiten, in denen die Zähne wiederholt der Säure ausgesetzt sind – sind die Dentinkanälchen weitgehend offen [36,38,44]. In Perioden, in denen der Patient seinen Säurekonsum oft unbewußt reduziert hat, sind die Dentinkanälcheneingänge größtenteils verlegt und weniger empfindlich (inaktive Läsion). Bei Erosionen kann es im Spätstadium auch zur Pulpitis kommen (Abb. 4.8).

4.2.2.4 Differentialdiagnose

Erosive Läsionen mit Dentinbeteiligung zeichnen sich durch eine dellenförmige Einziehung im Bereich des Dentins und einen erhabenen, oft wulstförmigen Schmelzrand aus (s. Abb. 4.7). Diese Eindellung tritt bei freigelegtem Dentin auch im Bereich von Schneidekanten oder Höckerspitzen auf, wobei in diesen Fällen auch eine abrasive Komponente während der Nahrungszerkleinerung (Demastikation) diskutiert werden muß (Abb. 4.9). Im Gegensatz zur Abrasion, bei der die Zähne scharfkantig begrenzte Schliffflächen aufweisen, besitzen erosive Läsionen keine scharfkantigen Übergänge, ausgenommen wenn im Schneidekantenbereich Schmelz verlorengeht.

Bei der Abrasion wird die Zahnhartsubstanz einschließlich Füllungsmaterial abgeschliffen. Im Gegensatz dazu steht bei erosiven Läsionen der Füllungsrand entsprechend der ehemaligen Kavität typisch scharfkantig über. Dies ist von mehr rundlich aufgeworfenen Rändern bei alten Amalgamfüllungen eindeutig zu unterscheiden.

Flache, mulden- bzw. schüsselförmige Substanzverluste im zervikalen Bereich sind in aller Regel durch wiederholte Säureeinwirkung (wie z. B. durch Fruchtsäfte) entstanden [36] (Abb. 4.10). Scharfkantig begrenzte, meist „keilförmige" Defekte weisen auf abrasive Vorgänge hin, wobei als Ursache neben falscher Zahnputztechnik auch Biegungs- und Stauchungsphänomene bei Parafunktionen diskutiert werden (s. 4.3.1.4). Aus initialen zervikalen Erosionen können auch sog. keilförmige Defekte entstehen, vor allem wenn direkt nach der Säureeinwirkung die Zähne intensiv geputzt werden. Da der ursächliche Anteil von Erosion und Abrasion an zervikalen Defekten verschieden ist, entstehen sehr unterschiedliche klinische Bilder (Abb. 4.10).

Bei weit fortgeschrittenen Zahnhartsubstanzdefekten mit unklarer Genese ist bei Jugendlichen und jungen Erwachsenen meist Erosion – also Säureeinwirkung – überwiegend dafür verantwortlich zu machen, im Alter häufiger Abrasion.

4.2.2.5 Sicherung der Diagnose

Wenn die Ursache von Defekten nicht sofort festgestellt werden kann, muß eine gründliche Anamnese erhoben werden. Die Lokalisation der Läsionen gibt wertvolle Hinweise, in welche Richtung die Befragung des Patienten gezielt und verstärkt gehen muß. Dabei sollte bei Patienten mit typischen palatinalen Erosionen einfühlsam nach der Ursache geforscht werden, da diese die Tatsache und den Grund des chronischen Erbrechen meist nur ungern preisgeben.

Bei Patienten mit generalisierten Erosionen, insbesondere an den Bukkalflächen, bei denen in der Anamnese kein gehäufter Konsum saurer Getränke etc. festgestellt werden kann, empfiehlt es sich, einen Wochenernährungsplan vom Patienten aufschreiben zu lassen [21,36]. Daraus ist nicht selten ein häufiger Konsum von sauren Nahrungsmitteln zu erkennen, den der Patient als nicht erwähnenswert erachtete.

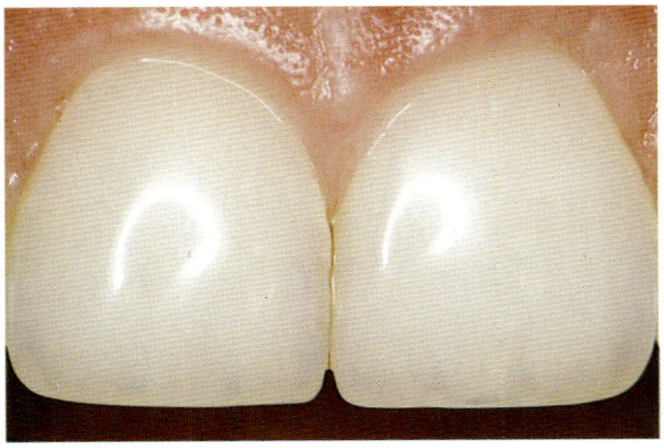

Abb. 4.5 Erosionen im Anfangsstadium sind durch eine strukturlose, mattglänzende Schmelzoberfläche zu erkennen

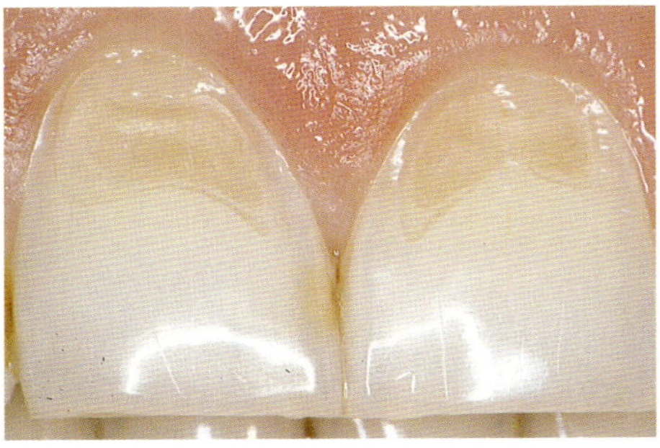

Abb. 4.6 Die Freilegung von Dentin beginnt bei Erosionen meist im zervikalen Drittel und läßt entlang des Zahnfleischsaumes einen schmalen Rand frei. Die Schmelzoberfläche ist wiederum strukturlos und mattglänzend

a

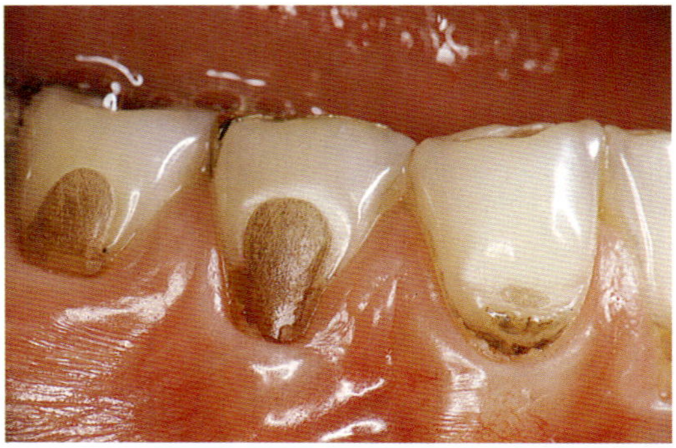

b

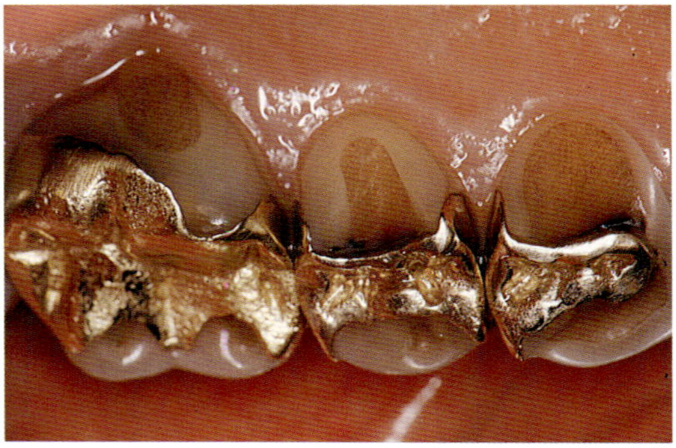

c

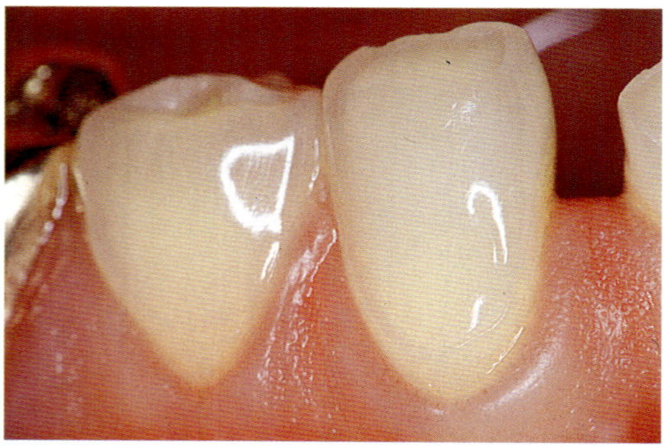

d

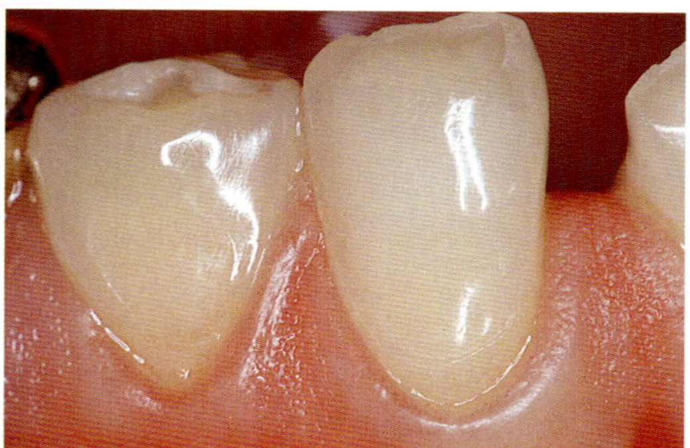

Abb. 4.7 a und b) Freigelegtes Dentin verfärbt sich mit der Zeit zunehmend durch Einlagerung exogener Pigmente. Typisch für Erosionsflächen – im Gegensatz zu Abrasionsfacetten – sind wulstig erhabene Schmelzränder am Übergang zum freiliegenden Dentin und die matt glänzende, strukturlose Schmelzoberfläche. Je länger das Dentin freiliegt, um so ausgeprägter ist dieser Schmelzwulst. c und d) Bei der ersten Untersuchung war an Zahn 44 an einer Stelle das Dentin gerade freigelegt. Als die Patientin erst nach 5 Monaten wieder zur Behandlung kam, war das Dentin bereits wesentlich weiter erodiert und der Schmelzrand erhaben

a

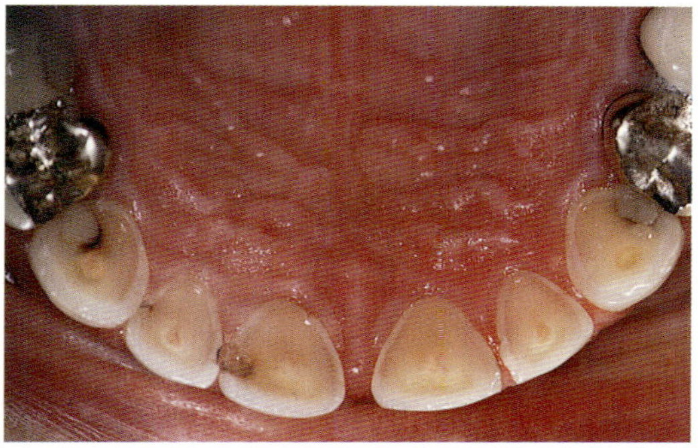

b

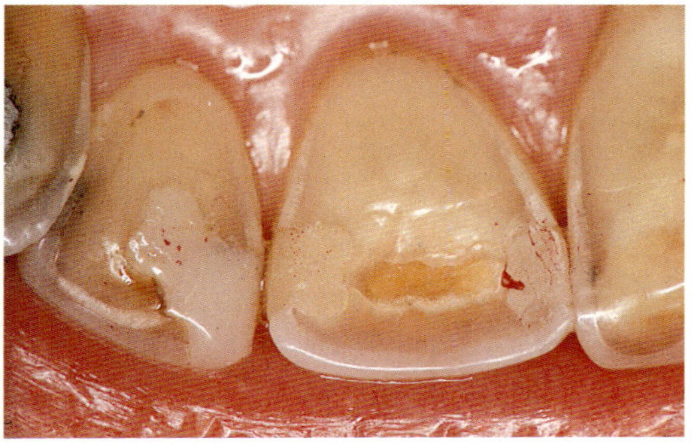

Abb. 4.8 a und b Durch vielfache Säureeinwirkung und zusätzliche stärkere Abrasionen kam es an den Frontzähnen zu starken Substanzverlusten mit Beteiligung der Pulpa

a

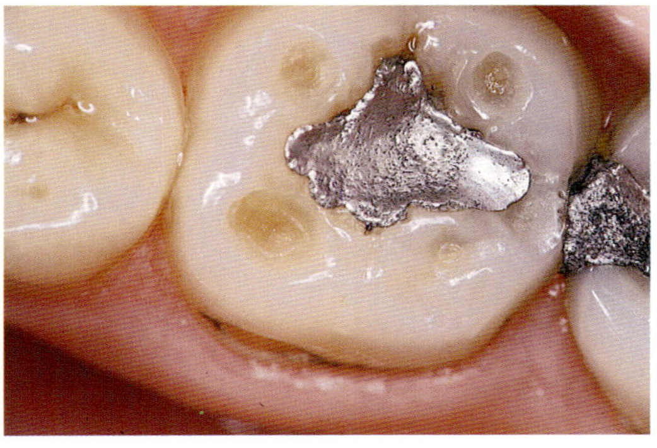

b

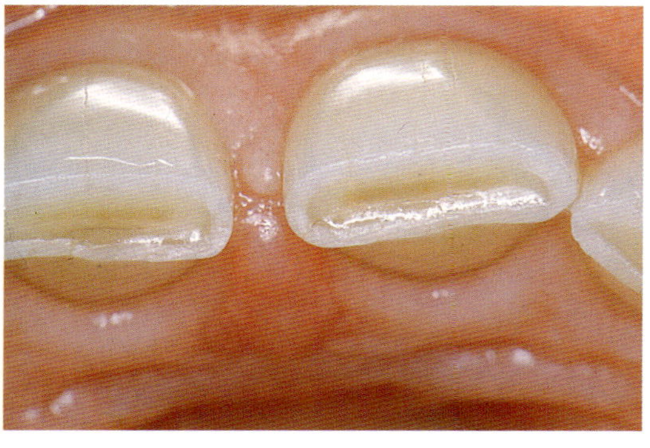

Abb. 4.9 a und b Im Gegensatz zu den planen Schliffacetten, die durch Attrition bzw. Parafunktionen verursacht werden, entstehen bei durch Erosion freigelegtem und erweichtem Dentin Ausmuldungen, die durch abrasive Vorgänge, insbesondere Demastikation, hervorgerufen werden

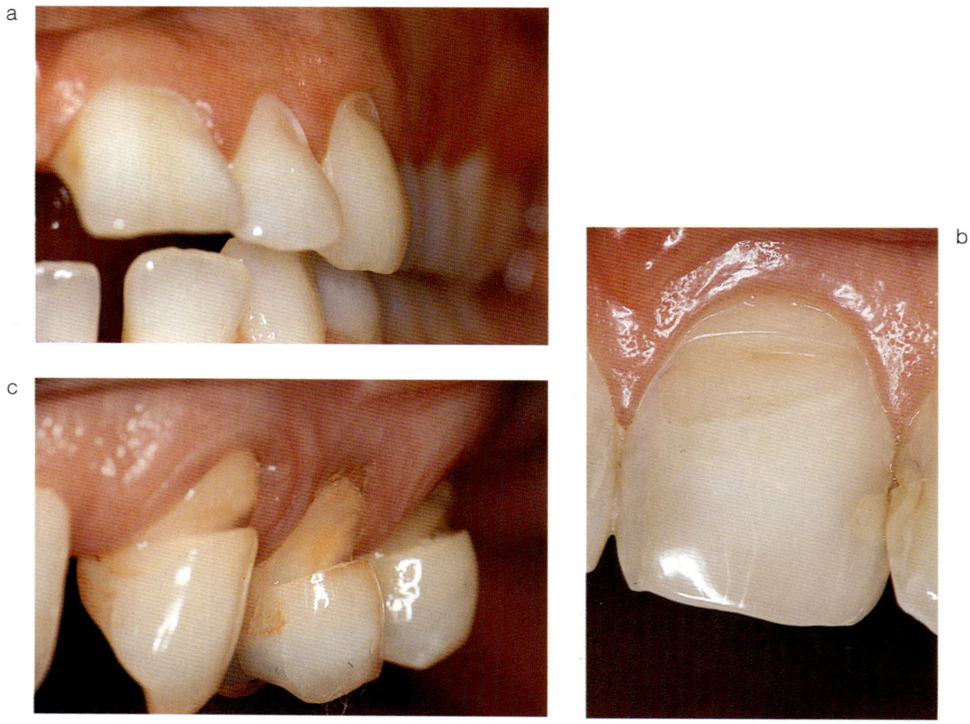

Abb. 4.10 a) Flache, schüsselförmige Defekte im zervikalen Bereich deuten auf überwiegend erosive Einflüsse hin. b) Die Lokalisation und das Aussehen dieses Defektes sind auf eine Kombination von Erosion und Abrasion zurückzuführen. c) Wenn die Säureeinwirkung (Erosion) nur geringen oder keinen Anteil an der Entstehung von zervikalen Defekten hat, und überwiegend Zähneputzen und Parafunktionen (Biegung, Stauchung) ursächlich sind, liegen diese sog. keilförmigen Defekte meist näher am Zahnfleischrand bzw. der Schmelz-Zement-Grenze und besitzen eine andere Form: der koronale Rand ist scharfkantig – oft rechtwinklig zur Oberfläche – abgesetzt und der apikale Rand eher spitzwinklig auslaufend

4.2.3 *Therapie*

Die therapeutischen Maßnahmen orientieren sich am Ausmaß des Defektes:

4.2.3.1 *Schmelzläsionen*

Läsionen, die ausschließlich auf Schmelz begrenzt sind, bedürfen keiner Füllungstherapie. Die Behandlung erstreckt sich neben prophylaktischen Maßnahmen in der Beseitigung der Ursachen.

4.2.3.2 *Dentinläsionen*

Fortgeschrittene Defekte mit zervikal freiliegendem Dentin können z. B. mittels Sandwichtechnik (Kombination aus Glasionomerzement und Komposit) therapiert werden. Wenn die Läsion zirkulär von Schmelz umgeben ist, kann man mit der Adhäsivtechnik und Komposit gute Ergebnisse erzielen. Bei umfangreichen Defekten mit noch ausreichendem Schmelzangebot kommt auch die Veneer-Technik in Frage (Verblendschalen aus Keramik, die adhäsiv eingesetzt werden).

4.2.3.3 Fortgeschrittene Erosionen

Im Spätstadium, wenn die Bukkal- oder Palatinalflächen der klinischen Kronen (fast) vollkommen ohne Schmelzbedeckung sind, bleibt meist nur die Versorgung mit Teilkronen oder Kronen, bei extremen Formen einschließlich Bißhebung [58]. In Sonderfällen bei palatinalen Erosionen in der OK-Front wurde neben der Krone auch die Versorgung mit Pinledge diskutiert [13].

4.2.4 Prophylaxemaßnahmen

Neben Prophylaxemaßnahmen, die für alle Arten von Erosionen gelten, sind unter Umständen entsprechend der Ursache zusätzliche Maßnahmen sinnvoll.
Die Aufklärung über den kausalen Zusammenhang und eine Ernährungsberatung sind wichtig, ggf. sollte die Pufferkapazität des Speichels überprüft werden (z. B. Dentobuff®) [12,21].
Direkt nach der Einwirkung von Säuren sollten die Zähne *nicht* geputzt werden, weil dadurch die demineralisierte Zahnhartsubstanz leichter abradiert werden kann. Anstelle des Zähneputzens sollte nur mit Wasser gespült oder mit Milch bzw. Soda neutralisiert werden, damit der pH-Abfall nicht so lange andauert.
Beim Zähneputzen darf nicht horizontal gebürstet werden, zu intensives Putzen mit großen Kräften und langer Dauer ist bei diesen Patienten besonders ungünstig; alternativ sollte öfter mit Wasser gespült werden.
Abrasive Zahnpasten sind kontraindiziert (s. 4.3.1.4), Pasten mit höherem pH-Wert sind wünschenswert.
Die Erhöhung des Speichelflusses mit zuckerfreiem Kaugummi bringt vor allem bei Speichelmangel Vorteile.
Die Gewohnheiten beim Säurekonsum müssen verändert werden. Dabei sollte vor allem die Häufigkeit der Säureeinwirkung reduziert werden. Es ist besser, ein Glas Orangensaft auf einmal auszutrinken, als z. B. alle fünf Minuten einen Schluck zu sich zu nehmen. Saure Getränke sollen nicht längere Zeit im Munde verhalten werden. Das Trinken mit Strohhalm reduziert den Kontakt mit den Zähnen [12]. Saure Früchte sollten nicht zu lange gekaut werden. Um die Einwirkungsdauer und Intensität der Säure niedrig zu halten, ist es besser, die Früchte vorher klein zu schneiden. Solche Maßnahmen sind bei denjenigen Patienten von Vorteil, die häufig und viel Früchte konsumieren.
In der Nacht, wenn der Speichelfluß reduziert ist, sollten keine säurehaltigen Getränke konsumiert werden. Dies gilt im übrigen auch für Kinder. Alternativ sollten ungezuckerte Tees oder Wasser getrunken werden.
Allen Patienten kann eine tägliche Anwendung von Fluoridspüllösungen empfohlen werden. Dabei ist die häufigere (tägliche) und dafür weniger konzentrierte Fluoridanwendung effektiver als die höher konzentrierte wöchentliche Fluoridapplikation [21].
Patienten mit chronischem Erbrechen sollten nicht direkt nach dem Erbrechen die Zähne putzen, sondern nur ausgiebig mit Wasser spülen. Von *Eccles* wurde die Verwendung von

Schutzschienen empfohlen, die vor dem Erbrechen eingesetzt werden müssen [13]. Es muß allerdings gefragt werden, inwieweit dies von Patienten akzeptiert wird bzw. überhaupt praktikabel ist.
Bei Personen mit beruflicher Säureexposition sind sowohl Verbesserungen am Arbeitsplatz (z. B. bessere Absauganlagen bei Säuredämpfen) als auch der persönlichen Schutzausrüstung (z. B. Schutzmasken) möglich.
Fortgeschrittene Läsionen, die das Dentin erreicht haben, sind meist leicht zu diagnostizieren, nicht selten konsultiert der Patient deshalb den Zahnarzt. Hier ist aber in der Regel bereits eine Therapie notwendig.
Der Zahnarzt kann viel zur Prophylaxe beitragen, indem er bei der Befunderhebung die Zahnhartsubstanz nicht nur auf kariöse, sondern auch auf erosive Läsionen hin untersucht. Erosionen im Frühstadium, die ausschließlich im Schmelzbereich liegen, sind nur durch bewußte Inspektion des Zahnes zu erkennen. In diesem Stadium ist keine Therapie notwendig. Der Patient kann nach Aufklärung durch den Zahnarzt jetzt noch rechtzeitig weitere Schäden verhindern und größere therapeutische Maßnahmen umgehen.

4.3 Abrasion und Attrition

Zahnabrieb ist praktisch bei jedem Menschen festzustellen („physiologische Abnützung"). Das Ausmaß der Abnützung ist dabei individuell unterschiedlich und nimmt mit fortschreitendem Lebensalter zu [5, 9, 19, 40, 42]. So sind direkt nach dem Zahndurchbruch an den Schneidezähnen mehrere Spitzen zu erkennen, die sich rasch danach zu einer durchgehenden Schneidekante abnützen (Abb. 4.11). Zahnabrieb kann durch eine Vielzahl von Faktoren verursacht oder beschleunigt werden (kausale und modifizierende Faktoren). Die Bedeutung der einzelnen Einflußfaktoren ist hinsichtlich ihrer Häufigkeit und der Stärke der Auswirkung sehr unterschiedlich (Abb. 4.12).

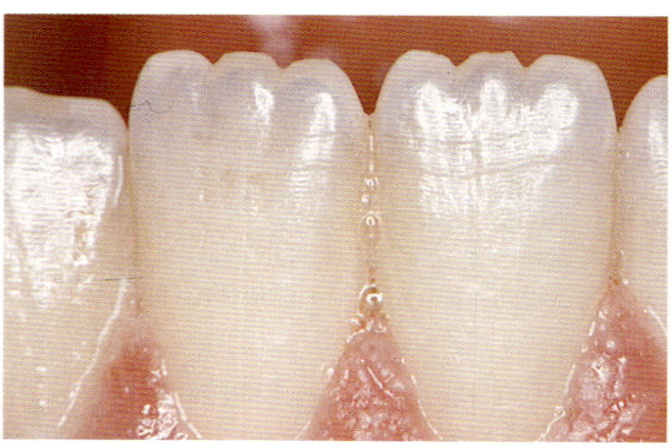

Abb. 4.11 Schneidezähne weisen bei Druchbruch durch die Schleimhaut einen wellenförmigen, meist dreigezackten Margo incisalis auf, aus dem in der Regel innerhalb von zwei Jahren durch physiologische Abnützung eine durchgehende Schneidekante entsteht. In diesem Fall sind die Spitzen bereits geringfügig abradiert

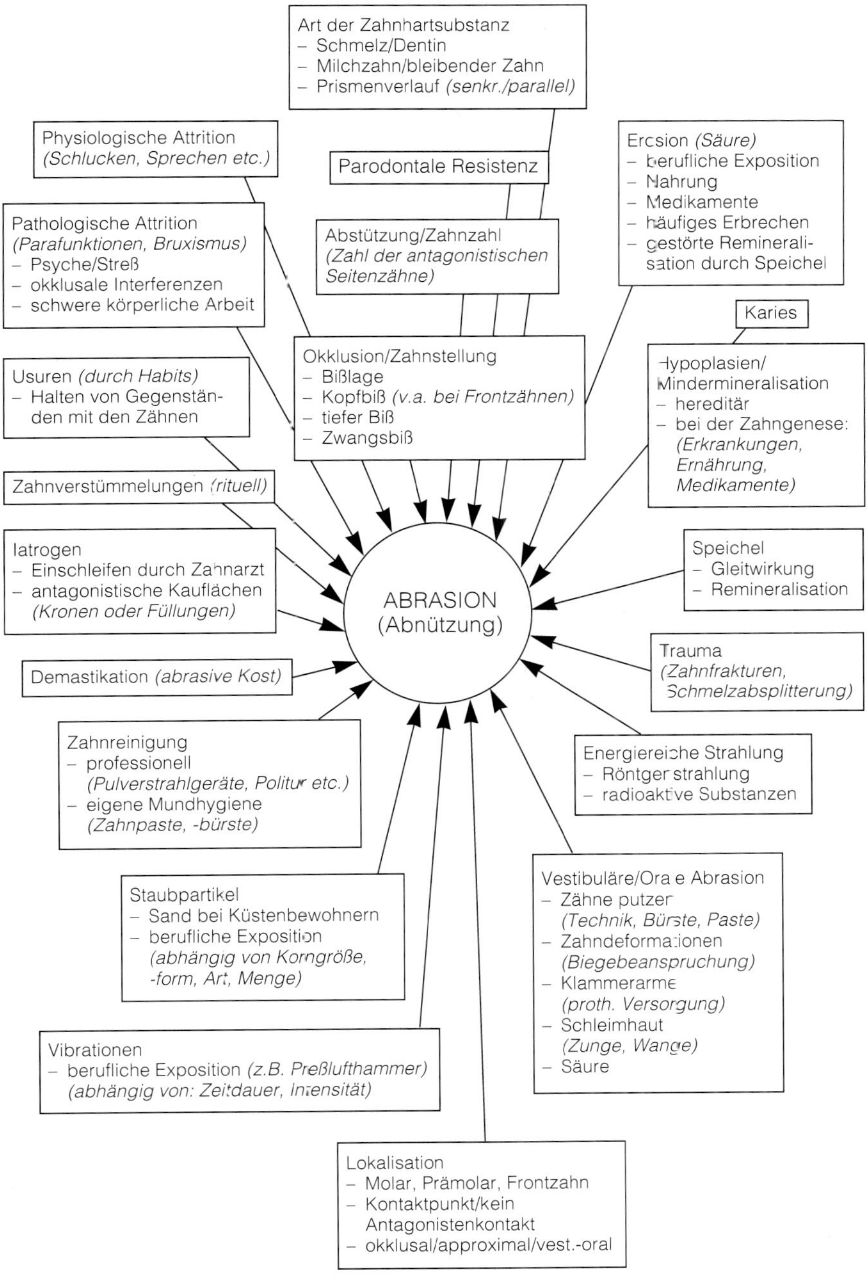

Abb. 4.12 Übersicht über die Einflußfaktoren der Zahnabnützung bzw. Abrasion im weiteren Sinne: Die einzelnen Punkte sind in ihrem Einfluß auf den Zahnhartsubstanzverlust sowohl hinsichtlich der Häufigkeit als auch bezüglich der Intensität von unterschiedlicher Bedeutung (s. 4.3.1.6)

4.3.1 Ursachen

4.3.1.1 Attrition und Parafunktionen

Attrition kommt physiologischerweise durch direkte Zahnkontakte der antagonistischen Zähne beim Schlucken, Sprechen, Gähnen und auch kurzzeitig beim Kauen zustande, wobei sich Oberkiefer- und Unterkieferzahnreihen reflektorisch etwa 1500 mal pro Tag berühren. Zur physiologischen Attrition muß man auch die genannte Kontaktreibung beim Kauen einordnen; nach Meinung mehrerer Autoren dürfte der direkte Zahnhartsubstanzkontakt der Antagonisten beim Kauen – im Vergleich zum Abrieb durch die Nahrung – aufgrund weniger und sehr kurzzeitiger Kontakte vom Ausmaß her aber vernachlässigbar sein [17, 29, 34].
Neben der physiologischen Attrition kommt es bei vielen Patienten zu einem wesentlich stärkeren, pathologischen Zahnhartsubstanzverlust durch Parafunktionen. Demzufolge kennt man starke bis extreme Formen der Zahnabrasion bei solchen Menschen, die ihre Zähne gewohnheitsmäßig häufig und heftig aufeinanderpressen und knirschen, insbesondere im Schlaf (sog. Bruxismus).
Dabei spielt die dauernde Muskelhyperaktivität eine wesentlich größere Rolle als Spitzenbelastungen bei maximaler Kraftausübung [8]. Bei Personen mit Parafunktionen beträgt die Schmelzabrasion innerhalb von sechs Monaten durchschnittlich 227 bis 243 µm, während die Kontrollgruppe nur 36 bis 65 µm Verlust aufwies [63].
Als Ursache der Parafunktionen werden neben okklusalen Störungen (elongierte bzw. gekippte Zähne, zu hohe Füllungen oder Kronen etc.) vor allem psychische Faktoren (Streß, Angst, etc.) genannt [16, 18, 53, 57].

4.3.1.2 Demastikation

Als Demastikation bezeichnet man den Abrieb der Zähne durch abrasive Nahrungsmittel. Ausgeprägte Abnützung durch Demastikation wurde z.B. bei Bevölkerungsgruppen gefunden, bei denen das Kauen abrasiver Kost Gewohnheit ist. Das Bearbeiten von Fellen mit den Zähnen bei den Eskimos erhöht ebenfalls die Abnützung. Die Demastikation spielt in unseren Breitengraden in der heutigen Zeit im Gegensatz zu Naturvölkern keine bzw. nur noch in wenigen Einzelfällen eine Rolle.

4.3.1.3 Berufsbedingte Einflüsse

In der Literatur wurde mehrfach beschrieben, daß stark abrasiv wirkende Substanzen, wie z.B. sehr harte Stäube oder auch Flugsand an der Küste, zu Abrasionen führen können. Verschiedene Autoren [2,10,14] berichteten in den letzten Jahren über erhöhte Zahnabrasion bei Bergleuten im Vergleich mit anderen Kollektiven. Sie führen die verstärkte Zahnabrasion auf berufsbedingte Faktoren – in erster Linie Staub – zurück.
Aber auch Vibrationen von Preßlufthämmern oder Fahrzeugen (z.B. Traktoren) und schwere körperliche Arbeit werden als berufsbedingte Faktoren beschrieben, da dadurch auch die Kaumuskulatur zusätzlich aktiviert und das Ausmaß der Abrasion verstärkt wird.
Bei Granitsteinbrucharbeitern wurden generell erhöhte, teilweise extreme Formen der Zahnabrasion gefunden. Durch die harten, insbesondere quarzhaltigen Steinstäube kommt es zu ausgeprägten Verlusten der Zahnhartsubstanz [19] (Abb. 4.13).

Nach *Motsch* [35] können Partikel erst ab einer Größenordnung von 8 bis 20 μm mit den Zähnen wahrgenommen werden. Wenn diese größeren Partikel tastbar sind, können sie allerdings den Patienten irritieren und über Parafunktionen auch indirekt zu erhöhter Zahnabrasion führen. Vor allem die scharfkantigen bzw. spitzigen Partikel müssen als besonders abrasiv angesehen werden, da dadurch hoher Druck auf die Zahnhartsubstanz ausgeübt werden kann [19]. Sie dürften in erster Linie die Spurrillen in den Abrasionsfacetten verursachen. Die Ergebnisse der Auswertung von Abrasionsfacetten im REM lassen den Schluß zu, daß die nachgewiesenen Granitstaubpartikel für die breiteren Spurrillen im Schmelz und deren erhöhte Anzahl verantwortlich zu machen sind. Sowohl die knollenförmigen Eindrücke am Beginn der Kratzspuren (sog. impact wear) als auch die beobachteten Aussplitterungen von Schmelz parallel zum Rande der Spurrillen deuten auf einen über das „normale Ausmaß" durch direkten Antagonistenkontakt hinausgehenden Schmelzverlust durch Partikel hin (Abb. 4.14).
Diese Beobachtungen lassen darauf schließen, daß bei Steinbrucharbeitern in erster Linie Granitstaubpartikel für die erhöhte Zahnabrasion verantwortlich zu machen sind. Die abrasive Wirkung des Granitstaubes wird durch eine erhöhte Aktivität der Kaumuskulatur, wie sie bei schwerer körperlicher Arbeit oder auch bei Vibrationen auftreten kann, noch verstärkt. Aufgrund der vorgelegten Untersuchungen [19] werden berufsbedingte Zahnabrasionen mittlerweile als Berufserkrankung (Nr. 2111 BeKV) anerkannt.

a

b

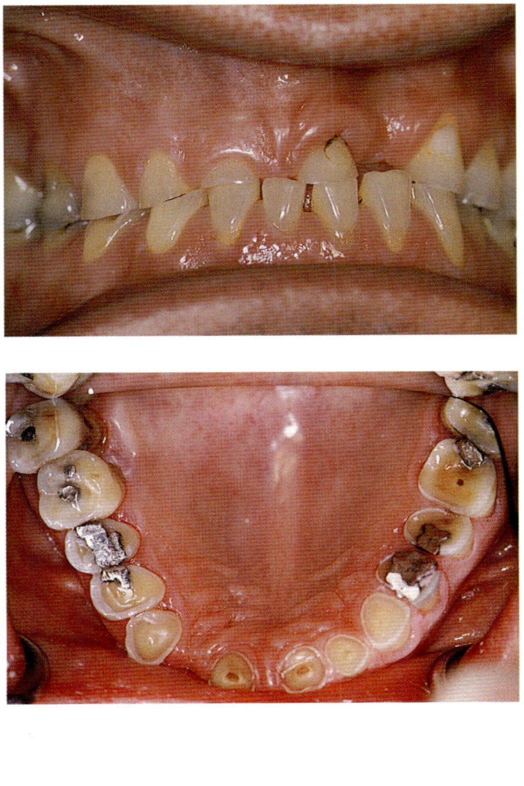

Abb. 4.13a und b Extreme Abrasionen bei einem Granitsteinbrucharbeiter, die durch berufsbedingte Einflüsse (quarzhaltige Staubpartikel bei gleichzeitiger schwerer körperlicher Arbeit und Vibrationen durch Preßlufthämmer) entstanden sind. Vielfach ist das Sekundärdentin erkennbar, die urprüngliche Bißhöhe ist verlorengegangen

a

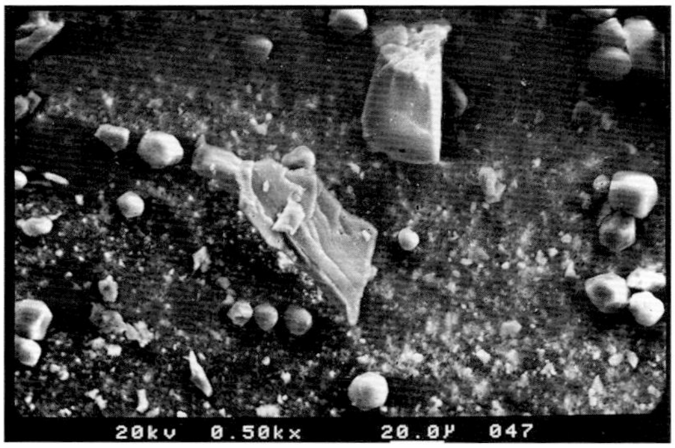

b

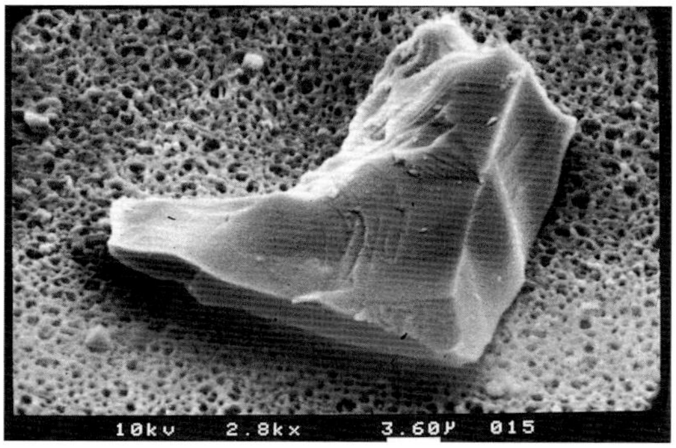

c

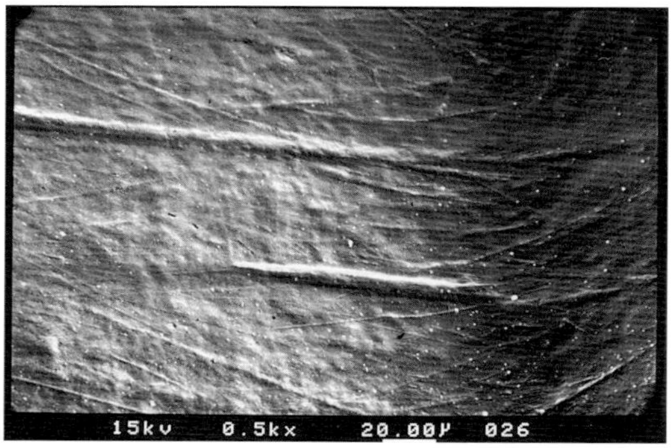

d

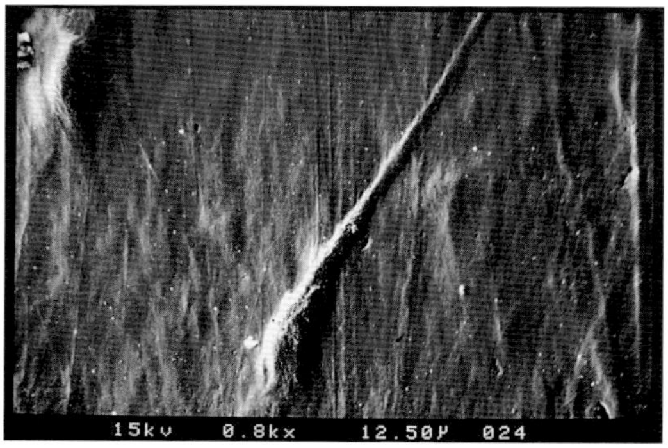

Abb. 4.14 a und b) In Speichelproben von Granitsteinbrucharbeitern ließen sich nach chemischen Aufschluß der organischen Bestandteile im REM Granitstaubpartikel von unterschiedlicher Größe und Form nachweisen. c und d) Auf Abrasionsfacetten der Granitsteinbrucharbeiter konnten – neben den auch bei einer Kontrollgruppe ohne berufliche Staubbelastung vorhandenen feinen Spurrillen – breitere und tiefere Spurrillen nachgewiesen werden (c). Darüber hinaus wurde oft eine knollenförmige Impression mit einer dünn auslaufenden Spur gefunden (d), die auf das Einpressen von Partikeln beim Antagonistenkontakt hinweist (sog. impact wear)

4.3.1.4 Usuren

Von den oben genannten berufsbedingten Abrasionsschäden durch Staubpartikel eindeutig abzugrenzen sind Usuren, die ebenfalls oft berufstypisch auftreten und ein ganz charakteristisches Aussehen des Zahnhartsubstanzverlustes besitzen. Durch Halten von Nägeln, Nadeln oder Bleistiften mit den Zähnen bzw. wiederholtes und häufiges Abbeißen eines Fadens immer an derselben Stelle bei Schneidern oder Schustern, kommt es zu typischen Einkerbungen (Abb. 4.15). Das sog. Pfeifenraucherloch ist ein Beispiel von nicht berufsbedingten Habits und zählt ebenfalls zu dieser Gruppe von Zahnhartsubstanzdefekten. Durch das in der Ukraine verbreitete Aufbeißen von Sonnenblumenkernen kam es dort zur gehäuften Ausbildung von Usuren.

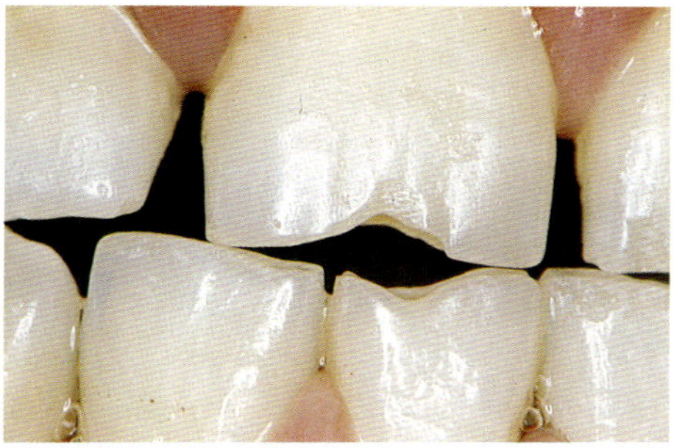

Abb. 4.15 Durch wiederholtes Beißen auf einen Bleistift bzw. Kugelschreiber über Jahre an derselben Stelle kam es bei diesem 28jährigen Studenten zur Ausbildung einer Usur

4.3.1.5 Zahnputzabrasion

Daß bestimmte Partikel, wie z.B. Quarz, sehr abrasiv sind, wurde bereits in anderem Zusammenhang bei Kompositfüllungen beschrieben [6]. Für Zahnpasten ist dies ebenfalls nachgewiesen [43, 47, 62]. Nach Versuchen von *Wright* [62] kommt es durch abrasive Partikel von Zahnpasten mit einem Durchmesser größer als 13 µm zu Frakturprozessen im Schmelz, die einen erheblichen Anteil an der Zahnabrasion ausmachen können.

In mehreren Arbeiten wurde die Abrasivität verschiedener Zahnpasten im direkten Vergleich ermittelt und erhebliche Unterschiede festgestellt [1, 22]. Aber auch Naturprodukte, z.B. Tafelsalz oder Holzkohle, wie sie vor allem bei Naturvölkern als Hilfsmittel zur täglichen Mundhygiene eingesetzt werden, können starke Abrasionen verursachen.

Die abrasive, zahnhartsubstanzschädigende Wirkung beim Zähneputzen ist abhängig von mehreren Variablen wie Art der Zahnbürste und Borsten (vor allem Härte und Aussehen der Borstenenden), Zahnpaste (Abrasivität der Partikel), angewandte Kraft und Technik sowie Häufigkeit und Dauer des Putzens.

Abrasion durch Zahnbürsten und Zahnpasten ist überwiegend auf den vestibulären Glattflächen der Zähne lokalisiert. Vor allem durch falsche Putztechnik kommt es zu sog. keilförmigen Defekten oder ähnlichen Abrasionen [39, 43]. Andere Untersucher hingegen sehen die Hauptursache von keilförmigen Defekten in der Auflockerung des Schmelzgefüges durch parafunktionelle Stauchung und Biegebeanspruchung [27, 33, 41, 45].

Flache, schüsselförmige Substanzverluste im zervikalen Bereich sind dagegen primär durch wiederholte Säureeinwirkung (wie z.B. durch Fruchtsäfte) entstanden [36] (s. 4.2.2.4). Die Ätiologie der keilförmigen Defekte ist bislang nicht eindeutig geklärt. Es dürfte aber in vielen Fällen ein mulitifaktorielles Geschehen mit jeweils unterschiedlichem Anteil der einzelnen Noxen sein, wofür auch die klinische Variabilität spricht. Falsche Zahnputztechnik dürfte aber in vielen Fällen die Hauptursache sein.

4.3.1.6 Modifizierende Einflußfaktoren

Schließlich darf bei der Suche nach den ursächlichen Faktoren nicht vergessen werden, daß Zahnabnützung durch bestimmte Faktoren modifiziert bzw. beschleunigt werden kann (siehe Abb. 4.12).

Wenn es z. B. durch Säureeinwirkung (Erosion) zu einer wiederholten oberflächlichen Entkalkung der Zähne und damit zur Erweichung der Zahnhartsubstanzen kommt, können diese durch abrasive Medien leichter abgetragen werden. Insbesondere im fortgeschrittenen Stadium überlagern sich Erosion und Abrasion, so daß es einerseits zu einem beschleunigten Verlust von Zahnhartsubstanz kommt, zum anderen die primäre Ursache des Verlustes, z. B. eine Erosion, nicht mehr eindeutig diagnostiziert werden kann [3, 7, 11, 21, 36, 46, 48, 49, 52, 56, 64].

Auch generalisierte Hypoplasien oder Zahntraumata, z. B. Schmelzabsplitterungen, können ähnlich wie Erosionen durch Vorschädigung der Zahnhartsubstanz einem beschleunigten Abrieb Vorschub leisten. Dabei ist festzustellen, daß diese Faktoren zwar die Abrasion in starkem Ausmaß beeinflussen können, aber vergleichsweise selten vorkommen.

Demgegenüber haben Zahnstellungsanomalien – wie z. B. Kopfbiß – auf das Ausmaß der Gesamtabnützung des Gebisses sicherlich eine geringere Auswirkung, treten aber wesentlich häufiger auf und sind als Einflußfaktoren, vor allem am Einzelzahn, unbedingt zu berücksichtigen.

Inwieweit dem Speichel eine entscheidende Rolle beim Ausmaß des Zahnabriebes zukommt, ist noch nicht geklärt [5]. Die Gleitwirkung durch seine organischen Bestandteile darf aber nicht unterschätzt werden. Weiterhin wird der Einfluß des Prismenverlaufes – ob parallel oder senkrecht zur Abrasionsfläche – diskutiert [55]. Nachgewiesen ist, daß die verschiedenen Zahnhartsubstanzen unterschiedlich schnell abradieren, Dentin schneller als Schmelz und Milchzähne schneller als bleibende Zähne. Zahnabrieb tritt in erster Linie bei festen Zähnen auf und nicht (mehr) bei Zähnen, die z. B. wegen einer marginalen Parodontitis stark gelockert sind.

Bekanntermaßen nimmt die Abnützung zu, je weniger Zähne vorhanden sind. Entscheidend ist hierbei nicht die absolute Zahnzahl, sondern vor allem die Abstützung im Seitenzahnbereich, da für die Abstützung von Oberkiefer zu Unterkiefer in erster Linie die Seitenzähne verantwortlich sind. In der Literatur wird der Zustand meist mit der Anzahl der vorhandenen Stützzonen beschrieben. Dabei gelten Prämolaren- und Molarenbereich links und rechts jeweils als eine Einheit. Verschiedentlich werden die Frontzähne als fünfte Stützzone bewertet.

Diese Einteilung ist aber für die Bewertung der Zahnabnützung z. B. im Rahmen von klinischen Studien wenig genau. So wird eine Molarenstützzone beispielsweise als vorhanden gewertet, wenn eine Idealverzahnung mit Vielpunktabstützung auf allen Molaren gegeben ist, aber auch wenn nur noch ein einziger Kontakt zwischen zwei Molaren besteht.

Eine präzisere Bewertung stellt die Einteilung nach sog. antagonistischen Prämolareneinheiten dar [19]. Dabei zählt ein Molar als zwei Prämolaren, vorausgesetzt er hat im mesialen und distalen Anteil der Okklusalfläche in der Schlußbißstellung Kontakt zu den Gegenkieferzähnen. Hat ein Molar durch Fehlen des Zahnes im Gegenkiefer nur in einer Hälfte der Okklusalfläche Kontakt, so wird er nur als eine Prämolareneinheit bewertet.

4.3.2 Klinik

4.3.2.1 Lokalisation

Man kann sowohl nach Lokalisation und Form als auch nach den beteiligten Ursachen verschiedene Arten des Zahnabriebes unterscheiden. Von der okklusalen Abnützung sind der Abrieb der Zahnhartsubstanzen im approximalen oder vestibulären, seltener auch im oralen Bereich zu unterscheiden. Vestibuläre Abrasionen zeigen eine große Vielfalt im klinischen Bild und werden meist als keilförmige oder kerbförmige Defekte bezeichnet [24, 29]. In erster Linie durch Attrition werden die punktförmigen Approximalkontakte mit dem Alter flächenhafter. Frontzähne sind in der Regel stärker abradiert als Seitenzähne [9, 19]. Die Abnützung beginnt üblicherweise an den Schneidekanten bzw. der Eckzahnspitze. Im Seitenzahnbereich werden die Höckerspitzen und -abhänge zuerst abradiert.

4.3.2.2 Aussehen

Ein ganz charakteristisches Aussehen des Zahnhartsubstanzverlustes besitzen die durch bestimmte Habits verursachten Usuren (siehe 4.3.1.4). Sie stellen in etwa ein Negativbild des verwendeten Gegenstandes dar (s. Abb. 4.15).
Durch Attrition (physiologisch und pathologisch) entstehen Schliffacetten. Im Schmelz haben diese ein spiegelnd glattes Aussehen, häufig auch noch wenn das Dentin freiliegt. Die abgeriebenen Flächen sind plan, oft in einzelne Abschnitte unterteilt, die in einem bestimmten Winkel zueinander liegen.
Durch Demastikation entstehen eher abgerundete Abrasionsflächen. Sie sind zu unterscheiden von den durch Attrition und vor allem durch Parafunktionen bedingten Schliffacetten, die meist scharfkantig begrenzt sind und in Okklusion exakt aufeinanderpassen (Abb. 4.16). Nach Verlust des okklusalen Schmelzes und Dentinfreilegung – auch aus anderen Gründen, z. B. durch Parafunktionen – kann es durch Demastikation zur Ausmul-

a b

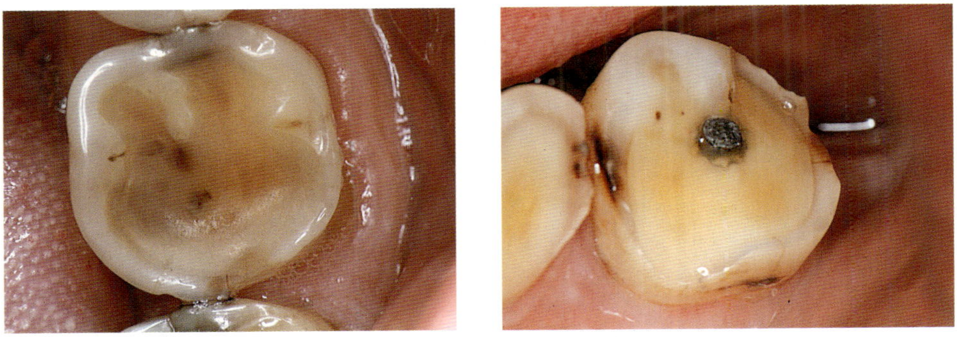

Abb. 4.16 Unterschiedliches Aussehen besitzen die durch Demastikation abgerundeten Abrasionsflächen (a) im Vergleich zu scharfkantig begrenzten Schliffacetten, die durch Parafunktionen entstanden und exakt zum Antagonisten passen (b). Am Entstehen der abgerundeten okklusalen Abrasionsflächen (a) war auch eine erosive Komponente mitbeteiligt

dung des freigelegten Dentins mit erhabenen Schmelzrändern kommen. In einigen Fällen konnten auf den Replicas im REM offene Dentinkanälchen auf Teilbereichen der okklusalen Abrasionsflächen nachgewiesen werden. Die gefundenen offenen Dentinkanälchen dürften aber – nach der Anamnese – primär auf Erosionen zurückzuführen sein.
Bei Zahnhartsubstanzverlusten durch abrasive Nahrung oder berufliche Einflüsse zeigen diese Areale manchmal bereits makroskopisch rauhe Oberflächen mit Spurrillen, meistens erscheinen sie klinisch jedoch ebenfalls glatt, Spurrillen können erst im Mikroskop nachgewiesen werden (s. Abb. 4.14).

4.3.2.3 Einteilung (Indizes)

Um das Ausmaß der Zahnabnützung zu beschreiben, wurden bereits vor über 100 Jahren Indizes entwickelt und bis heute immer wieder neue Einteilungen vorgeschlagen [19]. Die meisten dieser Indizes differenzieren nach der Art der abradierten Zahnhartsubstanz (Schmelz, Dentin, Sekundärdentin). Im Munde des Patienten werden Anzahl und Ausmaß der Abrasionsfacetten vor allem im Seitenzahnbereich nicht selten falsch registriert. Der sog. Erlanger Index ist für die Auswertung der Zahnabnützung nicht nur klinisch, sondern auch anhand von Gipsmodellen geeignet (Tab. 4.3, Abb. 4.17). Der Index wurde nicht in stetig-linear ansteigende Grade (z. B. 0–5) eingeteilt, sondern in stufenweise progressive Grade 0, 1, 2, 4, 6 und 9, um die größeren Unterschiede der Zahnhartsubstanzschädigung in den fortgeschrittenen Bereichen auch numerisch deutlich zu machen [19].

Tabelle 4.3 Der Erlanger Abrasionsindex hat folgende Einteilung (vgl. Abb. 4.19):

0 keine Abrasionsfacetten

1 Abrasionsfacetten bis ca. 6 mm²
(Durchmesser z. B. 3 mal 2 mm oder 6 mal 1 mm)

2 Abrasionsfacetten bis ca. 12 mm²
(Durchmesser z. B. 4 mal 3 mm oder 6 mal 2 mm)

4 Abrasionsfacetten mit mehr als 12 mm² bzw. muldenförmige Abrasion
(klinisch: freigelegtem Dentin entsprechend)

6 ca. ¼ bis ⅓ der Länge der ursprünglichen klinischen Krone abradiert
(klinisch: okklusaler Schmelz weitgehend fehlend)

9 ca. die Hälfte der Krone oder mehr abradiert.

Der Abrasionsgrad wird in der Regel nicht ausgewertet bei:

- Kronen und Brückenzwischengliedern
- Prothesenzähnen
- Teilkronen, Füllungen oder kariösen Läsionen, die sich (fast) über die gesamte okklusale Fläche ausdehnen
- zerstörten Kronen bzw. Wurzelresten
- fehlerhaft abgeformten und daher nicht beurteilbaren Zähnen.

a

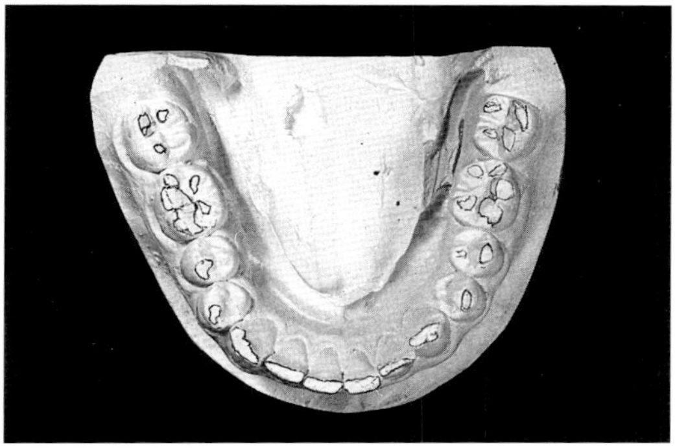

b

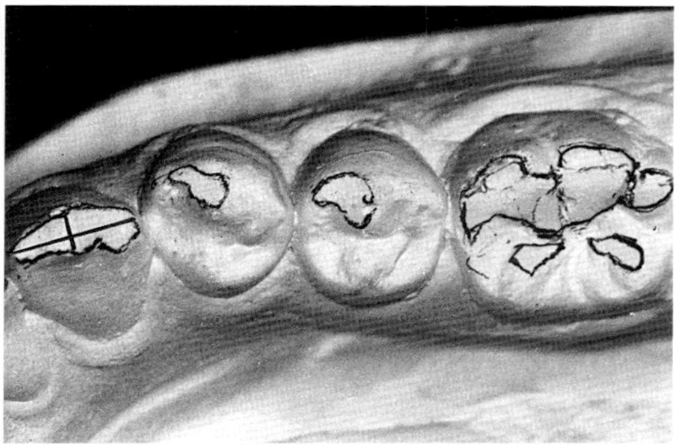

c

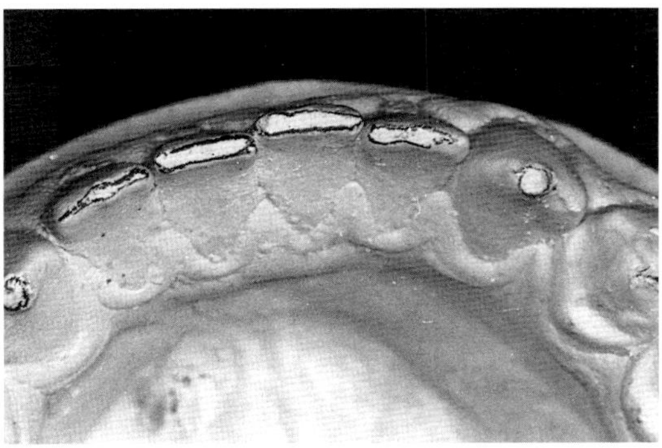

d

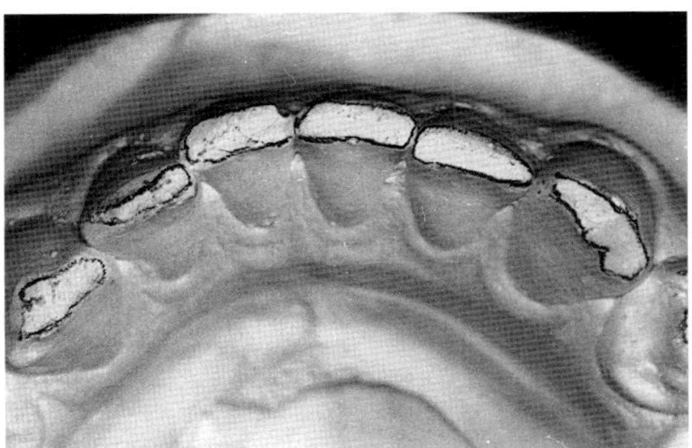

Abb. 4.17 a und b) Bei einer Schliffacette, die auf dem Gipsmodell am besten mit Bleistift markiert wird, werden zwei senkrecht aufeinander stehende Durchmesser genommen und multipliziert. Das Produkt ergibt nur ungefähr die Größe der Schlifffläche; da aber alle Facetten Rundungen und unregelmäßige Begrenzungen haben, nivelliert sich der Fehler über alle ausgewerteten Facetten. Hat ein Zahn zwei oder mehr Schliffacetten, werden deren Flächen addiert. Am Eckzahn sind beispielhaft die aufeinander senkrecht stehenden „Durchmesser" zur Berechnung der Abrasionsfläche eingetragen (b). c-e) Schliffacetten Grad 1 (c), Grad 2, ausgenommen Zahn 32 (d) und Grad 4 (e). f) Die Zähne 23 und 25 (Pfeile) wurden mit Grad 6, die Zähne 21, 22 und 24 mit Grad 9 bewertet ▶

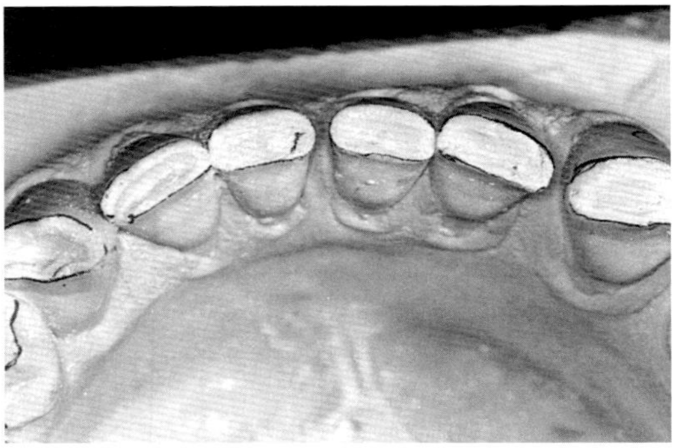

Abb. 4.17e

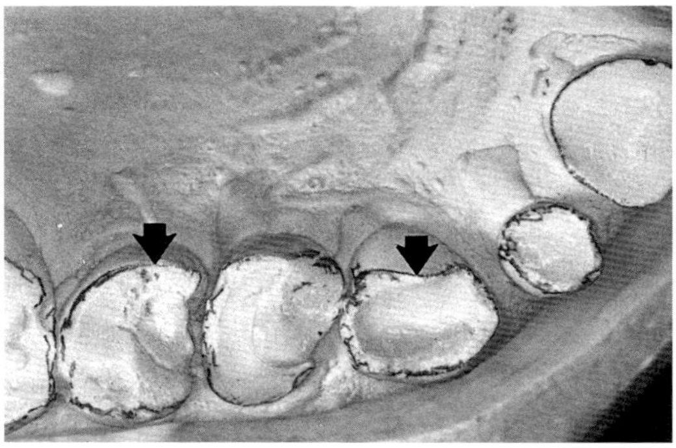

Abb. 4.17f

4.3.2.4 Ausmaß und Progredienz

Das Ausmaß der Abnützung nimmt mit dem Lebensalter zu. Männer weisen im Vergleich zu Frauen durchschnittlich mehr Abrieb auf. Frontzähne sind in den meisten Fällen stärker abgenützt als die Seitenzähne, wobei bei den Frontzähnen häufig das Dentin zumindest kleinflächig freigelegt ist [9, 19, 23, 42]. Neben dem längeren Gebrauch der Zähne mit zunehmendem Lebensalter muß aber auch die häufige Reduktion der Seitenzahnabstützung (unversorgtes Lückengebiß) im höheren Lebensalter bedacht werden.
Nach *Kampe* [25] konnte bei Patienten mit Füllungen gegenüber Patienten ohne Füllung mehr Abrieb durch Parafunktionen nachgewiesen werden. *Lambrechts* [31] konnte in einer 4-Jahres-Studie zeigen, daß direkt nach dem Legen von Füllungen die Abrasionswerte im Gesamtgebiß höher sind im Vergleich zu den Abnützungserscheinungen in den nachfolgenden Jahren. Dies dürfte durch erhöhte Parafunktionen erklärbar sein, bis die Füllung durch den Patienten „optimal an die Okklusion angepaßt" wurde. Der errechnete durchschnittliche Abrieb lag bei Prämolaren bei 15 µm pro Jahr, bei den Molaren war er etwa doppelt so hoch, bei einer erwartungsgemäß großen Standardabweichung.
Durch Pressen und Knirschen wird am häufigsten eine über das physiologische Ausmaß hinausgehende Zahnabnützung verursacht. Nach *Xhonga* [63] liegt die Schmelzabrasion bei Personen mit Parafunktionen innerhalb eines halben Jahres durchschnittlich in der Größenordnung von fast 250 µm, während die Kontrollgruppe nur etwa 50 µm Verlust aufwies.

Hickel [19] wies bei Granitsteinbrucharbeitern durch berufsbedingte Einflüsse ein schnelleres Fortschreiten der Abrasion nach im Vergleich zu einer Gruppe von Arbeitern ohne berufliche Staubbelastung. Wenn das Dentin freiliegt, nimmt die Progredienz der Abrasion deutlich zu.
Die Unterschiede im Ausmaß der Abrasion zwischen den genannten Untersuchungen von *Lambrechts* et al. [31] und *Xhonga* et al. [64] zeigen auch die Schwierigkeiten, die bislang bei der exakten Ermittlung der Zahnabnützung am Patienten auftreten.

4.3.2.5 Folgeerscheinungen der Abrasion

Verschiedentlich wurde angeführt, daß die Karieshäufigkeit bei erhöhter Abrasion durch Einebnen der okklusalen Fissuren sinkt [4]. Dies dürfte in erster Linie bei den Naturvölkern von Bedeutung sein, in unserer Gesellschaft müssen, bedingt durch kariogene Kost und meist frühzeitiger Fissuren- und Approximalkaries, die Zähne mit Füllungen versorgt werden, lange bevor Abrasionserscheinungen im Fissurenbereich auftreten.
Durch Abrieb der Zahnhartsubstanzen auf den Kauflächen der antagonistischen Zähne nimmt die Länge der klinischen Krone langsam, aber stetig, ab. Kontroverse Meinungen bestehen bei fortgeschrittener okklusaler Abrasion über den interokklusalen Abstand. Während *Murphy* [37] und *Witthaker* [60] behaupten, daß die Zähne aus der Alveole wachsen oder sich mit dem Alveolarfortsatz in Kauebene einstellen, wird von den meisten Autoren ein vergrößerter interokklusaler Abstand bzw. eine Bißsenkung (Reduzierung der Gesichtshöhe) beschrieben. Eine Elongation wie von *Murphy* beschrieben wird nur an Einzelzähnen bzw. bei geringem Abrieb auftreten [20].
Durch generalisierten Abrieb geht die ursprüngliche Bißhöhe verloren, der Unterkiefer wird nach vorne und oben verlagert und verändert seinen Abstand zum Oberkiefer. Dies führt zu einer veränderten Kaufunktion und zu veränderten funktionellen Bedingungen für die Kiefergelenke, weiterhin aber auch für die Kaumuskulatur und den Zahnhalteapparat der beteiligten Zähne. Die Adaptation ist im Einzelfalle unterschiedlich gut. Nicht selten kommt es aber auch zu Myoarthropathien.

4.3.3 Therapie

4.3.3.1 Behandlungsbedürftigkeit der fortschreitenden Zahnabrasion

Unter Beachtung der ursächlichen Wirkungsbedingungen und des beschleunigten Abriebes von freigelegtem Dentin wird man die Frage, von wann ab Zahnabrasion pathologisch und behandlungsbedürftig sei, einerseits auf die Ursache und andererseits auf das Ausmaß des durch Abrasion bereits freigelegten Dentins beziehen müssen.
Zunächst sollten bei erhöhtem Zahnabrieb die Ursachen eruiert und wenn möglich beseitigt werden. Die häufigste Frage jedoch ist, ab wann abradierte Zähne versorgt werden müssen. Kleinflächig freigelegte Dentinflächen, insbesondere an den Frontzähnen, müssen in der Regel nicht versorgt werden, da die Dentinflächen hart und sklerosiert sind (Dentinkanälchen verschlossen). Nach eigenen Erfahrungen sollte die Grenze, ab wann eine konservierend-prothetische Therapie (Onlays bzw. Krone) nötig ist, spätestens dann angesetzt werden, wenn das Dentin nicht nur klein-, sondern großflächig freiliegt und eine immer rascher fortschreitende Abrasion zu erwarten ist. Dies entspricht einem Abrasionsgrad von größer als vier nach dem Erlanger Index (s. Abb. 4.13 und 4.17f).

Ohne Therapie würde die fortschreitende Zahnabrasion zumindest an einzelnen Zähnen früher oder später zur Freilegung oder nachhaltigen Schädigung der Pulpa führen. Im gesamten Gebiß aber führt der fortschreitende Zahnabrieb zu einer ebenfalls fortschreitenden Verminderung der Bißhöhe, und damit schließlich zu Bedingungen, die die Eingliederung eines Zahnersatzes, wenn er eines Tages nötig wird, erheblich erschweren oder gar unmöglich machen.

4.3.3.2 Therapiemöglichkeiten bei Zahnabrasion

Über Prophylaxe- und Therapiemaßnahmen vor allem bei weit fortgeschrittener Abrasion wurden in der Literatur immer wieder Fallbeschreibungen gegeben [5, 58]. Die Therapiemöglichkeiten unterscheiden sich im wesentlichen danach, wieweit die Zahnabrasion an den einzelnen betroffenen Zähnen fortgeschritten ist.
Breitflächige Schliffacetten im Schmelz können durch Einschleiftherapie abgerundet und verkleinert werden. Gleichzeitig müssen Störkontakte gesucht und entfernt werden. Das Ziel dieser Maßnahme ist, Parafunktionen, die auf den Schliffacetten ausgeübt werden können, zu unterbinden.
Bei freigelegtem Dentin mit zentral muldenförmigen Abrasionen (Abb. 4.18) kann mit plastischen Füllungsmaterialien versucht werden, die im Dentin rascher fortschreitende Abrasion aufzuhalten. Im Bereich der Frontzähne ist als mittelfristige Lösung der Einsatz von Glasionomerzement zur Abdeckung des Dentins angezeigt mit anschließender Überdeckung durch Komposit und Schmelzätztechnik, im Seitenzahngebiet ist Amalgam das plastische Füllungsmaterial der Wahl. Da wegen Platzmangel aus Okklusionsgründen oft nur vergleichsweise dünne Schichten des Füllungsmateriales appliziert werden können, stellen diese Versorgungen meist keine längerfristige Lösung dar.

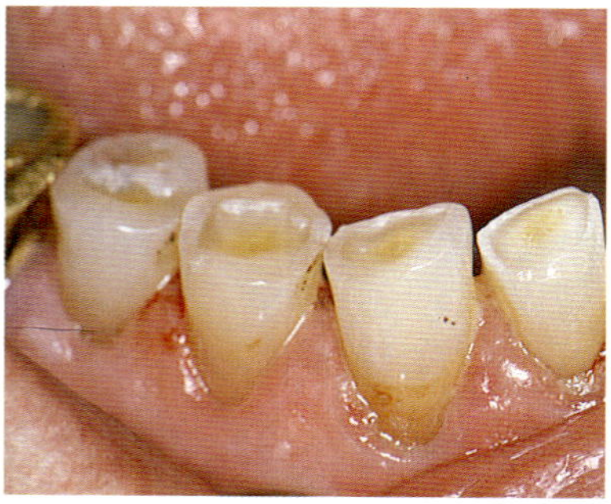

Abb. 4.18 Mit der Dentinfreilegung schreitet die Abrasion schneller fort, das freigelegte Dentin wurde bereits muldenförmig abradiert

Abrasionen mit großflächig freigelegtem Dentin im Bereich der Okklusalfläche der Seitenzähne (s. Abb. 4.16) können in der Regel mit plastischen Füllungsmaterialien nicht mehr therapiert werden. Als Versorgung sollten Metallgußarbeiten, d. h. Onlays bzw. Teilkronen bis hin zur Krone, eingesetzt werden. Bei mangelnder Retention, z. B. aufgrund stark verkürzter klinischer Kronen, kommen gegebenenfalls auch Gußarbeiten mit Stiftverankerung (Pinledge) in Frage. Diese Therapie ist nötig, um eine weitergehende Abrasion und Bißsenkung zu verhindern.
Generalisierte starke Abrasionen mit größerer Bißsenkung (s. Abb. 4.13) erfordern eine eingehende Planung und Vorbehandlung vor der endgültigen Therapie. Vor definitiver

Versorgung sollte eine Bißhebung mittels Aufbißschiene bzw. über eine provisorische prothetische Versorgung erfolgen. Dabei muß abgeklärt werden, ob bereits Myoarthropathien vorhanden sind bzw. Beschwerden während der Bißhebung auftreten. Erst bei Beschwerdefreiheit darf eine definitive prothetische Versorgung mit Teilkronen, Kronen, Brücken bzw. Teilprothesen erfolgen.
Die beiden letzten beschriebenen Abrasionsstadien bedürfen unbedingt einer Therapie, um mögliche Folgeschäden zu verhindern. Angesichts des schnelleren Fortschreitens der Zahnabrasion bei berufsbedingten Einflüssen – wie es bei Arbeitern im Granitsteinbruch nachgewiesen wurde – sollte bei diesen Patienten im entsprechenden Einzelfalle eine Therapie früher und umfassender durchgeführt werden, um ein schnelleres Fortschreiten der Zahnhartsubstanzschäden zu vermeiden.

4.3.4 Prophylaxe der Zahnabrasion

Je nach der Ursache der erhöhten Abnützung müssen verschiedene Maßnahmen in Erwägung gezogen werden.

4.3.4.1 Zahnärztliche Prophylaxemaßnahmen

Bei Parafunktionen sind apparative Hilfsmittel wie z. B. Knirscherschienen oder eventuell auch kieferorthopädische Geräte (z. B. Bionator) oder sog. Interzeptoren [45] möglich, um das Zusammenpressen der Zähne bzw. Knirschen zu vermindern. Als Aufbißschienen werden weichbleibende oder harte tiefgezogene Schienen empfohlen, die okklusal mit Kunststoff im Munde angepaßt werden können.
Ziel solcher Aufbißschienen ist, durch Interposition eines Kunststoffes zwischen die Zahnreihen den direkten Kontakt von Zahnhartsubstanz zwischen Ober- und Unterkiefer zu verhindern und gleichzeitig durch funktionelle Anpassung die Möglichkeiten des Knirschens und die angewöhnten, im Unterbewußtsein ablaufenden neuromuskulären Hyperaktivitäten einzuschränken.
Knirscherschienen bzw. Bionatoren werden seit vielen Jahren zur Therapie von Funktionsstörungen und bei Patienten mit Parafunktionen eingesetzt. *Carlson* [5] zeigte bei Patienten mit Parafunktionen und weit fortgeschrittener Zahnabrasion, daß durch Tragen von okklusalen Schienen nach sechs bis zehn Jahren die Abrasion nicht weiter fortgeschritten war.
Wenn bei beruflicher Staubbelastung, z. B. bei Granitsteinbrucharbeitern, solche Aufbißbehelfe eingesetzt werden, sollten diese während der ganzen Arbeitszeit getragen werden, um die schädigende Wirkung der Quarzstaubpartikel zu reduzieren. Da der Kunststoff erheblich weicher als die Zahnhartsubstanz (Schmelz) ist, kommt es bei weiterem Knirschen und Pressen vor allem zur Destruktion des Kunststoffes.

4.3.4.2 Vorbeugemaßnahmen am Arbeitsplatz

Da durch Aufbißbehelfe bei quarzstaubbelasteten Berufen nicht primär die Ursachen angegangen werden, müssen sich die Möglichkeiten zur Prophylaxe von Schäden auch auf eine Veränderung und Verbesserung der Bedingungen am Arbeitsplatz konzentrieren.
Deshalb sollte primär die Vermeidung von abrasivem Staub am Arbeitsplatz angestrebt

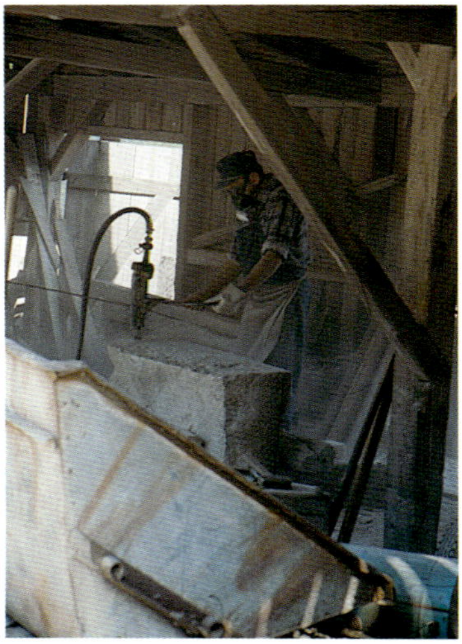

Abb. 4.19 Bei hohem Quarzanteil im Granit müssen die Steinbrucharbeiter Atemschutzmasken zur Vorbeugung gegen Silikose tragen

werden. Geeignete technische Hilfsmittel zum Absaugen der beim Bearbeiten des Granits entstehenden Stäube können entscheidend zum Schutz der Arbeiter beitragen. Möglich ist auch eine Reduktion durch Binden des Staubes an Wasser bei Bohr- und Schleifvorgängen. Das Tragen von Atemschutzmasken verringert ebenfalls die Staubbelastung im Mund, wie es für die Bearbeitung von stark quarzhaltigem Gestein wegen der Gefahr einer Silikose teilweise bereits vorgeschrieben ist (Abb. 4.19).
Durch weitergehenden Einsatz von Maschinen zum Heben und Bewegen schwerer Gegenstände würde die körperliche Arbeit und das damit verbundene Zusammenpressen der Zähne vermindert. Gleichzeitig braucht der Arbeiter durch weniger körperliche Anstrengung nicht so oft und so viel durch den Mund zu atmen, was ebenfalls die Staubbelastung in der Mundhöhle reduziert. Die vermehrte Verwendung hydraulischer Bohrgeräte anstelle von Preßlufthämmern könnte Vibrationen erheblich reduzieren.

4.3.4.3 Patienteneigene Maßnahmen

Bei pathologischer Attrition sollte versucht werden, die Ursache der Parafunktionen zu ermitteln. Der häufigste Faktor liegt im psychischen Bereich und ist streßbedingt. Da die Parafunktionen in der Regel im Unterbewußtsein ablaufen und die meisten Patienten nicht wissen, daß sie knirschen oder pressen, sollte versucht werden, diese Muskelhyperaktivitäten dem Patienten bewußtzumachen.
Damit die Patienten auch im Alltag an ihre Parafunktionen denken und sie unterlassen, wird von *Schulte* [45] unter anderem vorgeschlagen, ein Erinnerungszeichen – z. B. ein Blatt Papier mit einem großen Punkt – an der Arbeitsstelle oder zu Hause an einem markanten Platz aufzustellen. Immer wenn man den Punkt sieht, wird man an seine Parafunktionen erinnert bzw. ertappt sich sogar dabei und versucht das Knirschen und Pressen zunächst zu unterlassen. Mit der Zeit wird der Patient auch ohne Hilfsmittel öfters an seine unbewußt ausgeführten Parafunktionen denken.
Durch falsches Zähneputzen werden überwiegend vestibulär Defekte an der Zahnhartsubstanz verursacht. Die „horizontale" Putztechnik, vor allem in Kombination mit

erhöhter Kraftanwendung, trägt zur Entstehung sog. keilförmiger Defekte maßgebend bei. Um neue Schädigungen bzw. das Fortschreiten dieser zervikalen Defekte zu verhindern, muß der Patient über die richtige Zahnputztechnik informiert und entsprechend instruiert werden, damit er in der Lage ist, dies auch zuhause ordnungsgemäß nachzuvollziehen. Der Patient muß wissen, daß er ohne große Kraftanwendung putzen soll und daß er, um einen ausreichenden Reinigungseffekt zu erreichen, im Einzelfall die Putzzeit unter Umständen etwas verlängern muß. Weiterhin sollten nur Zahnpasten mit wenig abrasiven Partikeln verwendet werden. Zahnpasten, deren Hersteller Werbung „mit besonders weißen Zähnen" betreiben, enthalten in der Regel viele bzw. stark abrasive Partikel (s. 4.3.1.4). Nicht zuletzt sollten nur Zahnbürsten mit abgerundeten Borsten verwendet werden.

4.4 Zusammenfassung

Erosionen der Zahnhartsubstanz sind weiter verbreitet als aufgrund der vergleichsweise wenigen Publikationen angenommen werden kann. Die Auswirkungen wiederholter Säureeinwirkungen (z. B. in Form von Fruchtsäften oder Colagetränken) auf die Zahnhartsubstanz sind den meisten Patienten unbekannt und werden auch vom Zahnarzt nicht selten unterschätzt.

Wenn der Patient aufgrund von Beschwerden oder verfärbtem Dentin den Zahnarzt konsultiert bzw. dieser anhand der Symptome eine erste Verdachtsdiagnose stellt, lassen sich therapeutische Maßnahmen, zum Teil umfangreicher Art, nicht mehr umgehen. Deshalb ist bei der Befunderhebung die Diagnostik von Erosionen im Frühstadium besonders wichtig, damit durch Aufklärung des Patienten und prophylaktische Maßnahmen noch rechtzeitig eine weitere Zerstörung der Zahnhartsubstanz vermieden werden kann. In der Nacht sind säurehaltige Getränke besonders ungünstig, da der Speichelfluß reduziert ist und dadurch der pH-Abfall besonders lange anhält.

Andere Faktoren können die Erosion beeinflussen und den Zahnhartsubstanzverlust beschleunigen. Durch den zwar in unterschiedlichem Ausmaß, aber praktisch immer vorhandenen Abrieb werden Erosionsschäden verstärkt. Vor allem im fortgeschrittenen Stadium überlagern sich Abrasion und Erosion, die eindeutige Diagnose und Feststellung der Ursache ist dadurch erschwert.

Attrition und Abrasion treten physiologischerweise durch den Gebrauch der Zähne auf. Die Zahnabnützung nimmt deshalb mit dem Lebensalter zu. Ausgeprägter Zahnabrieb ist aber dennoch keine Erscheinung, die nur im Alter auftritt. Auch bei jüngeren Menschen können extreme Formen des Zahnabriebes vorliegen. Als häufige Ursachen einer erhöhten Abnützung müssen einerseits die pathologische Attrition durch Parafunktionen (Pressen und Knirschen) und andererseits der Zahnabrieb durch stark abrasive Kost oder berufliche Einflüsse gesehen werden. Berufsbedingte Zahnabrasion wird mittlerweile als Berufserkrankung anerkannt. Durch abrasive Zahnpasten und falsche Putztechnik werden insbesondere vestibulär sog. keilförmige Defekte verursacht.

Neben diesen kausalen Faktoren müssen auch die modifizierenden Einflußgrößen berücksichtigt werden. Durch Erosion, Hypoplasien oder Trauma beispielsweise kann der Abrieb der Zähne erheblich erhöht sein. Darüber hinaus kommt es bei reduzierter

Zahnzahl bzw. Abstützung von Oberkiefer zu Unterkiefer zu einer erhöhten Abnützung der Restzähne. Weiterhin darf insbesondere bei Betrachtung des Einzelzahnes die Zahnstellung bzw. Okklusion nicht unberücksichtigt bleiben.

5 Die Wurzeloberflächenkaries

Von W. Geurtsen, unter Mitarbeit von H. Günay
und M. Ueberschär

5.1 Ätiologie

5.1.1 Klinisches und histologisches Erscheinungsbild der Wurzeloberflächenkaries

Die radikuläre Karies, die sich zunächst nur durch einen erweichten, meist gefärbten Bezirk auf der Wurzeloberfläche manifestiert, kann in aktive und passive Läsionen unterteilt werden [13, 18, 23]. Aktive Läsionen sind meist gelblich oder hellbraun gefärbt, die Oberfläche ist weich, man erkennt jedoch häufig keine deutliche Kavität (Abb. 5.1 u. 5.3). Passive Läsionen sind dunkler, oft sogar schwarz gefärbt (Abb. 5.2). Bei der Sondierung erscheint die passive Läsion weicher als das nichtkariöse angrenzende Zement, die Oberfläche fühlt sich lederähnlich an. Passive Läsionen, die bereits zu einer Kavität geführt haben, erweisen sich dagegen bei der Sondierung nicht selten härter als gesundes Wurzelzement.

Die radikulären kariösen Läsionen lassen sich in der Regel deutlich von anderen Substanzverlusten der Wurzeloberfläche wie Abrasion, Erosion und externe Resorption unterscheiden. Allerdings gibt es auch relativ oft „Mischformen", d. h., in einem ursprünglich nichtkariösen Defekt bildet sich aufgrund der in diesem Bereich erschwerten Mundhygiene eine Karies (Abb. 5.7).

Die radikuläre Karies beginnt fast immer an der Schmelz-Zement-Grenze (Abb. 5.4–5.6 u. 5.8). Die Oberfläche freiliegenden, gesunden Zementes ist durch Aufnahme von anorganischen Substanzen aus dem Speichel hypermineralisiert. Im Anfangsstadium einer Zementkaries ist diese Oberflächenschicht vollständig erhalten, oft sogar dicker. Möglicherweise liegt dies an einer vermehrten Einlagerung von anorganischen Substanzen, die aus dem demineralisierten Bereich der Initialläsion stammen [21]. Im Laufe der Zeit wird exponiertes Zement aber nekrotisch, oder es wird abradiert, beispielsweise durch Zähneputzen.

Im nekrotischen Zement breitet sich die Karies entlang der leeren Faserkanälchen der degenerierten Sharpey-Fasern (Durchmesser 4–6 µm) aus. Erreicht die Karies das Wurzeldentin oder ist aufgrund von Abrasion kein Zement mehr vorhanden, erfolgt die Penetration entlang der Tubuli [10]. Die Ausbreitung einer Karies nach zentral verläuft im Wurzeldentin wesentlich langsamer als koronal, da das radikuläre Zahnbein weniger Tubuli pro Flächeneinheit besitzt und diese teilweise durch rhomboide Kristalle sklerosiert sind (Abb. 5.9 u. 5.10). Obliterierte Kanälchen und peritubuläres Dentin sind in der Struktur sehr ähnlich und im Vergleich zum intertubulären Zahnbein höher mineralisiert [27].

Die Mikroorganismen wandern hauptsächlich entlang der Dentintubuli ein (Abb. 5.11). Es kommt zur Auflösung der mineralischen Präzipitate innerhalb der Tubuli und des angrenzenden höher mineralisierten peritubulären Dentins. Das intertubuläre Zahnbein wird dagegen zunächst geringfügiger demineralisiert [10, 21]. Wichtig ist auch, daß die Sekundärdentinbildung radikulär ausgeprägter ist als koronal [23].
All diese Gründe erklären, warum eine Karies sich im radikulären Zahnbein primär parallel zur Wurzeloberfläche ausbreitet, wobei dies approximal wesentlich rascher erfolgt als vestibulär oder oral. Letztendlich führt dies zu großflächigen, zum Teil sogar zirkulären Läsionen, die therapeutisch nur sehr schwer zu beherrschen sind (Abb. 5.1–5.3, 5.5a, b, 5.6, 5.9, 5.12, 5.13a, b u. 5.14).

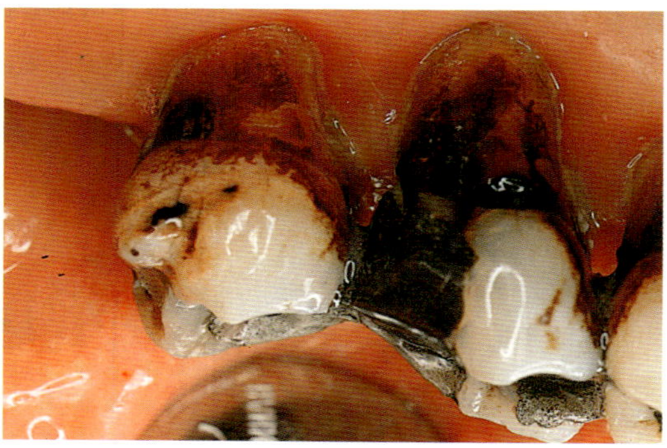

Abb. 5.1 Aktive radikuläre Karies bei einem 45jährigen Patienten auf den palatinalen Wurzeloberflächen

Abb. 5.2 Dunkelbraun bis schwarz gefärbte chronische Karies auf der bukkalen Wurzeloberfläche des 52jährigen Patienten

Abb. 5.3 Auf der durch eine Rezession freigelegten bukkalen Wurzeloberfläche des Zahns 13 entwickelte sich eine aktive Karies. Plaqueauflagerungen sind deutlich zu erkennen

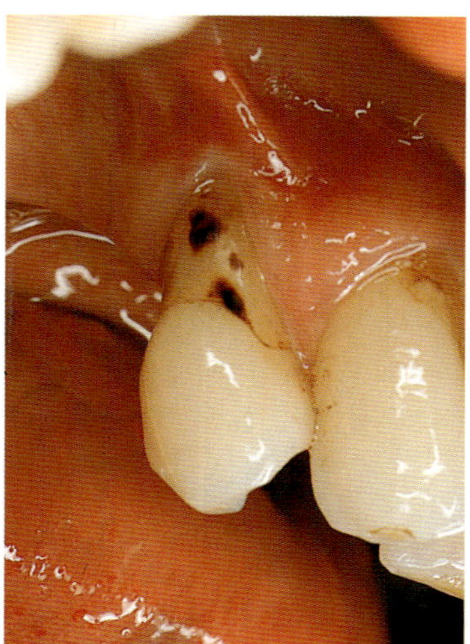

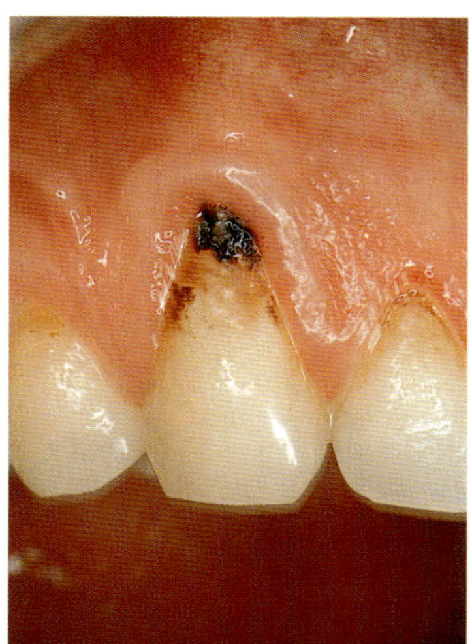

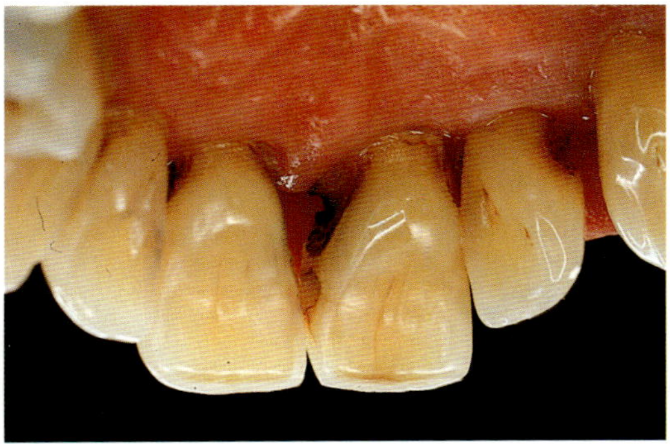

Abb. 5.4 Die Zähne 12 bis 22 dieses 63jährigen Patienten weisen ausgeprägte approximale radikuläre Läsionen auf. Im Anschluß an eine Tumoroperation mit Teilresektion des rechten Unterkiefers war und ist die Mundhygiene sowie die Selbstreinigung nach Einschränkung der Wangen- und Zungenaktivität reduziert

a

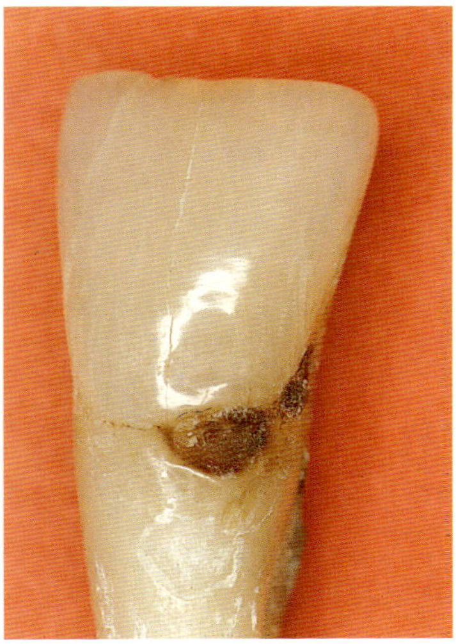

b

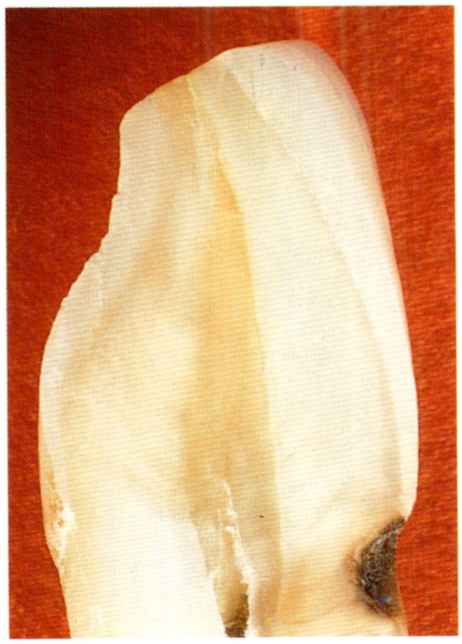

Abb. 5.5 a) Aktive, dunkelbraun gefärbte radikuläre Karies distobukkal an Zahn 21 mit typischer Lokalisation an der Schmelz-Zementgrenze. b) Im Längsschnitt erkennt man die im Gegensatz zu einer koronalen Karies breitflächige Ausbreitung mit langsamer Penetration zur Pulpa

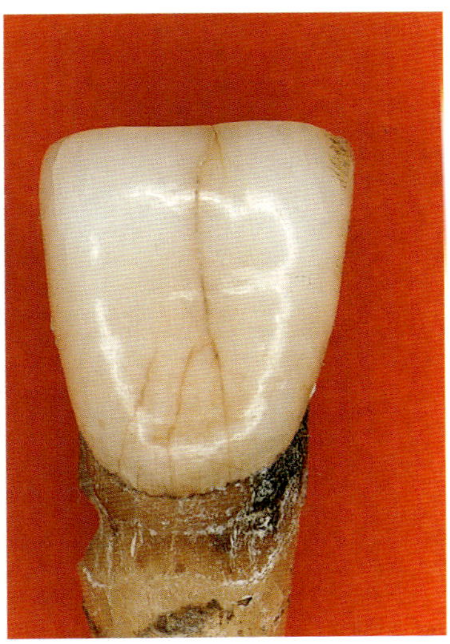

Abb. 5.6 Breitflächige zirkuläre Wurzeloberflächenkaries an einem mittleren OK-Schneidezahn, wiederum mit typischer Lokalisation am Zahnhals

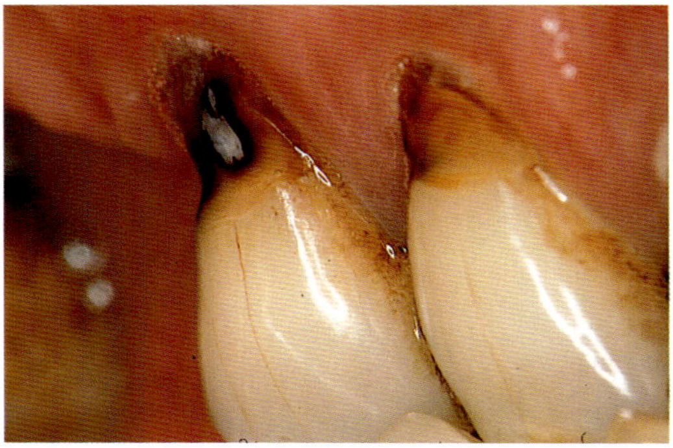

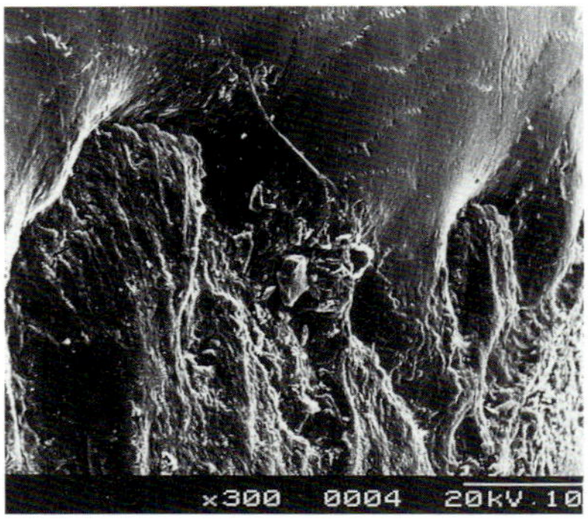

Abb. 5.7 In den zervikalen Abrasionen der Zähne 13 und 14 des 57jährigen Patienten haben sich kariöse Läsionen gebildet

Abb. 5.8 Rasterelektronenmikroskopische Aufnahme der Schmelz-Zement-Grenze. Der Schmelz (oben im Bild) ragt zungenförmig auf die rauhe Zementoberfläche. Dieser Übergangsbereich stellt nach einer Rezession oder Alveolaratrophie eine ausgeprägte Prädilektionsstelle für die Plaqueanlagerung dar

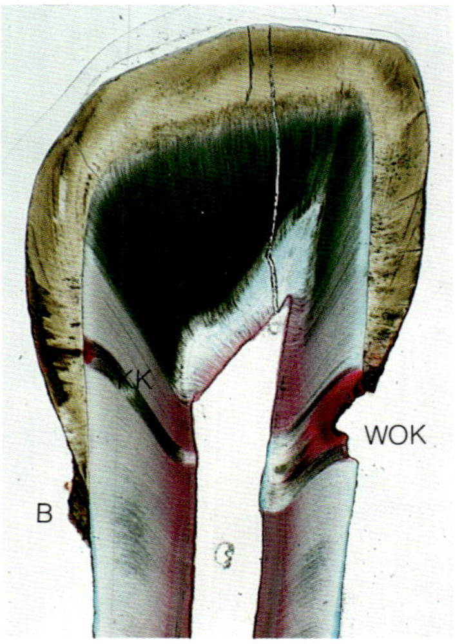

Abb. 5.9 Schliff durch die Krone und das koronale Drittel der Wurzel eines bleibenden mittleren Oberkiefer-Schneidezahnes. Die koronale Karies (KK) penetriert im Gegensatz zur Wurzeloberflächenkaries (WOK) das Dentin schmalflächig. Die WOK dringt dagegen breitflächig vor. Man beachte auch die für die Prädilektionsstelle Zahnhals charakteristische Belagsbildung (B) (Sammlung Prof. *Triadan*)

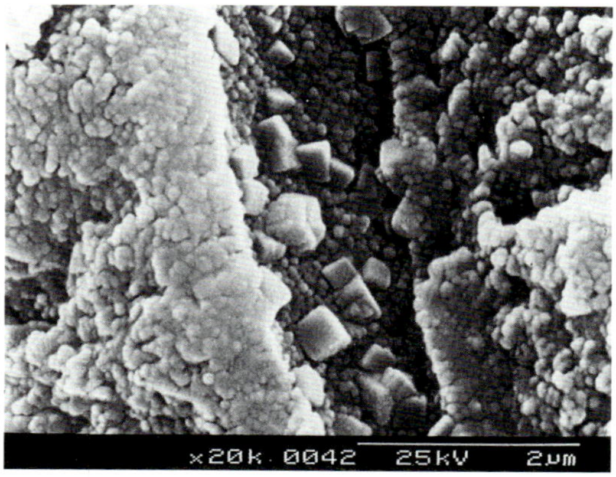

Abb. 5.10 Kristalline Präzipitate in einem Dentinkanälchen unterhalb einer radikulären Karies. REM, Originalvergr. 20000×, μ-Marker: 2μm

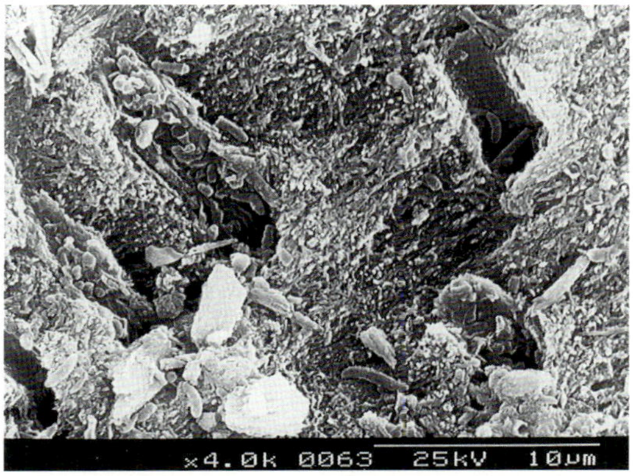

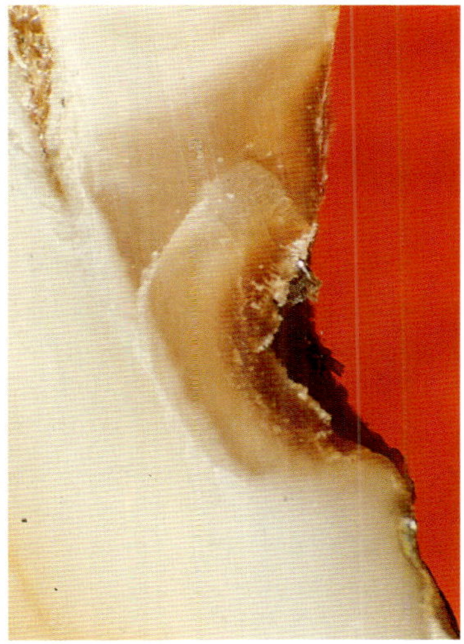

Abb. 5.11 Mikroorganismen penetrieren im Bereich einer WOK die Dentintubuli. REM, Originalvergr. 4000x, µ-Marker: 10µm

Abb. 5.12 Typische breitflächige radikuläre Dentinkaries. Die Ausbreitung ist nicht vornehmlich nach zentral, sondern durch Demineralisation des peritubulären Dentins parallel zur Oberfläche gerichtet. Die Penetration zur Pulpa erfolgt aufgrund der partiellen Obliteration der Tubuli mit rhomboiden Kristallen (siehe Abb. 5.10) und wegen der geringeren Anzahl an Kanälchen pro Flächeneinheit langsamer als im koronalen Zahnbein

a

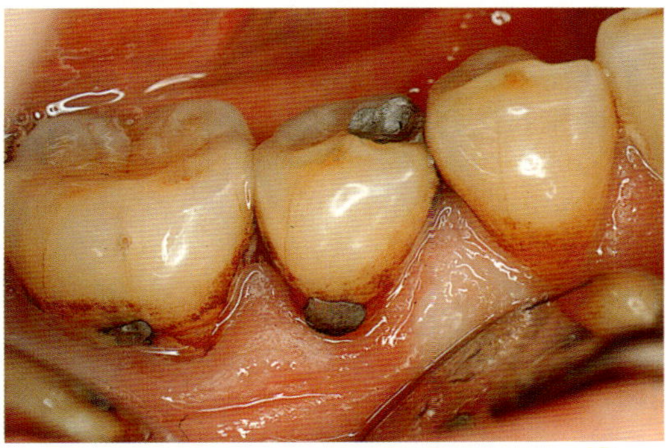

b

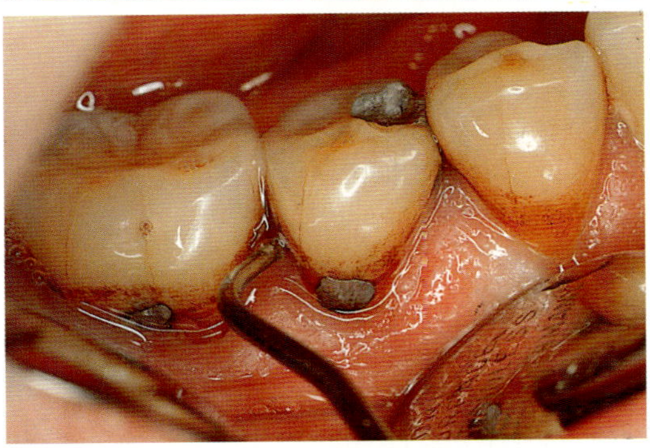

Abb. 5.13 a) 66jähriger Patient mit subgingivaler Wurzeloberflächenkaries distal an Zahn 45. Läsionen mit dieser Lokalisation sind häufig nur schwer klinisch zu diagnostizieren. b) Sondierung der Läsion

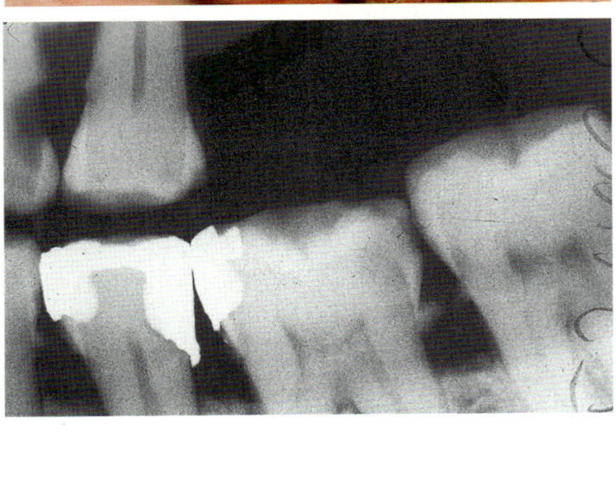

Abb. 5.14 Röntgenologische Diagnose einer klinisch kaum zu sehenden distalen WOK an Zahn 14 eines 66jährigen Patienten. An den Approximalflächen der UK-Seitenzähne sind zervikal ausgedehnte Konkremente zu erkennen

5.1.2 *Mikrobiologie*

Der Frage nach einer eventuellen Spezifität der mikrobiellen Flora in radikulären Läsionen wurde sowohl tierexperimentell als auch klinisch in Humanstudien nachgegangen. Untersuchungen mit monoinfizierten Ratten ergaben, daß bei hoher Kohlenhydratzufuhr S. mutans und salivarius sowie Actinomyces israeli zu einer Wurzeloberflächenkaries führen, während Laktobazillen keine radikulären Läsionen hervorriefen [16]. *Firestone* u. a. [8] konnten ebenfalls an Ratten feststellen, daß vor allem A. viscosus an gingivektomierten Zähnen Läsionen der Wurzeloberfläche hervorruft, wogegen nach Monoinfektion mit S. mutans diese Kariesform deutlich seltener auftrat.
Aus Plaqueproben radikulärer Läsionen von Menschen wurde primär A. viscosus, etwas seltener A. naeslundii isoliert [30]. Diese Dominanz von A. viscosus und A. naeslundii auf der Wurzeloberfläche bestätigen auch andere Arbeiten [4, 6, 7, 11, 14]. Interessant ist in diesem Zusammenhang eine Nachuntersuchung von *Emilson* u. a. [7]. Diese Arbeitsgruppe untersuchte Patienten, bei denen 3 Jahre zuvor eine parodontal-chirurgische Therapie durchgeführt worden war. Wichtigstes Ergebnis der Studie war, daß bei den Probanden, die innerhalb dieser 3 Jahre 5–8 neue radikuläre Läsionen entwickelt hatten (das entspricht der höchsten Inzidenz an Wurzeloberflächenkaries in der Untersuchung), der Anteil der Aktinomyzeten an der mikrobiellen Gesamtflora 20% betrug. Das bedeutet eine zweimal höhere Konzentration dieser Keime im Vergleich zu Patienten mit weniger radikulären kariösen Defekten. Aktinomyzeten (vor allem A. viscosus und naeslundii) dürften damit neben Mutans-Streptokokken wesentlich zur Entstehung einer Wurzeloberflächenkaries beitragen. Ergänzend sei noch angemerkt, daß Laktobazillen an der Entwicklung einer radikulären Karies nur einen geringeren Anteil haben dürften [14].

5.2 Epidemiologie

Die Prävalenz der Wurzeloberflächenkaries schwankt zwischen 15% und 90% in Abhängigkeit vom untersuchten Patientengut. *Lohse* u. a. [20] sowie *Sumney* u. a. [29] überprüften Soldaten. Dabei erwiesen sich 15% bzw. 44% der Wurzeloberflächen als kariös oder gefüllt. *Hix* und *O'Leary* fanden in einer Studie mit parodontal erkrankten Patienten, daß nach einer Therapie 45% dieser Personen eine radikuläre Karies zeigten. Bei den nicht parodontal behandelten Probanden betrug dieser Anteil 58% [13]. Chronisch kranke, stationär aufgenommene Patienten zeigten nach *Banting* u. a. sogar an 83% der Wurzeloberflächen eine Karies [2]. *Beck* u. a. fanden, daß 63% der von ihnen untersuchten älteren Menschen eine Wurzeloberflächenkaries hatten [3]. Die Ergebnisse aller dieser Arbeiten verdeutlichen, wie weit verbreitet heute die radikuläre Karies ist (Tab. 5.1). So wurde bei Kindern zwischen 8 und 14 Jahren eine Prävalenz von 3,5%, bei jungen Männern zwischen 19 und 22 Jahren von 17,4% und bei 50- bis 59jährigen Patienten von 86,5% beobachtet [25]. Das bedeutet allerdings nicht, daß die Wurzeloberflächenkaries direkt vom Alter des Patienten abhängig ist. Vielmehr ist eher davon auszugehen, daß die Anzahl der freiliegenden Wurzeloberflächen (= „Risikoflächen") die Inzidenz dieses Kariestyps bestimmt. Da ältere und alte Menschen vermehrt solche Risikoflächen aufweisen, besteht somit eine

Tabelle 5.1 Prävalenz der Wurzeloberflächenkaries und/oder Füllungen (RDF = Anzahl der kariösen oder gefüllten Oberflächen) in verschiedenen Bevölkerungsgruppen (nach [33])

Untersucher		*Patientengruppe*	*N*	*% RDF*
Hazen et al.	1972	allg.Bevölkerung	500	39
Sumney et al.	1973	Soldaten	172	44
Sumney et al.	1973	chron. kranke Pat.	135	59
Hix u. *O'Leary*	1976	PAR-Pat. (unbeh.)	120	45
Hix u. *O'Leary*	1976	PAR-Pat. (beh.)	124	58
Lohse et al.	1977	Soldaten	281	15
Banting et al.	1980	chron. kranke Pat.	59	83
Ravald u. *Hamp*	1981	PAR-Patienten	35	87
Beck et al.	1985	ältere Patienten	520	63
Günay et al.	1987	allg. Bevölkerung	414	41
Künzel et al.	1990	allg. Bevölkerung	963	41

indirekte Altersabhängigkeit der radikulären Karies. Die bisher vorliegenden epidemiologischen Daten sind mangels eines einheitlichen Index und der damit verbundenen großen Streuung aber nicht geeignet, um auf deren Basis die Inzidenz der radikulären Karies in den verschiedenen Altersgruppen in genauen Prozentwerten angeben und vergleichen zu können. Dies wird erst dann möglich sein, wenn in zukünftigen epidemiologischen Studien die Anzahl der aktiven und passiven Läsionen auf die Zahl der Risikoflächen bezogen wird [17].

Zusätzlich zum Lebensalter gibt es folgende weitere Faktoren, die das Risiko einer radikulären Karies wesentlich beeinflussen: die individuelle Mundhygiene, die Fluoridbilanz, die Ernährung, die Speichelsekretionsrate, der pH-Wert des Speichels, die Speichelpufferkapazität sowie die mikrobielle Zusammensetzung der Plaque.

Da natürlich auch die Wurzeloberflächenkaries eine plaquebedingte Erkrankung ist, spielt die individuelle Mundhygiene für deren Prophylaxe eine entscheidende Rolle. So läßt sich oft lediglich durch eine Intensivierung und Verbesserung der Mundhygiene eine aktive in eine passive radikuläre kariöse Läsion überführen [24]. Häufigkeit und Quantität der konsumierten spaltbaren niedermolekularen Kohlenhydrate stehen in direktem Zusammenhang mit dem Risiko einer Wurzeloberflächenkaries, ebenso wie dies für die Schmelzkaries gilt [16, 19, 22].

Die Speichelsekretionsrate, der pH-Wert des Speichels und dessen Pufferkapazität sind weitere Parameter, die die Entstehung einer radikulären Karies beeinflussen. Ein niedriger pH-Wert, eine geringe Säure-Pufferkapazität sowie eine bei älteren Personen nicht seltene partielle oder totale Xerostomie (z.B. nach einer Strahlentherapie) begünstigen die Bildung einer adhärenten Plaque. Neben einer Radiatio können folgende Ursachen zu einer teilweisen oder vollständigen Mundtrockenheit führen: Medikamentöse Behandlung, hormonelle Schwankungen, Diabetes mellitus, neurologische Erkrankungen, Pankreas- und Lebererkrankungen sowie Mangelernährung [19]. Patienten mit einer Xerostomie bedürfen deshalb eines besonders straffen Recalls, um die Gefahr einer Wurzeloberflächenkaries so weit wie möglich zu vermindern. Ferner können im Laufe des Lebens Veränderungen in der Speichelzusammensetzung die Spülfunktion der Mundflüssigkeit einschränken und so die Plaqueakkumulation fördern.

5.3 Diagnose der Wurzeloberflächenkaries

Keine Probleme bereitet die klinische Diagnose einer supragingivalen Wurzeloberflächenkaries (Abb. 5.1–5.4 u. 5.7). Eine subgingivale initiale Karies wird dagegen oft nicht erkannt (Abb. 5.13–5.15). Approximal ist dies vor allem dann schwierig, wenn der Zahn eine mehrflächige Füllung oder eine Krone aufweist (Abb. 5.13–5.15). Röntgenologisch läßt sich eine approximal lokalisierte subgingivale Karies nur im fortgeschritteneren Stadium diagnostizieren (Abb. 5.14, 5.15). Häufig bestehen dann auch schon pulpitische Beschwerden (Abb. 5.26a u. b).
Eine röntgenologische Begutachtung sollte trotzdem bei gefährdeten Personen (siehe oben) generell die klinische Untersuchung unterstützen, da der Approximalbereich für die visuelle und taktile Kontrolle besonders schwer zugängig ist (Abb. 5.13a u. b). Das Röntgenbild muß orthograd aufgenommen werden, um Überlagerungen zu vermeiden. Mitunter kann es diagnostische Schwierigkeiten geben, und zwar dann, wenn eine zervikale Radioluzenz (burn out) eine approximale Wurzeloberflächenkaries vortäuscht (Abb. 5.16). Wie bereits erwähnt, müssen Risikopatienten (Xerostomie usw.) in kürzeren Abständen (3 Monaten) und gezielt vor allem approximal auf eine radikuläre Karies untersucht werden [19]. In diesem Zusammenhang muß man wissen, daß eine Wurzeloberflächenkaries überwiegend approximal und bukkal vorkommt [12, 13].
Zur klinischen Inspektion sollte man vestibulär und sublingual Watterollen applizieren, so daß der zu untersuchende Bereich möglichst gut isoliert ist. Danach müssen die Zähne

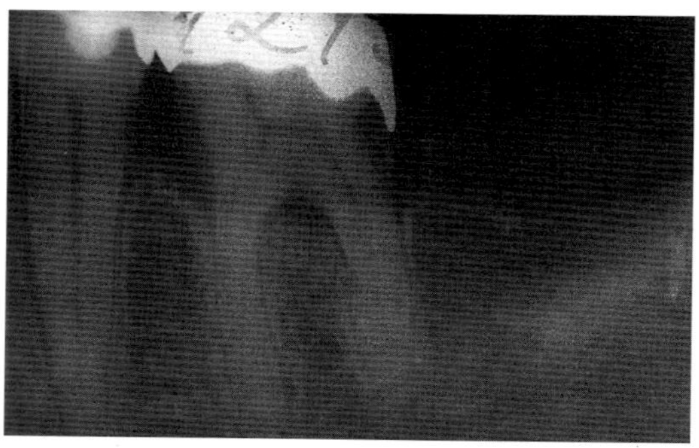

Abb. 5.15 Der Zahn 36 des 50jährigen Patienten weist am distalen Kronenrand eine größere WOK auf, die klinisch nicht zu sehen war

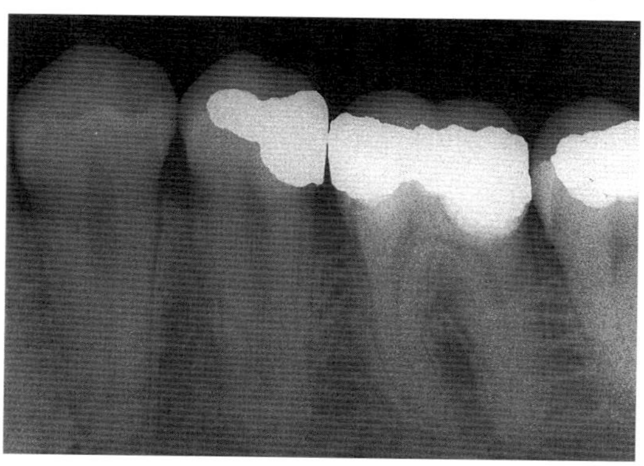

Abb. 5.16 Ein „burn out", wie mesio-zervikal an Zahn 34, kann fälschlicherweise eine radikuläre Karies vortäuschen

sorgfältig mit dem Luftbläser getrocknet werden, um auch die Sulkusflüssigkeit bestmöglich zu reduzieren [17]. Selbstverständlich sind vor der Untersuchung harte und weiche Beläge gründlich zu entfernen. Unter Umständen erleichtert eine Transillumination mit Kaltlicht die approximale Kariesdiagnostik.

5.4 Prophylaxe

Die Prävention der Wurzeloberflächenkaries ist folgendermaßen denkbar:

- Reduktion der kariesrelevanten Mikroorganismen,
- Reduktion des Substratangebotes,
- Verminderung der Verweildauer von Substrat und Mikroorganismen auf der Wurzeloberfläche.

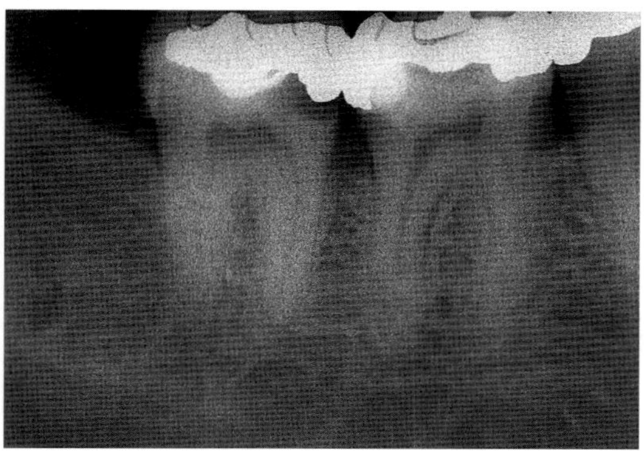

Abb. 5.17 Überstehende Kronen- bzw. Füllungsränder (Zahn 47) begünstigen vor allem approximal die Entstehung einer WOK. Regelmäßige Röntgenkontrollen empfehlen sich generell bei allen Risikopatienten

Diese Faktoren lassen sich durch die individuelle und professionelle Mundhygiene beeinflussen, wobei Prophylaxemaßnahmen sowohl instrumentell als auch chemotherapeutisch erfolgen können. Eine wichtige Rolle spielen ferner die Ernährungsgewohnheiten und bestimmte Kofaktoren wie überstehende Füllungs- und Kronenränder (Abb. 5.15, 5.17). Des weiteren kann im Rahmen der Prophylaxe eine Bestimmung des Wurzeloberflächenkaries-Risikos vorgenommen werden.

5.4.1 Instrumentelle Prophylaxe

Neben der „normalen“ Mundhygiene mit Zahnbürste und Zahnpasta sind zur Prophylaxe der Wurzeloberflächenkaries weitere Maßnahmen erforderlich. Die Approximalflächen müssen einmal täglich mit ungewachster Zahnseide gesäubert werden. Die Zahnseide wird unter horizontalen Bewegungen langsam über die Kontaktfläche geführt, um die Papille zu schonen (Abb. 5.18, 5.19). Anschließend wird die Approximalfläche sowohl supra- als auch subgingival mit der Seide unter vertikalen Bewegungen gereinigt, wobei man den Faden unter Druck generell von zervikal nach koronal führen sollte. Besonders Zähne mit rundem oder ovalem Wurzelquerschnitt lassen sich so gut säubern (Abb. 5.19).

Bei einer Alveolaratrophie oder nach einer chirurgischen Parodontalbehandlung ist der Interdentalraum oft nur noch teilweise von der Papille ausgefüllt. Eine Reinigung mit einfacher Zahnseide ist dann nicht mehr ausreichend. In diesen Fällen empfiehlt sich die Verwendung von Superfloss. Diese Zahnseide wird mit dem verstärkten Ende nach interdental oder unter Brücken-Zwischenglieder eingefädelt, so daß man dann mit dem wattierten Bereich die Oberfläche von Krone und Wurzel reinigen kann. Die Superfloss wird im Gegensatz zur normalen Zahnseide mit horizontalen Bewegungen über die Zahnoberflächen gezogen (Abb. 5.22a–c u. 5.23a–c).
Zur Reinigung größerer Zahnzwischenräume sowie bei freiliegenden Bi- und Trifurkationen sind Interdentalbürsten unerläßlich (Abb. 5.20a u. b). Deren kurze Kunststoffborsten sind in der Regel spiralförmig auf einem zentralen Führungsdraht angeordnet (Abb. 5.21a). Es gibt zwei Ausführungen mit verschiedener Borstenanordnung (Abb. 5.20a). Von Nachteil ist bei diesen Bürsten, daß der Führungsdraht relativ instabil ist und die Borstenenden nicht abgerundet sind (Abb. 5.21a u. b). Dies kann bei falscher Anwendung sehr leicht zu Verletzungen von Weich- und Hartgeweben führen. Die reinigende Wirkung der Interdentalbürsten ist sehr hoch, auch im Bereich von Bi- oder Trifurkationen. Die Instrumente werden horizontal von vestibulär und von oral in die zu säubernden Problemzonen eingeschoben und dann in horizontaler Richtung hin und her bewegt (Abb. 5.20b, 5.22c u. 5.23c).
Auch orale und vestibuläre Furkationseingänge lassen sich mit Interdental- oder mit Einbüschelbürsten, wie sie zur Säuberung festsitzender kieferorthopädischer Geräte verwendet werden, effektiv reinigen. Ebenfalls zu empfehlen sind elektrische Zahnzwischenraumbürsten (Abb. 5.24a u. b). Den verschiedenen Problemzonen (Interdentalraum, Furkationseingang) entsprechend gibt es ein Sortiment unterschiedlicher Bürstköpfe. Zusätzlich zur Wahl eines möglichst gut passenden Bürstkopfes kann die häusliche Mundhygiene durch odontoplastische Maßnahmen erleichtert werden (Abb. 5.30a–d). Wichtig ist aber generell, den Patienten ausführlich zu instruieren und anzuleiten, um Verletzungen der marginalen Gingiva zu verhindern.

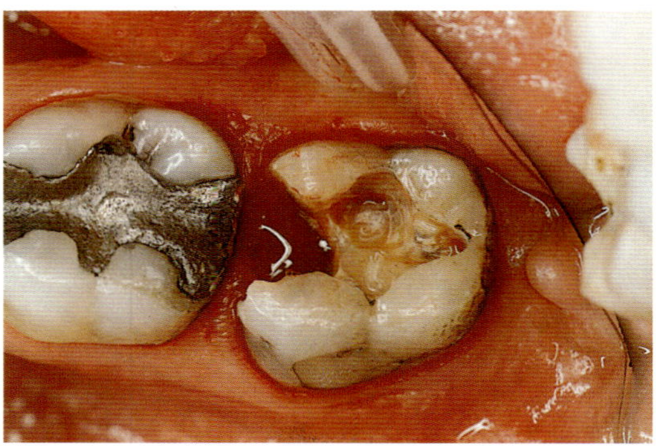

Abb. 5.18 Patient wie in Abb. 5.17, nach Entfernung der Amalgamfüllung. Die radikuläre Karies ist in solchen Fällen oft mit einer Gingivitis vergesellschaftet. Die damit verbundene hohe Blutungsneigung erschwert die Füllungstherapie

a

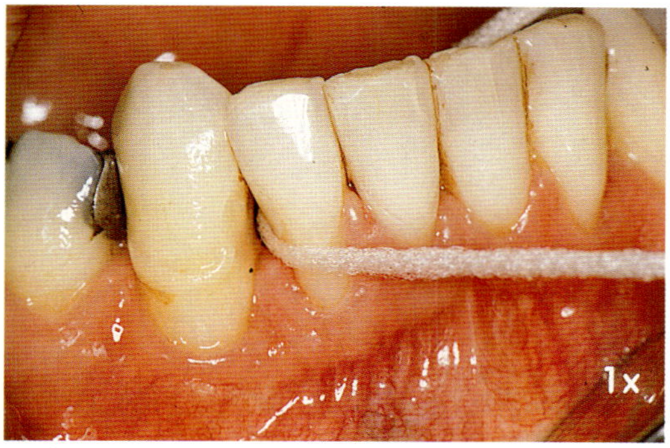

b

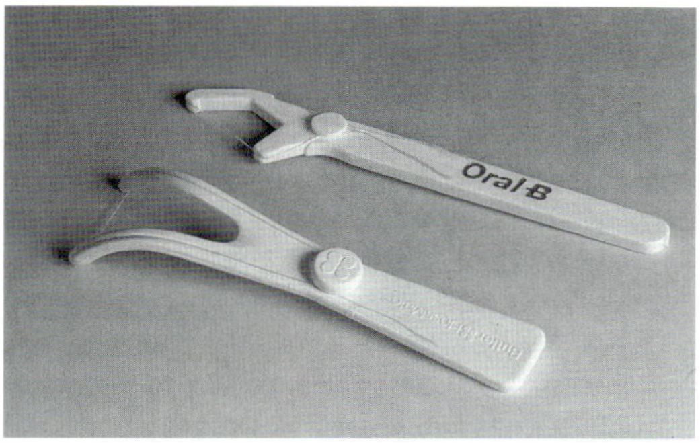

Abb. 5.19 a) Reinigung eines Interdentalraumes mit Superfloss. Diese Zahnseide erleichtert durch die Versteifung am Ende das Einbringen in den zu reinigenden Abschnitt. Der breitere Arbeitsteil sorgt für eine effiziente Säuberung unter horizontalen Bewegungen. Dieser Zahnseidentyp ist dann indiziert, wenn die Papille den Interdentalbereich nicht mehr vollständig ausfüllt. b) Zahnseidenhalter erleichtern vor allem im posterioren Bereich den Gebrauch von Zahnseide

a

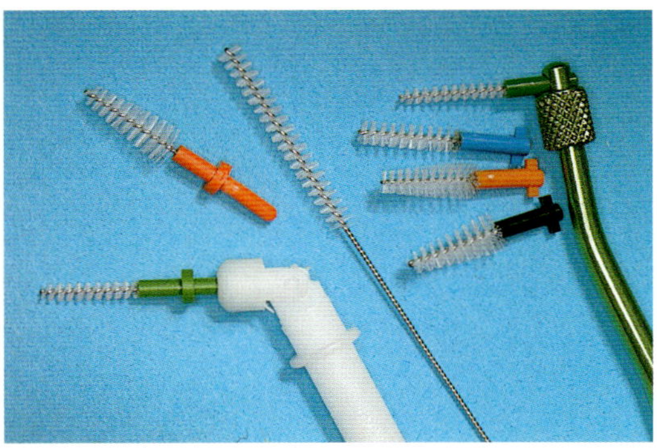

b

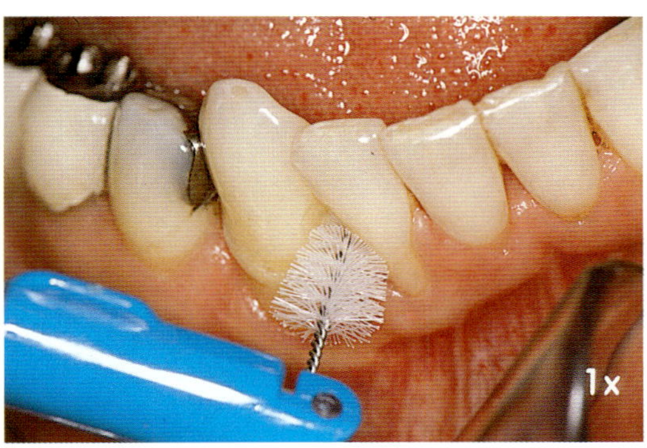

Abb. 5.20 a) Verschiedene Interdentalbürsten zur Reinigung größerer Zahnzwischenräume. Zusätzlich zu verschiedenen Haltern und Griffen gibt es unterschiedlich geformte Bürsten, die immer entsprechend der Situation individuell ausgewählt werden sollten. b) Die Zahnzwischenraumbürste wird von vestibulär oder oral in den Interdentalraum eingeschoben und dann horizontal bewegt. Wichtig ist, daß die Dimension der Bürste möglichst genau der Ausdehnung des freien Bereiches entsprechen sollte. Damit wird ein Maximum an Effizienz bei einem Minimum an Weichgewebstrauma erreicht. Keinesfalls sollte dabei eine stärker abrasive Zahncreme verwendet werden, da dies rasch zu einer ausgeprägten Abrasion das weichen Zementes und Dentins der Wurzeloberfläche führen würde

a

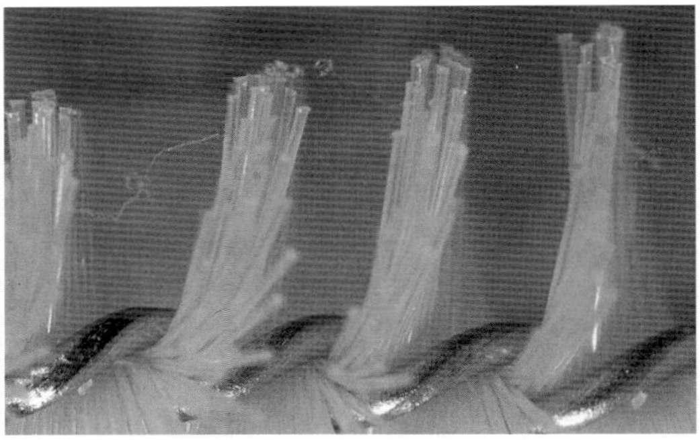

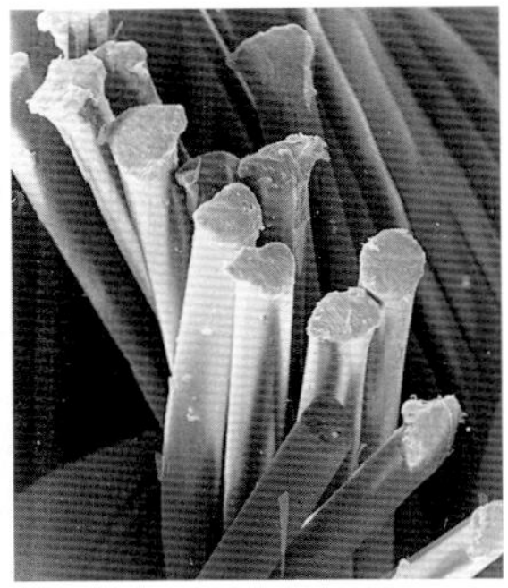

b

Abb. 5.21 a) Die Ausschnittvergrößerung zeigt, daß die Borstenenden dieser Interdentalbürste sehr scharfkantig sind. b) Das rasterelektronenmikroskopische Bild verdeutlicht die ungünstige Form der Borstenenden

a

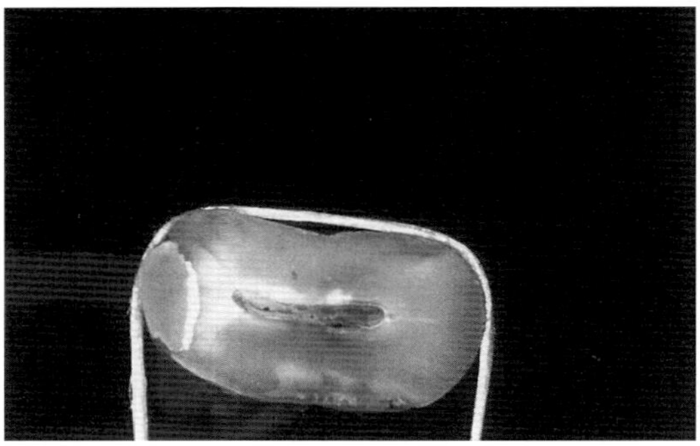

b

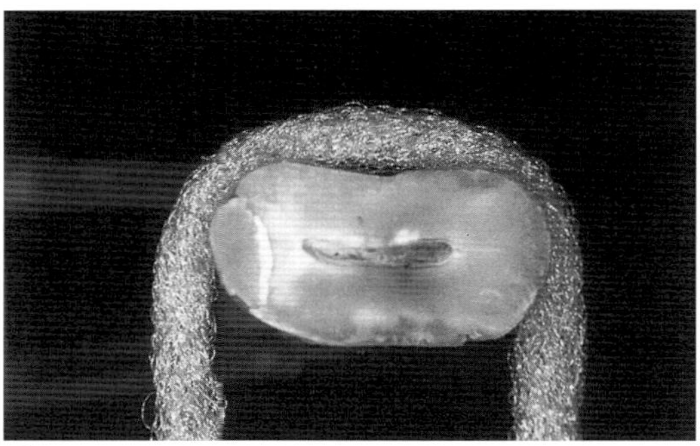

c

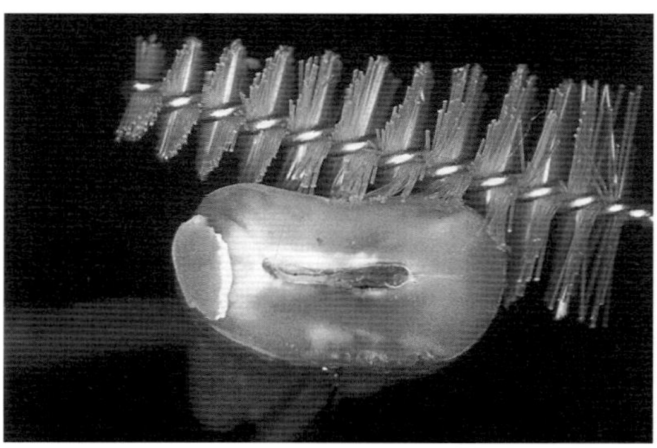

Abb. 5.22 Vergleich des Reinigungseffektes von normaler Zahnseide (a), Superfloss (b) und einer Interdentalbürste (c) im Bereich der approximalen Vertikalfurchung eines Prämolaren. Bei einer mäßig ausgeprägten Einziehung, wie hier zu sehen, kann die Säuberung je nach Morphologie des Interdentalraumes mit Superfloss oder einer Zahnzwischenraumbürste erfolgen. Mit einer normalen Zahnseide wird der Boden der Furche allerdings nicht erreicht

a
b
c

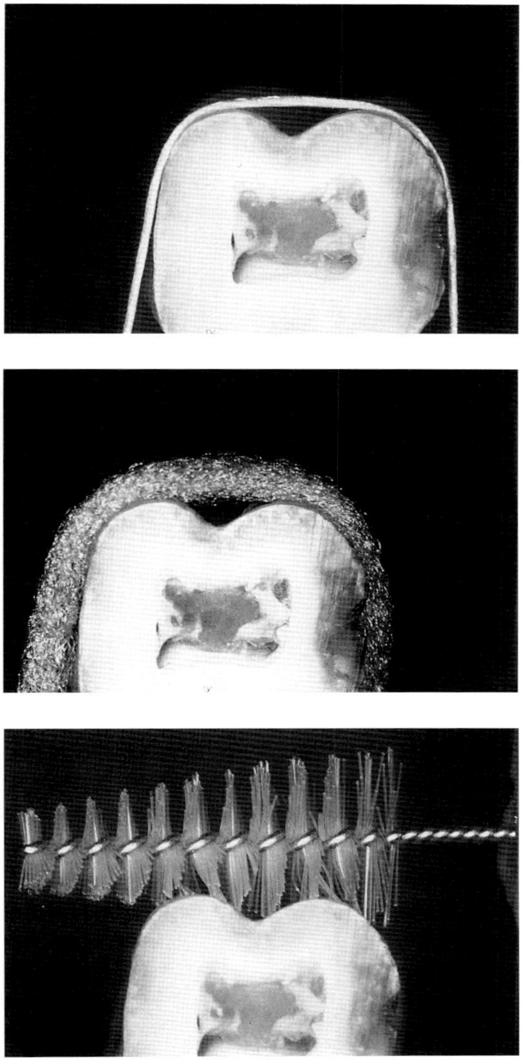

Abb. 5.23 Vergleich des Reinigungseffektes von normaler Zahnseide (a), Superfloss (b) und einer Interdentalbürste (c) im Bereich der approximalen Vertikalfurchung eines Molaren. Diese Situation findet sich oft bei mesialen Wurzeln von UK-Molaren. Eine zufriedenstellende Säuberung wird bei einer solch tiefen Einziehung nur bei Verwendung einer Zwischenraumbürste erzielt

a

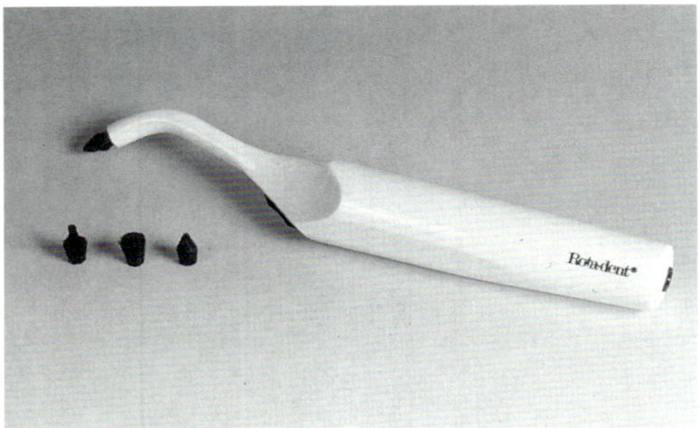

b

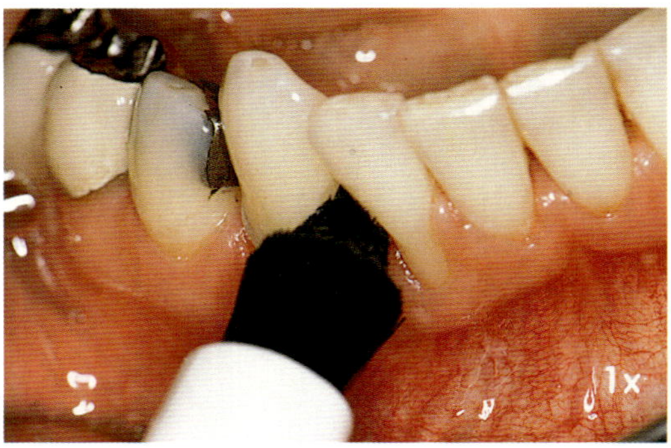

Abb. 5.24 a) Elektrische Interdentalbürste (Rotadent®) mit verschieden großen, unterschiedlich geformten Bürstköpfen. b) Elektrische Interdentalbürste plaziert. Besonders bei manuell ungeschickteren Patienten, die mit einer normalen Zahnzwischenraumbürste nicht zurechtkommen, kann dieses Mundhygienegerät empfohlen werden

5.4.2 Chemotherapeutische Prophylaxe mit Fluoriden

Die Remineralisation mit F^--Ionen führt auf der demineralisierten Wurzeloberfläche zur Ausbildung einer etwa 70–80 µm dicken Schicht aus Präzipitaten [1]. Diese neue oberste Wurzelschicht kann höher mineralisiert sein als die ursprüngliche Oberfläche vor Entstehung der kariösen Läsion. Dies erklärt, daß eine Wurzeloberfläche nach Remineralisation möglicherweise kariesresistenter ist als zuvor [21]. In entsprechenden Tests mit artifiziellen Läsionen konnten diese Beobachtungen bestätigt werden [1].
Auch in klinischen Versuchen läßt sich der positive Effekt von Fluoriden zur Verhütung der Wurzeloberflächenkaries nachweisen. Dies konnte in einem Vergleich der Bevölkerung zweier Gemeinden, deren Trinkwasser erhöhte Fluorid-Konzentrationen aufwies, nämlich 0,7 bzw. 3,5 mg F^-/l, bestätigt werden. In der Gemeinde mit der höheren TWFK (Trinkwasserfluoridkonzentration) war die Wurzeloberflächenkaries-Prävalenz deutlich niedriger, obwohl die Bevölkerung dieses Ortes häufiger Gingivarezessionen aufwies. Die signifikant differenten Resultate in der Prävalenz der Wurzeloberflächenkaries beruhen sehr wahrscheinlich auf der unterschiedlichen TWFK. Ein Zusammenhang mit anderen Parametern wie dem Alter, Rezessionen, Attachmentverlust usw. konnte nicht hergestellt werden [5]. Kariesprotektiv wirkt natürlich auch die Verwendung einer Fluorid-haltigen Zahnpasta. Eine vergleichende Untersuchung ergab in diesem Zusammenhang, daß der Gebrauch von NaF-haltiger gegenüber Fluorid-freier Zahncreme zu einer signifikant geringeren Inzidenz an koronaler und radikulärer Karies führte [15].

a

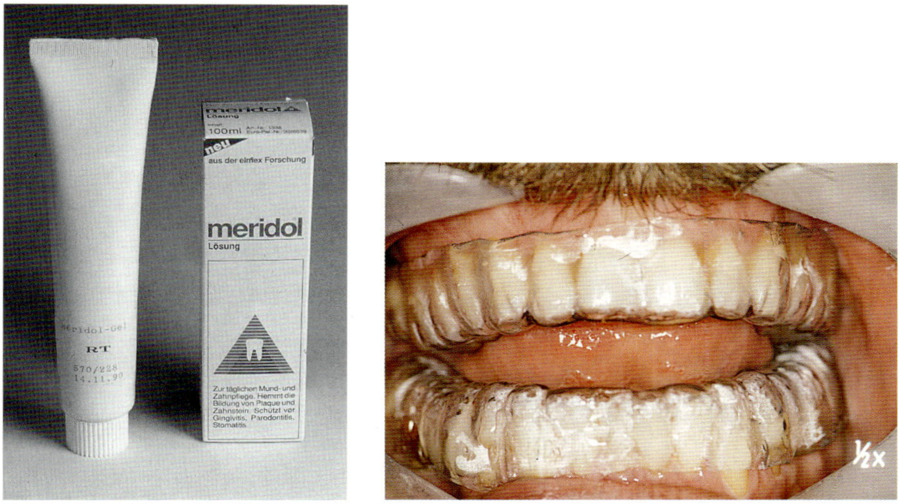

b

Abb. 5.25 a) Meridol®-Spüllösung und Gel. Diese Kombination aus AmF und SnF_2(F^--Konzentration: 250 ppm) hat sich in klinischen Versuchen bereits bei nur einmaliger Anwendung pro Tag zur Prophylaxe der radikulären Karies bewährt. b) Das Meridol®-Gel, das nach Auskunft des Herstellers in nächster Zeit auf den Markt kommt, wird in einem Medikamententräger appliziert. Diese Vorrichtungen sollten individuell hergestellt werden

Fluoride wirken zudem antimikrobiell. Dieser Effekt bedingt eine Hemmung der Plaquebildung und damit eine Reduktion der Kariesinzidenz. Die mineralisierende und die antimikrobielle Eigenschaft des Fluorids überlagern sich, so daß klinisch eine Differenzierung des jeweiligen Effektes schwer möglich ist. Die Hemmung der Bakterienproliferation ist bei den verschiedenen Fluorid-Präparaten unterschiedlich ausgeprägt. Eine zweimalige Mundspülung pro Tag mit einer 0,1%igen SnF_2-Lösung führt beispielsweise zu einer quantitativen Verminderung der Plaque sowie zu einer Reduktion der Anzahl der darin pro Gewichtseinheit enthaltenen Bakterien. Die Entzündung der marginalen Gingiva wird dadurch aber nicht signifikant beeinflußt [32]. Im Hinblick auf die Wurzeloberflächenkaries ist besonders die Wirkstoffkombination AmF/SnF_2 interessant. Eine Reihe von In-vitro- und In-vivo-Arbeiten zeigen, daß sich damit das Bakterienwachstum bzw. die Plaquebildung sehr gut hemmen läßt (ausführliche Übersicht in [9]). In einer vergleichenden klinischen Untersuchung an Patienten mit freiliegenden Wurzeloberflächen im Anschluß an eine parodontal-chirurgische Therapie konnten wir dementsprechend feststellen, daß man durch den regelmäßigen Gebrauch von Meridol®-Spüllösung (AmF/SnF_2 mit einer F^--Konzentration von 250 ppm) die Inzidenz der radikulären Karies deutlich reduzieren kann [33] (Abb. 5.25 a u. b). Wir empfehlen deshalb Patienten mit einem hohen Risiko für eine radikuläre Karies (siehe unten), zumindest einmal pro Tag mit dieser Lösung zu spülen.

5.4.3 Bestimmung der Risikofaktoren

Um die Prädisposition eines Menschen bezüglich einer Wurzeloberflächenkaries abschätzen zu können, sollte man eine Risikobewertung vornehmen [19]. Bei dieser Abschätzung können folgende Faktoren berücksichtigt werden:

- Ernährungsanamnese (speziell Verzehr kohlenhydratreicher oder Genuß saurer Speisen (Obst) und Getränke),
- Zustand des marginalen Parodontiums (Rezessionen, Alveolaratrophie usw.),
- Qualität der individuellen Mundhygiene,
- Fluoridzufuhr,
- Speichelsekretionsrate,
- Speichel-pH-Wert und -pufferkapazität,
- Speicheltests zur Beurteilung des Kariesrisikos (insbesondere Bestimmung der S.-mutans-Zahl,
- bisherige individuelle Karieserfahrung.

Dieser Befund ist sehr umfangreich. Er eignet sich demnach nicht für das routinemäßige Screening aller Personen. Es ist daher notwendig, sich auf bestimmte Patienten zu beschränken. Da die radikuläre Karies vor allem auf freiliegenden Wurzeloberflächen auftritt, müssen alle Patienten mit einer Parodontalerkrankung, auch nach einer erfolgreichen Therapie, als kariesgefährdet angesehen werden. Interessant ist in diesem Zusammenhang, daß Diabetiker, die aufgrund ihrer Stoffwechselerkrankung ein hohes parodontales Erkrankungsrisiko aufweisen, bei gleichen morphologischen Voraussetzungen nach Attachmentverlust signifikant seltener an einer Wurzeloberflächenkaries leiden als Parodontalpatienten ohne diese Allgemeinerkrankung. Dies läßt sich auf die kohlenhydratarme Kost der Diabetiker zurückführen [31].

Zur Eingrenzung der Risikopatienten sollte die Karies- (auch Familienanamnese) und die Ernährungsanamnese herangezogen werden [34]. Bei Patienten, die aufgrund dieser Bewertung als kariesgefährdet charakterisiert sind, sollte mit Hilfe der übrigen Parameter eine genaue Risikoanalyse vorgenommen werden. Werden Risikopatienten frühzeitig erkannt und in ein intensives Prophylaxeprogramm aufgenommen, ist es möglich, die Entstehung einer Wurzeloberflächenkaries langfristig zu verhindern (Abb. 5.26a–b, 5.27, 5.28, 5.29a–c). Entsprechend den individuellen Gegebenheiten bestellen wir beispielsweise „Hochrisikopatienten“ alle 8 bis 12 Wochen zur Kontrolle, professionellen Mundreinigung und topischen Fluoridierung ein.

a

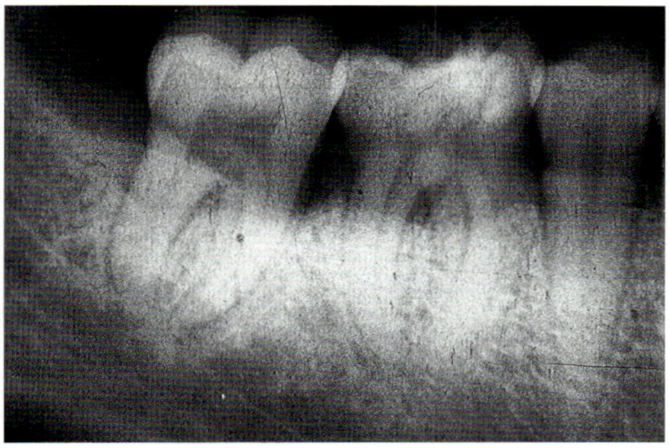

b

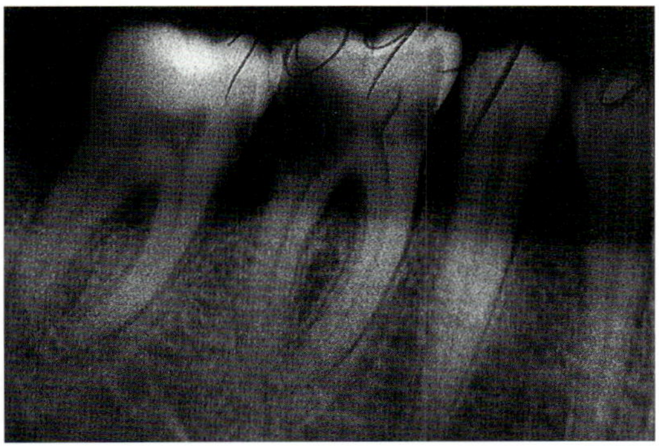

Abb. 5.26 a) Der Zahn 46 dieser Patientin ist kariesfrei, das marginale Parodontium ist erkrankt. b) 11 Jahre später zeigt die röntgenologische Ansicht des gleichen Bereiches eine massive WOK distal an Zahn 46, die bereits zu einer Devitalisierung der Pulpa geführt hat. Dieser Fall verdeutlicht die Wichtigkeit einer regelmäßigen Kontrolle von Risikopatienten

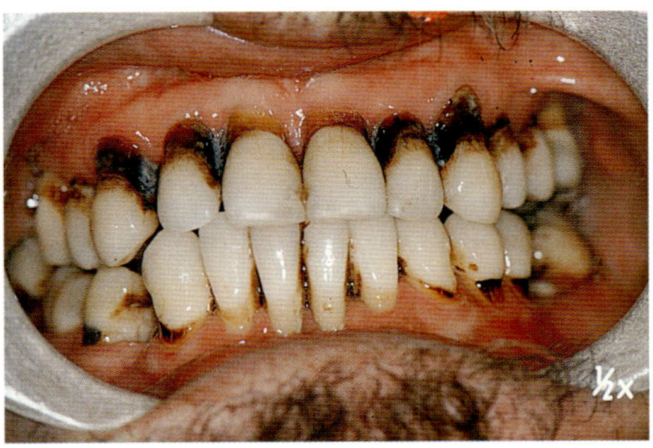

Abb. 5.27 54jähriger Patient mit generalisierter aktiver Wurzeloberflächenkaries aufgrund mangelnder Mundhygiene

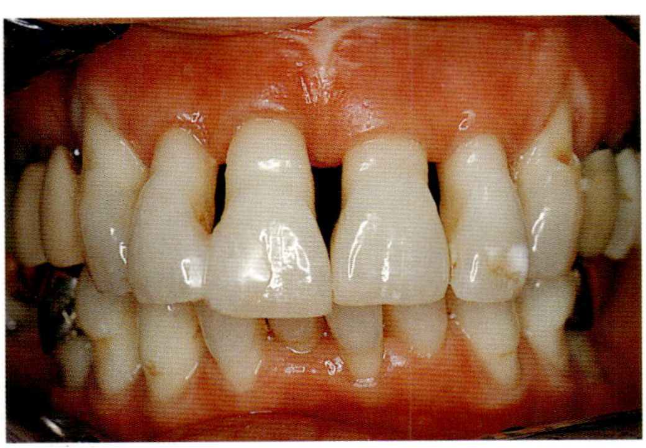

Abb. 5.28 53jährige Patientin nach einer Parodontalbehandlung. Trotz der generalisiert freiliegenden Wurzeloberflächen entstand keine radikuläre Karies. Die Patientin betreibt eine intensive Mundhygiene und ist in ein relativ engmaschiges Recall (alle 3 Monate) eingebunden

a

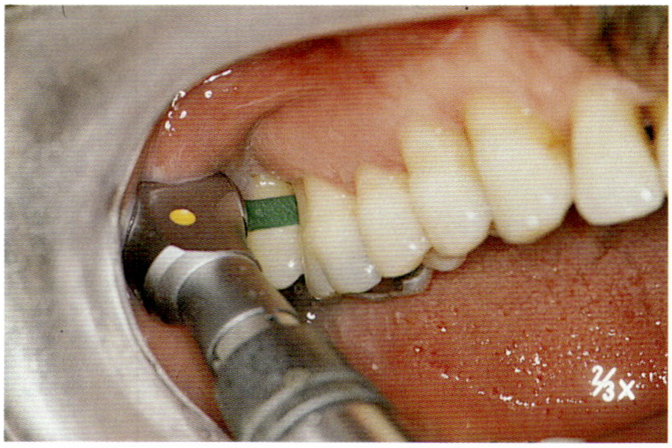

b

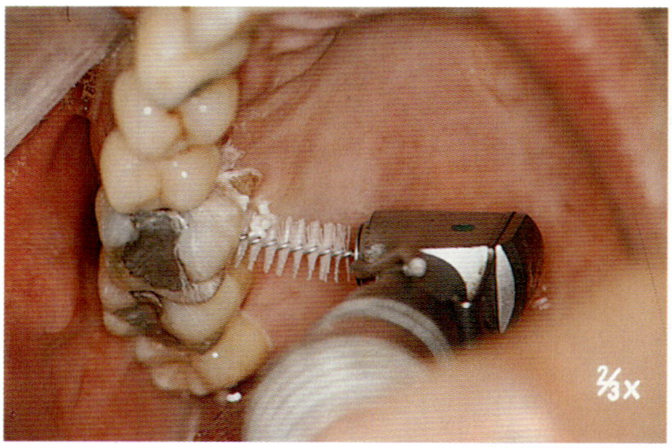

c

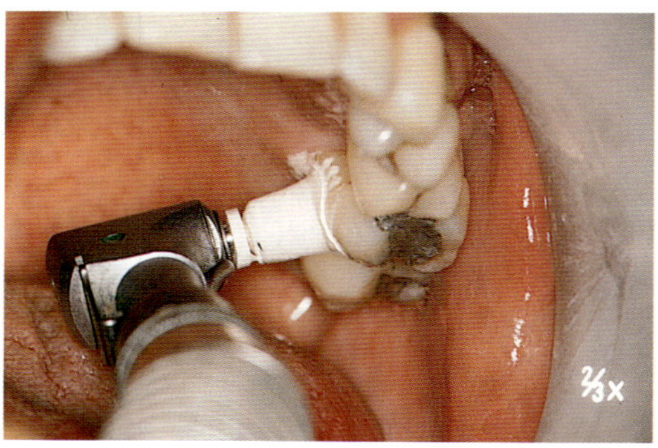

Abb. 5.29 Im Rahmen der Recallsitzungen muß die häusliche Mundhygiene immer unterstützt werden, indem vor allem die approximalen Problemzonen professionell gereinigt werden und lokale Fluoridierungen erfolgen. a) Glättung der approximalen Wurzeloberfläche mit dem EVA-Winkelstück. b) Professionelle Säuberung des Interdentalraumes mit einem rotierenden Zwischenraumbürstchen. c) Abschluß der professionellen Zahnreinigung durch Politur und gleichzeitige Fluoridierung mittels Gummikelch und feinkörniger, Fluorid-haltiger Polierpaste

5.5 Therapie

Die Versorgung kariöser Läsionen der Wurzeloberflächen ist bisher noch nicht zufriedenstellend gelöst. Das therapeutische Vorgehen wird in erster Linie vom Stadium der Karies und der Morphologie des Defektes bestimmt. Darüber hinaus muß differenziert werden, ob eine aktive oder passive Läsion vorliegt.

Bei einer initialen Karies, meist im Bereich der Schmelz-Zement-Grenze, die durch eine beginnende Erweichung gekennzeichnet ist, kann der erkrankte Bereich ausschließlich im

a

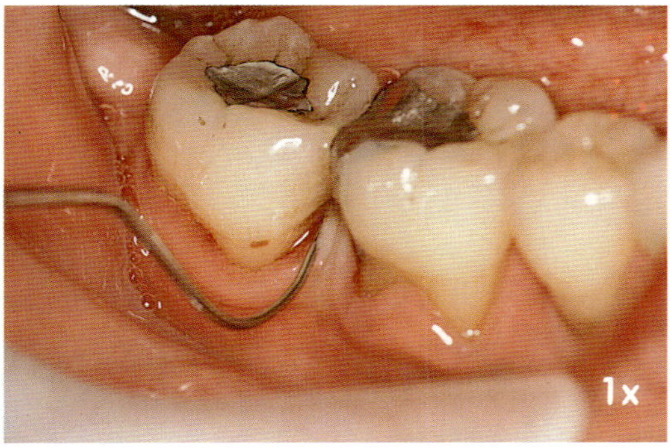

b

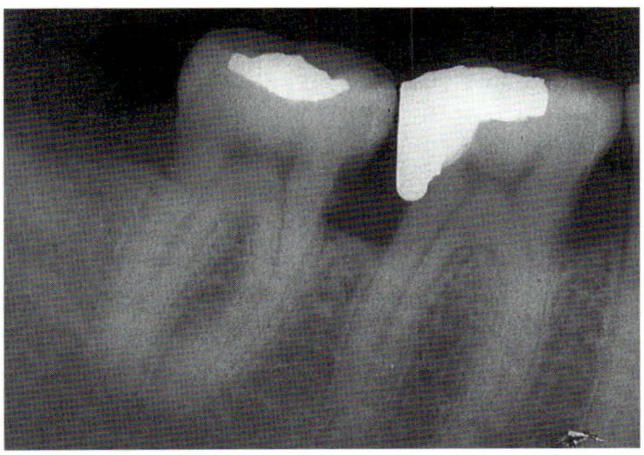

c

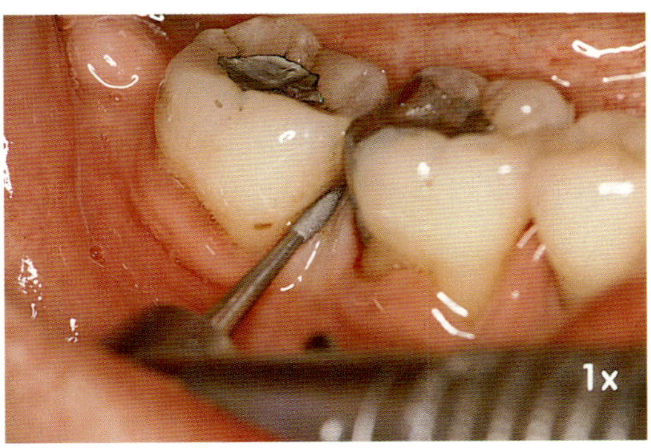

d

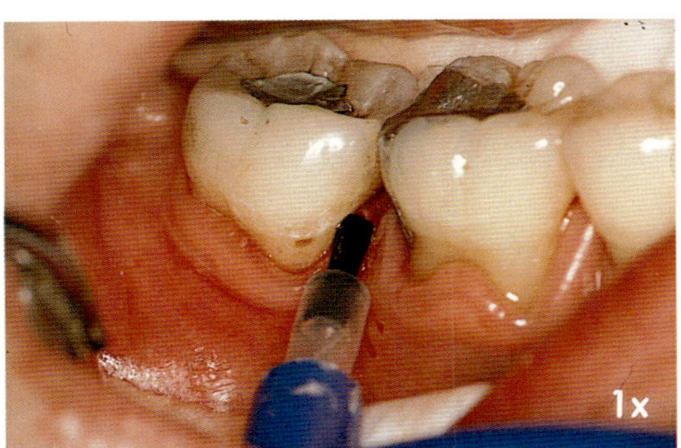

Abb. 5.30 Odontoplastik zur Entfernung einer approximalen initialen Wurzeloberflächenkaries mesial an Zahn 47. a) Sondierung der Karies. b) Röntgenologische Darstellung. Die breitflächige Karies an Zahn 47 ist noch relativ flach. c) Odontoplastik und Glättung des kariösen Bezirkes mit einem feinkörnigen Composhape®-Diamanten. Eine konventionelle Füllungstherapie hätte die Entfernung von enorm viel gesunder Zahnhartsubstanz erfordert. d) Abschließend ist der rekonturierte Bereich zu fluoridieren. Der Patient muß eingehend über die notwendigen Maßnahmen zur Sauberhaltung solcher Bezirke instruiert werden. In Kontrollsitzungen ist der Erfolg der häuslichen Mundhygiene zu überprüfen. Später sind vierteljährliche Kontrollen durch den Zahnarzt erforderlich

Sinne einer Odontoplastik mit Polierscheiben und -pasten geglättet und poliert werden. Substanzverluste bis zu einer Tiefe von etwa 0,5 mm lassen sich durch eine solche Rekonturierung und Glättung behandeln (Abb. 5.30a–d). Zu beachten ist dabei, daß diese Bezirke gut der häuslichen Mundhygiene zugänglich sind. Größere Substanzverluste müssen mit Hilfe eines Füllungsmaterials (Glasionomerzement, Komposit) restauriert werden (siehe Kapitel 6). Zusätzlich zum jeweils indizierten Vorgehen muß die Wurzeloberfläche abschließend fluoridiert werden (Gelee, Lack) (Abb. 5.30d) [22].
Geringgradige aktive Läsionen können durch lokale Fluoridierung und sehr gute Mundhygiene in passive Läsionen überführt werden (Abb. 5.29a–c). Unterstützt durch Rekonturierung und Glätten der radikulären Fläche kann dadurch die rasche Ausbreitung einer aktiven Karies verhindert werden.
Sicherlich am schwierigsten zu therapieren ist die subgingivale Wurzeloberflächenkaries, da hierbei die Trockenlegung der Kavität, eine Grundvoraussetzung für die Applikation aller heute gebräuchlichen Füllungsmaterialien, nicht möglich ist. In der Regel ist in solchen Situationen vor der Füllungstherapie ein kleiner parodontalchirurgischer Eingriff (Gingivektomie, Lappenoperation) notwendig, um den zervikalen Rand der Kavität nach supragingival zu verlegen.

Danksagung

Herrn Dr. G. Buchmann sei für seine Mithilfe bei der Erstellung der Abbildungen 5.10 und 5.11 herzlich gedankt.

6 Die Versorgung von Zahnhalsdefekten

Von D. Heidemann

Die Therapie der kariös erkrankten Wurzeloberfläche stellt eines der schwierigsten Probleme der Füllungstherapie dar. Die statistische Zunahme solcher Defekte geht zum einen darauf zurück, daß in zunehmendem Maße ältere Menschen einen großen Teil des Patientengutes darstellen, die unter gingivalen Rezessionen oder offenen Interdentalräumen leiden (Abb. 6.1). Einen weiteren Anteil stellen diejenigen Patienten dar, die nach Parodontaltherapie freiliegende Wurzeloberflächen aufweisen, und letztendlich die Gruppe von Patienten, die aufgrund mangelnder Mundhygiene im Plaqueablagerungsbereich am Margo gingivae die klassische Zahnhalskaries entwickeln [11, 17, 20, 22]. Die Zahl der exponierten Wurzeloberflächen und parallel hierzu die Zahl der kariös erkrankten Flächen steigt mit dem Alter der Patienten [7].

Defekte im Zahnhalsbereich können sich als

- kariöse Defekte im Schmelz (Abb. 6.2) und im Wurzeldentin (Abb. 6.3),
- Abrasionen (Zahnbürsten, abrasive Pasten, Ernährung) (Abb. 6.4),
- Erosionen (vorwiegend Ernährungsproblem, saure Speisen und Säfte) (Abb. 6.5),
- keilförmige Defekte (Kombinationen aus den beiden oben genannten und Belastung) (Abb. 6.6)

darstellen. Allen diesen Defekten ist gemein, daß im Falle der Restauration verschiedene kritische Zonen berührt werden. So liegt der Füllungsrand prinzipiell gingivanahe. Dies bedeutet, daß hier vermehrt mit Plaqueakkumulation zu rechnen ist. Die Schmelzbedekkung des zervikalen Bereichs ist dünn und oftmals strukturell verändert.
Die Dentinschicht im Wurzelbereich ist über der Pulpa weniger stark als im Kronenbereich des Zahnes.
Klagen von Patientenseite betreffen die Bereiche Ästhetik, Sensibilität und Gingivitis.
Die oben genannten Defekte sind bezüglich der Therapie in verschiedene Gruppen aufzuteilen.

- *Lokalisation im Schmelz* (Abb. 6.7)
  Meist sind diese Läsionen durch Karies entstanden, gänzlich von Schmelz umgeben und von der Therapieseite her am einfachsten zu behandeln.
  Es können jedoch auch Erosionen und Abrasionen vollständig im zervikalen Schmelz lokalisiert sein.

- *Lokalisation an der Schmelz-Dentin-Grenze* (Abb. 6.8)
  Dies sind häufig ausgedehnte kariöse Defekte, Erosionen oder Abrasionen, die möglicherweise auch sekundär kariös befallen sind, und keilförmige Defekte.

- *Lokalisation im Wurzeldentin* (Abb. 6.9)
  Diese Defekte entstehen meist auf der Basis einer reinen Wurzeloberflächenkaries. Selten sind hier Erosionen, Abrasionen oder keilförmige Defekte vorhanden.
- *Lokalisation im Wurzelbereich mit Ausdehnung nach approximal* (Abb. 6.10)
  Diese Ausweitung der Kavität betrifft alle obenstehenden Lokalisationen als komplizierende Begleiterscheinung; sie ist häufig mit einer Wurzeloberflächenkaries verbunden. Bei der Versorgung der Kavitäten bestimmt im wesentlichen die topographische Lage die Auswahl des Füllungsmaterials.

In Frage kommen sämtliche Füllungsmaterialien, die dem Zahnarzt zur Verfügung stehen:

- Komposite,
- Amalgame,
- Glas-Ionomer-Zemente,
- Gold, gegossen,
- Gold, gestopft.

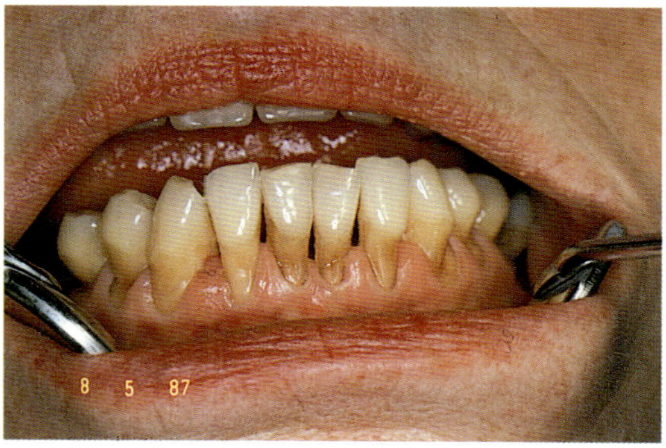

Abb. 6.1 Generalisierte Erosionen/Abrasionen bei einer über 70jährigen Patientin im Unterkieferbereich, der Oberkiefer ist mit einer totalen Prothese versorgt

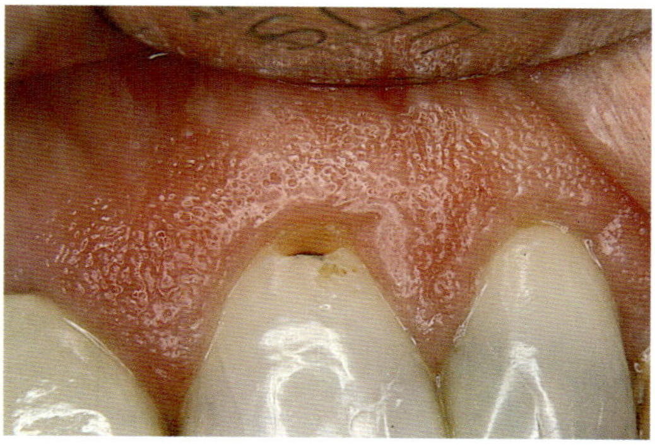

Abb. 6.2 Schmelzdefekt durch Karies bedingt, Kavität bereits geringfügig erweitert

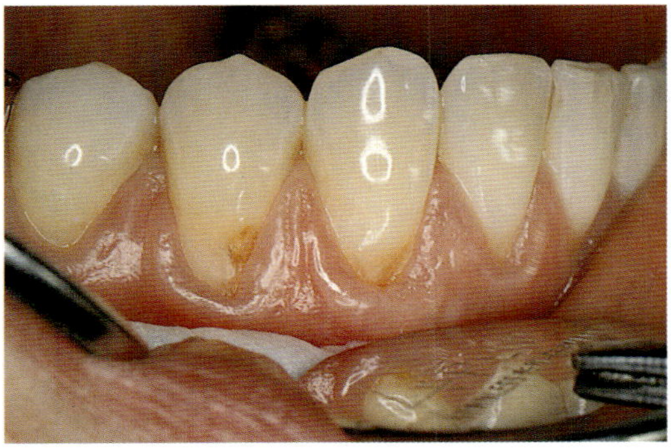

Abb. 6.3 Kariöse Defekte auf freiliegenden Wurzeloberflächen

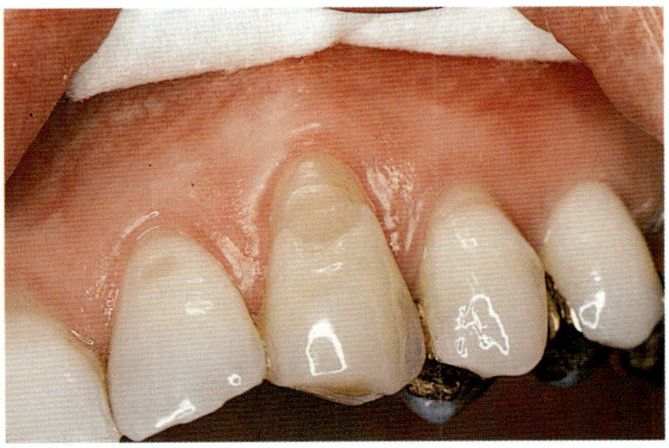

Abb. 6.4 Putzdefekte

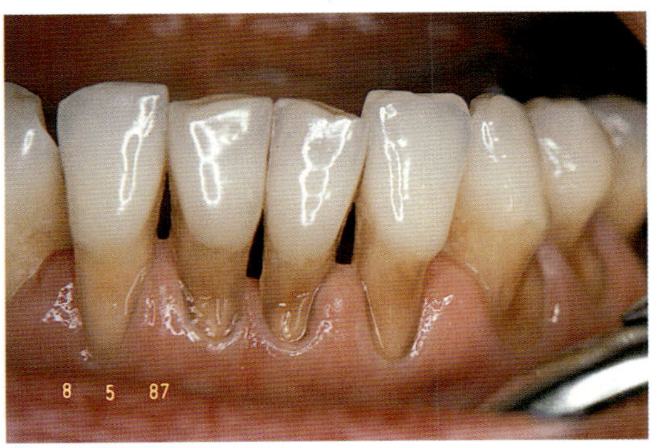

Abb. 6.5 Erosionen verknüpft mit Putzdefekten

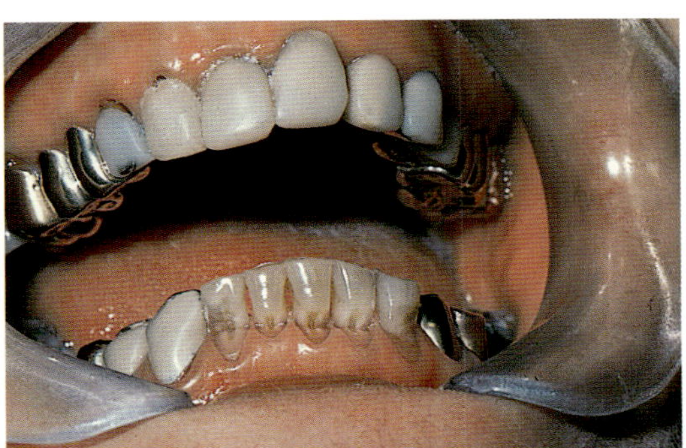

Abb. 6.6 Ausgeprägte keilförmige Defekte im Unterkieferfrontbereich bei einer über 60jährigen Patientin

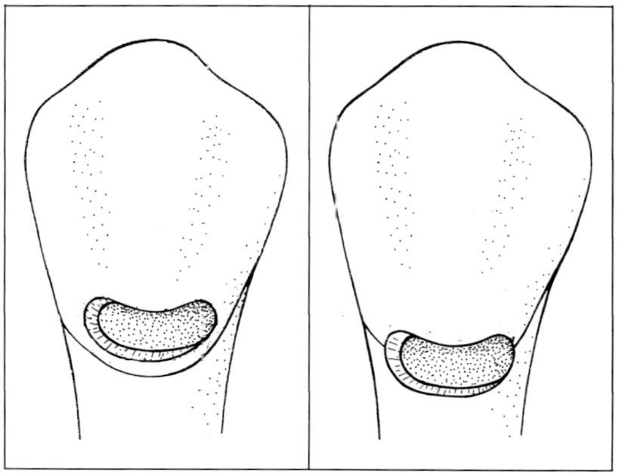

Abb. 6.7 Lokalisation – vollständig von Schmelz umgeben

Abb. 6.8 Lokalisation – an der Schmelz-Dentin-Grenze

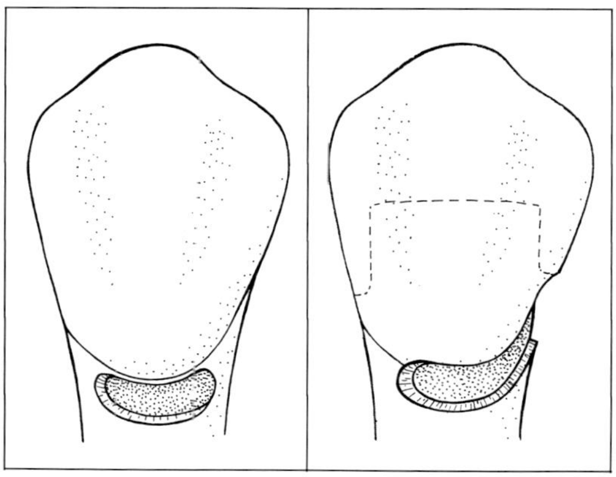

Abb. 6.9 Lokalisation – im Wurzeldentin

Abb. 6.10 Lokalisation – mit Ausdehnung nach interdental-approximal

6.1 Lokalisation im Schmelz

Diese Kavitätenform läßt sich mit Komposit leicht versorgen. Alle umgebenden Schmelzränder können angeschrägt und mittels Phosphorsäure angeätzt werden. Die Versorgung mit plastischem Füllungsmaterial erfordert nicht zwangsweise die Präparation einer klassischen Nierenform. Trotzdem ergibt sich diese Form nach dem Verlauf der kariösen Entkalkung fast immer von selbst. Wenn keine Dentinbeteiligung vorliegt, kann direkt Kompositmaterial appliziert werden. Da die verfügbaren Hybrid-Komposite recht gut polierbar sind, muß auch beachtet werden, daß unterschiedliche koronale Randverlaufslinien der Präparation unterschiedliches Reflexionsverhalten für auffallendes Licht zeigen. Ein nach koronal gewölbter Präparationsrand kann ungünstiger das Licht reflektieren als ein nach zervikal gewölbter Bogen. Vor der Präparation kann das Bewegen der Operationsleuchte zeigen, wie die Lichtreflexe auf der Zahnfläche spielen. Unter ästhetischen Aspekten ist dieser Punkt durchaus von Bedeutung.
Die Kavitätenpräparation sollte so ausgerichtet sein, daß sie im Dentinbereich untersichgehend gestaltet ist. Unterfüllungsmaterialien aus Glas-Ionomer-Zementen (z. B. BASE-

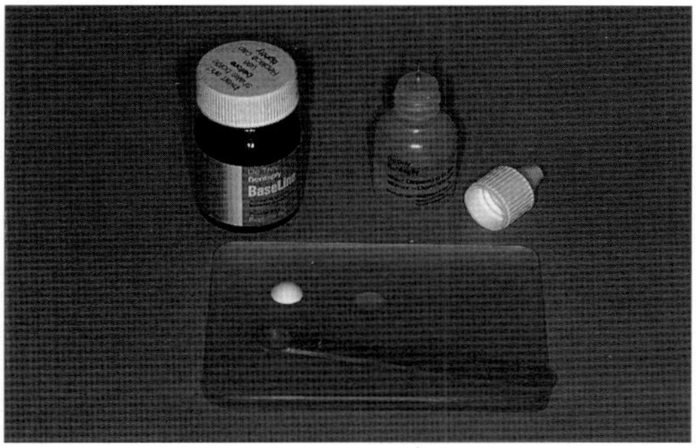

Abb. 6.11 Glasionomer-Unterfüllungszement (Baseline)

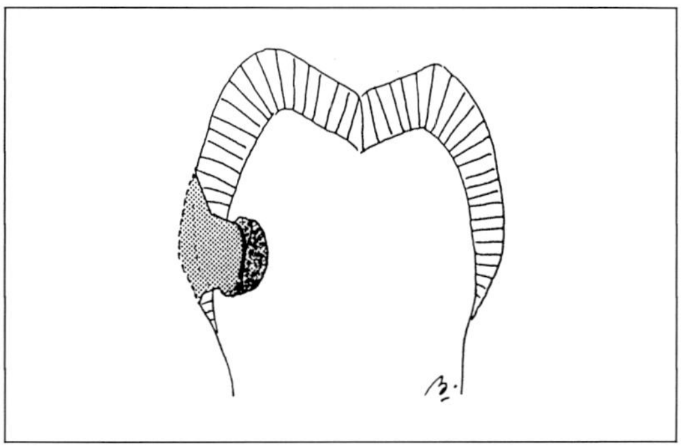

Abb. 6.12 Querschnitt durch eine Zahnhalsfüllung im Schmelz mit Unterfüllung aus Glas-Ionomer-Zement

LINE) (Abb. 6.11 u. 6.12) sind für die Kombination mit Kompositen besonders geeignet und farbneutral. Möglichst das gesamte Dentin sollte abgedeckt sein.

6.2 Lokalisation in Schmelz und Dentin

Für die Versorgung stellt sich hier das Problem, daß in bezug auf die Haftung an den beiden Zahnhartsubstanzen unterschiedliche Materialien unterschiedlich gut geeignet sind. So haften Glas-Ionomer-Zemente gut an Dentin und Schmelz, während die Komposite vor allem gut im Schmelz zu verankern sind. Somit bietet sich eine kombinierte Versorgung an [10]. Die sogenannte Sandwich-Technik bietet einen Weg hierzu an. Diese Füllungstechnik kann ein- oder zweizeitig erfolgen.
Prinzipiell ist beiden Verfahrensweisen gemein, daß zunächst die gesamte Kavität mit Glas-Ionomer-Zement aufgefüllt wird (Abb. 6.13a–e). Nach Aushärtung wird in derselben Sitzung (einzeitiges Verfahren) oder in einer zweiten Sitzung der Zement solcherart reduziert, daß die gesamte Oberfläche bis auf 2 mm zervikal für das später aufgebrachte Komposit abgeschliffen wird. Der koronale Kavitätenrand im Schmelzbereich wird gänzlich freigestellt, eine Anschrägung im Schmelz geschaffen und mittels Schmelz-Ätztechnik für das Komposit vorbereitet. Eine kurzzeitige Ätzung der präparierten Glas-Ionomer-Zement-Fläche verbessert die Haftung der Komposit-Füllung. Das Zweitmate-

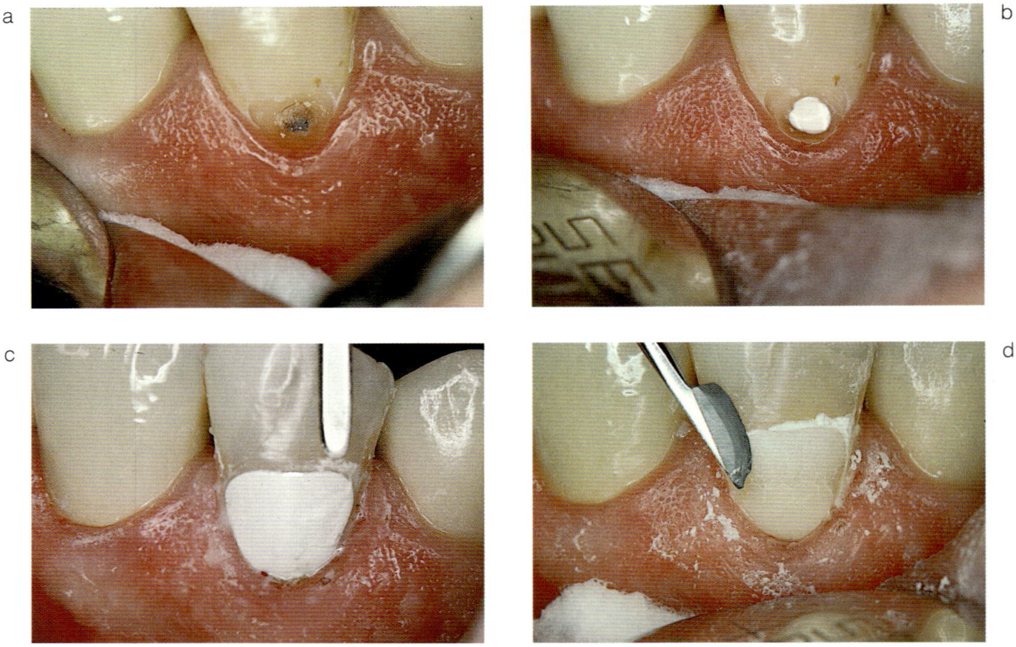

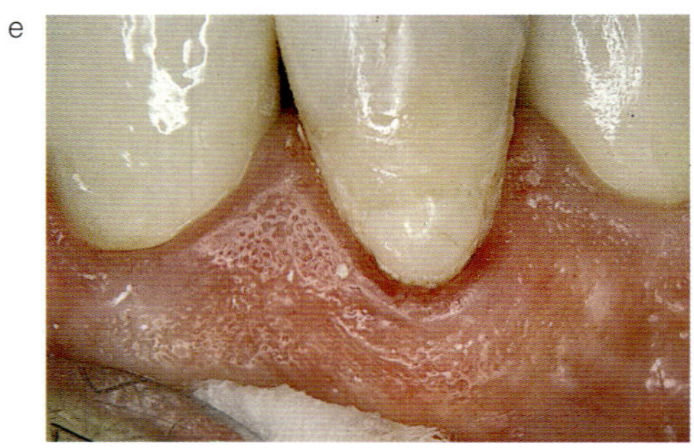

Abb. 6.13 Präparationsfolge für die Versorgung mittels Sandwich-Technik; a) eröffnete Kavität, b) exkaviert und Calciumhydroxid-Präparat pulpanah aufgetragen, c) Kavität gefüllt und mit Matrize abgedeckt, d) Grobausarbeitung mittels Schaberinstrument (KOMET), e) die grob ausgearbeitete Glas-Ionomer-Zement-Füllung ist mit einem Komposite-Haftvermittler abgedeckt und verbleibt so bis zur nächsten Sitzung. In der Folgesitzung wird der Zement reduziert und Kompositmaterial übergeschichtet

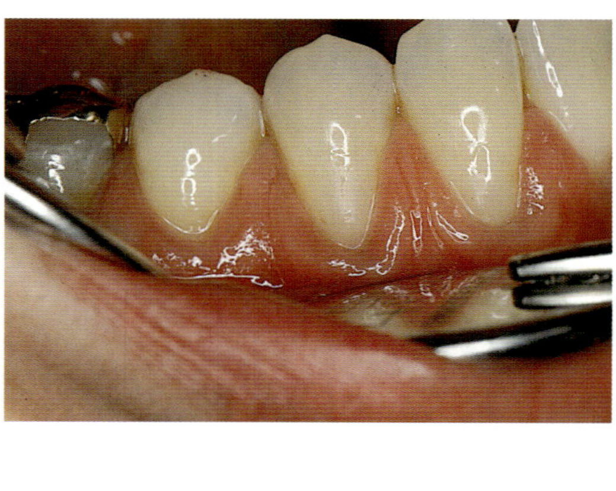

Abb. 6.14 Zähne 33 und 34 in Sandwich-Technik versorgt, 33 nach 1 Jahr Liegezeit, 34 direkt nach Ausarbeitung. Pat. aus Abb. 6.3

rial überschichtet den gesamten Füllungsbereich, abgesehen vom zervikalen 2 mm breiten Rand, der nun gänzlich aus Glas-Ionomer-Zement besteht.
Bei dieser Verfahrensweise kann die gute Haftung des Komposit am Schmelz und die des Glas-Ionomer-Zementes am Dentin genutzt werden (Abb. 6.14).

6.3 Kavitäten im Dentin

Bei Gingivarezessionen oder nach abgeschlossener Parodontalbehandlung liegen Wurzeloberflächen gänzlich ungeschützt für den Angriff der Karies frei [16] (Abb. 6.15). Die Karies beginnt hier meist flächenhaft als gelblich/bräunliche Verfärbung, die mittels Hygiene-Küretten abgetragen werden kann (Gracey-Küretten). Hat sich bereits eine Kavität manifestiert, so ist eine Präparation unerläßlich. Trotz guter Haftung von Glas-Ionomer-Zement am Dentin sollte für eine Versorgung mit diesem Material eine kastenförmige Kavität präpariert werden, um dünn auslaufende Materialränder zu vermeiden, die der Belastung nicht standhalten würden.
Bei dieser Kavitätenart kann Glas-Ionomer-Zement als alleiniges Füllungsmaterial eingesetzt werden (Abb. 6.16).
Metallische Füllungsmaterialien wie Amalgam werden heute nur noch im nicht sichtbaren Bereich für Zahnhalsfüllungen eingesetzt. Hier muß eine scharfrandige klassische Kavität präpariert werden. Non-Gamma-2-Amalgame sind das Material der Wahl. Exakte Verarbeitung, Carving und Politur vorausgesetzt, können diese Füllungen eine Liegedauer bis zu 10 Jahren aufweisen [9]. Amalgam ist besonders geeignet, wenn die Füllung zusätzlich mechanisch, z. B. durch Klammerarme belastet wird.
Gegossene Goldfüllungen können zwar auch für die Versorgung von Zahnhalsdefekten eingesetzt werden, doch ist ihre Verarbeitung vor allem im Seitenzahnbereich so aufwendig und fehleranfällig, daß mit anderen Versorgungsmöglichkeiten bessere Resultate erzielt werden können (Abb. 6.17).
Gestopfte Goldfüllungen (Goldhämmertechnik) sind von der Qualität her die unumstritten beste Versorgungsart. Exakte Präparation und Übung sind erforderlich, um gute Resultate zu erzielen. Verschiedene aus reinstem Gold bestehende Darreichungsformen lassen sich verarbeiten, Blattgold und Schwammgold. Unter Kofferdam und unter Vermeidung jeglicher Verschmutzung des Materials wird das Gold manuell eingehämmert und kalt verschweißt. Mechanische Geräte wie ELECTROMALLET können die Arbeit unterstützen [18] (Abb. 6.18).
Die Auswahl der Patienten für diese Füllungstechnik ist ein entscheidender Punkt, die Patienten müssen mit dem Wissen um die hohe Qualität der Füllung die Goldfarbe akzeptieren. Die Dauerhaftigkeit der Füllung überschreitet die der Amalgamfüllung bei weitem [1].

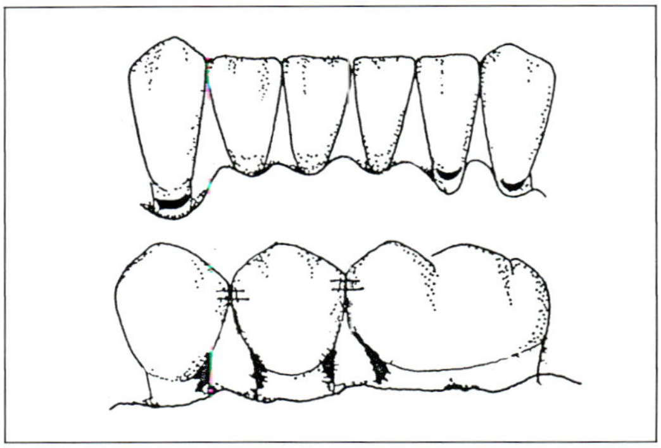

Abb. 6.15 Schematische Darstellung freiliegender Wurzeloberflächen nach Rezession der Gingiva

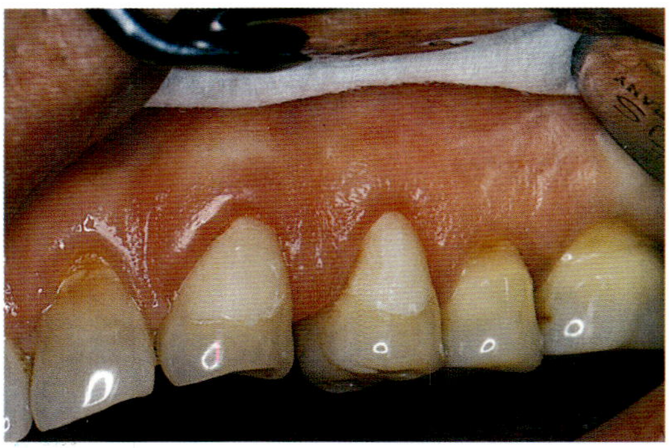

Abb. 6.16 Versorgung am Zahnhals der Zähne 23 und 24 bei Patienten nach Radiatio, ausschließlich Verwendung von Glas-Ionomer-Zement, direkt nach Versorgung

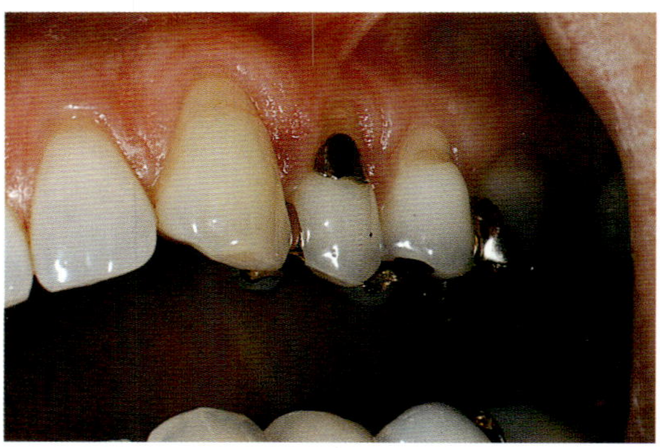

Abb. 6.17 Zahnhals-Inlay nach 21 Jahren an Zahn 24, inzwischen ist die Gingivarezession fortgeschritten

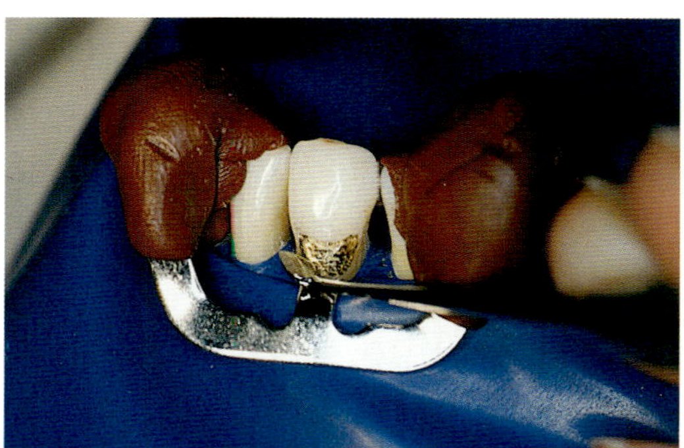

Abb. 6.18 Während des Legens einer Goldhämmerfüllung am Zahnhals mit Kofferdam und mit Stents gesicherte Zahnhalsklammer (Sammlung Dr. *Haueisen*)

6.4 Erosionen und Abrasionen

Diese Defektformen müssen nicht sofort versorgt werden. Da sie meist nicht kariös verändert sind, steht zunächst im Vordergrund, die Ursachen zu beseitigen. Bei durch Abrasion entstandenen Veränderungen heißt dies Erziehung des Patienten zu veränderter Putztechnik und Vermeidung allzu abrasiver Pflegemittel. Erst danach erscheint es sinnvoll, zu restaurieren.
Erosive Defekte gehen häufig auf einen Abusus von sauren Speisen und Getränken zurück. Orangen, Grapefruit als Säfte oder Früchte, aber auch Yoghurt können die Ursache sein. Besonders auf Patienten, die unter Bulimie leiden, ist hier zu achten [19]. Meist sind diese Veränderungen gänzlich im Schmelzbereich gelegen und mit Kompositfüllungen zu versorgen.

6.5 Spezielle Probleme bei der Versorgung am Zahnhals

6.5.1 Dentinversorgung

Die Nähe zur Pulpa wurde weiter oben bereits angesprochen. Damit ist die Dentinfläche im Boden der Kavität als pulpanah zu bezeichnen. Der Weichgewebsanteil kann bei bis zu 50% liegen. Ein Pulpaschutz ist demzufolge angebracht. Bekanntlich haben sich Kalziumhydroxid-Präparate hierfür besonders bewährt. Ähnlich wie bei Kavitäten anderer Klassen sind diese als alleinige Unterfüllung nicht geeignet [21]. Zusätzlich zur mangelnden Stabilität tritt hier der ästhetische Aspekt hinzu. Gerade unter Kompositen wird ein Kavitätenliner wie DYCAL®, KERR, LIFE® o.ä. weiß durchschimmern. Zudem werden solche Materialien im Dentinkontakt an-, bisweilen sogar aufgelöst. Um dies zu vermeiden, muß eine Abdeckung des Dentins mittels stabiler Materialien aufgebracht werden. Gefärbte Phosphatzemente oder Glas-Ionomer-Unterfüllungs-Materialien sind eine sichere Lösung. Das Raumangebot der oft zierlichen Kavitäten macht eine solche Schichtung oftmals schwierig.
Gänzlich aus Glas-Ionomer-Zementen bestehende Füllungen verringern dieses Problem und können problemlos, falls nötig, mit Präparaten wie CALXYL® oder HYPOCAL® kombiniert werden.
Eine weitere Möglichkeit der Dentinversorgung bieten die sogenannten Dentinadhäsive. Diese Materialien können in dünnen Schichten aufgebracht werden und sollen zum einen die Dentintubuli verschließen, zum anderen eine Verbindung zum verwendeten Füllungsmaterial, vor allem zu Kompositen herstellen (Abb. 6.19 und 6.20).
Die Dentinhaftmittel können

- mechanische Retention in den Dentinkanälchen finden,
- sich an Kollagen binden,
- sich an Calcium oder Phosphate binden, die im Smear layer oder im Dentin vorhanden sind.

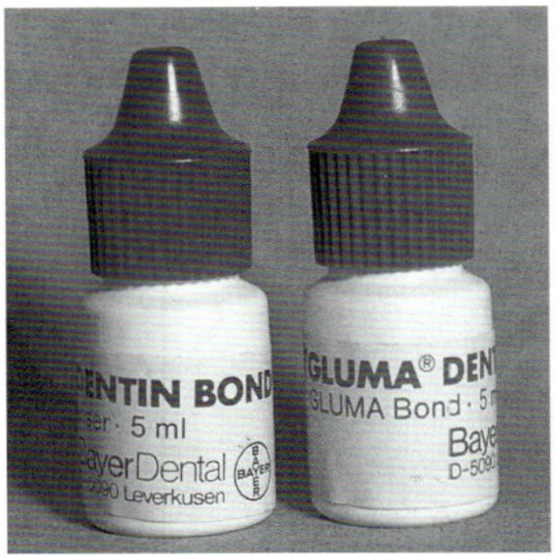

Abb. 6.19 Dentinadhäsiv (Gluma® BAYER)

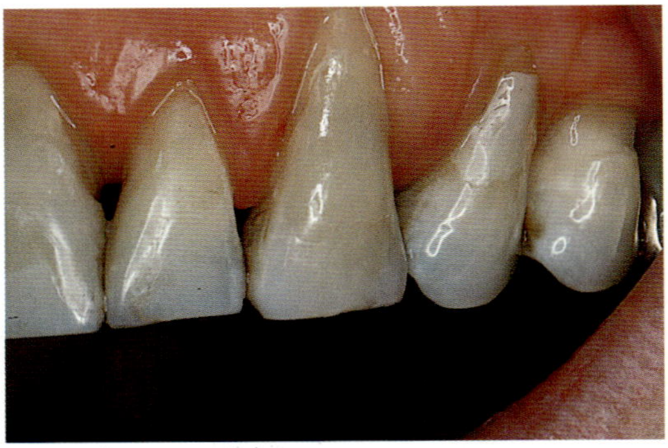

Abb. 6.20 Zahnhalsfüllung an 23, sehr ausgeprägte Rezession (7 mm). Versorgung mit Dentinadhäsiv, Glas-Ionomer-Zement und Komposit

Diese Mechanismen beruhen weitgehend auf theoretischen Überlegungen und haben im wesentlichen noch experimentellen Charakter, obwohl sie bereits breite Anwendung finden (*Janda* 1991). Eine Weiterentwicklung auf diesem Gebiet könnte die Füllungstherapie stärker revolutionieren als die Schmelz-Ätz-Technik.

6.5.2 Kavitätenpräparation

Die Präparationsformen reichen bei der Versorgung der Zahnhalskavitäten und der Kavitäten im Wurzelbereich von Nichtpräparieren bei manchen Erosions- und Abrasionsformen bis zur klassischen Kavitätenform mit kastenartiger Gestaltung.
Auch die neueren Füllungsmaterialien sollten, trotz chemischen oder mikromechanischen Verbundes mit der Zahnhartsubstanz, zusätzlich mit präparativen Retentionselementen verbunden werden.

- Gestaltung untersichgehender Wände im Dentin bei Komposit-Füllungen, die schmelzumgeben sind;
- zervikale Retentionsrillen oder senkrechte Wand bei der Sandwich-Technik;
- klassische senkrechte Wände in allen Bereichen bei Versorgung mit Amalgam, Stopfgolden und Glas-Ionomer-Zementen.

Neuerdings sind Zahnhalskavitäten auch zufriedenstellend mit Lasergeräten zu präparieren. Vor allem der Erbium-YAG-Laser zeigt effektiven Substanzabtrag, und es lassen sich nach abschließendem Finieren der Ränder mit Glas-Ionomer-Zement oder Kompositen zufriedenstellende Füllungen erzielen (Abb. 6.21 u. 6.22).

6.5.3 Gingivalrand

Außer in Ausnahmefällen wird der Zervikalrand der Zahnhalsfüllung oder der Füllung auf der Wurzeloberfläche in enger Beziehung zum Gingivalrand stehen. Möglicherweise dehnt sich der kariöse Defekt bereits subgingival aus. Bei der Therapie muß gerade der

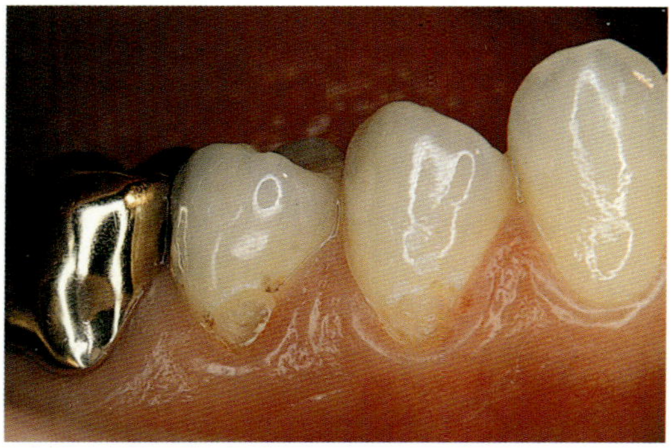

Abb. 6.21 Zahnhalskavitäten mit Erbium-Yag-Laser präpariert (Sammlung Dr. *Gerhardt*)

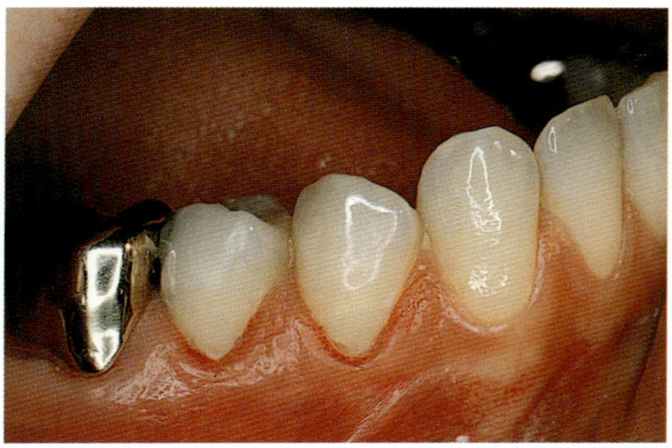

Abb. 6.22 Versorgung der Kavitäten aus Abb. 6.21 (Sammlung Dr. *Gerhardt*)

zervikale Füllungsrand jedoch der Bearbeitung zugänglich sein. Als zweiter Aspekt muß die Füllung trocken appliziert werden. Um diese wichtigen Aspekte sicherzustellen, muß mit Kofferdam gearbeitet werden. Bewährt haben sich hier Zervikal-, Retraktions- oder Schmetterlingsklammern (Form 212).
Um den zervikalen Rand der Kavität darzustellen, kann eine lokalisierte Gingivektomie unumgänglich sein. Dies mag bedeuten, daß ein zusätzlicher Termin für die Applikation der Füllung vereinbart werden muß. Diese lokale Gingivektomie kann mit Skalpellen, Scheren oder auch mit dem Elektrotom oder einem CO_2-Laser ausgeführt werden.
Ist der Zervikalrand mit dem Aufbringen einer Zervikalklammer darstellbar, kann auf chirurgische Maßnahmen verzichtet werden. Zu beachten ist, daß dieser Klammertyp mittels STENTS- oder KERRMASSE stabilisiert werden muß. Zudem müssen diese Klammern in ausgeglühtem Zustand verwendet werden, da die Anlagebranchen vorher individuell gebogen werden müssen [2, 12] (Abb. 6.23).

6.5.4 Matrizenformen

Bei der Applikation von plastischen Füllungsmaterialien ist zwar das freie Aufbringen möglich, die Verwendung spezieller Zahnhalsmatrizen jedoch empfehlenswert. Für die Applikation von Komposit-Materialien stehen durchsichtige Matrizen verschiedener Größen aus glasklarem Kunststoff zur Verfügung (Zervikalmatrizen, HAWE-NEOS).

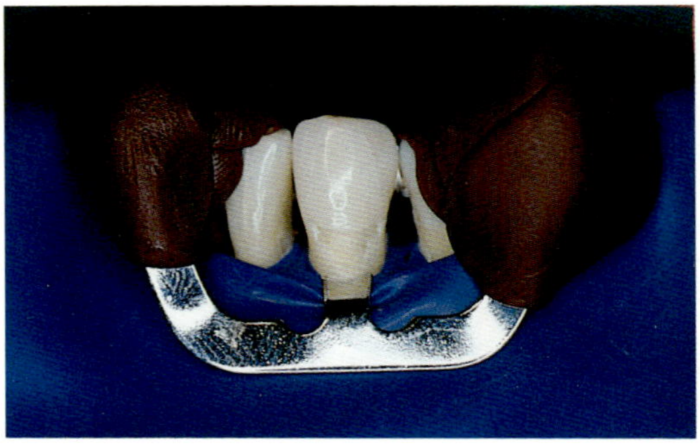

Abb. 6.23 Applikation einer Zahnhalsklammer und deren Sicherung (Sammlung Dr. *Haueisen*)

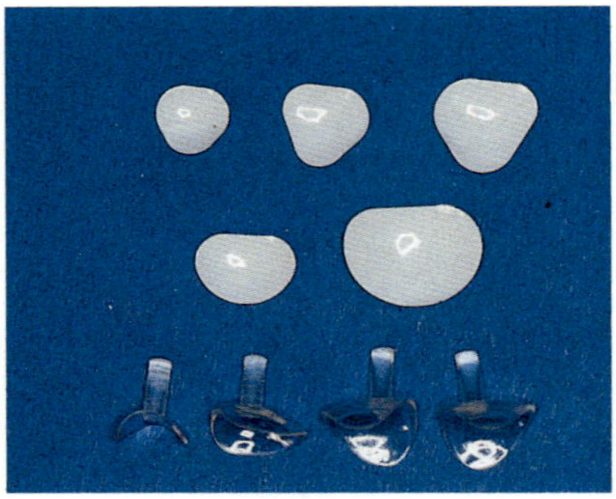

Abb. 6.24 Zahnhalsmatrizen

Diese Matrizen verfügen über einen kleinen stöpselförmigen Griff, der mittels diamantierter Pinzette leicht zu halten ist. Für die Applikation von Glas-Ionomer-Zementen gibt es kleine bleitote Metallmatrizen, die gut an die Krümmung der Zahnoberfläche adaptiert werden können (Abb. 6.24).
Gerade bei diesen Systemen ist es möglich, den Zement aufzubringen, die Matrize zu plazieren, den Überschuß zu entfernen und die Matrize mit einem Kunststoffbonding zu überschichten. Dadurch kann die Matrize sogar bis zu einer weiteren Sitzung am nächsten Tag in situ belassen werden [8], um eine Sandwich-Füllung zweizeitig durchzuführen.

6.6 Dauerhaftigkeit der Restaurationen

In den letzten Jahren sind vermehrt zervikale Komposit- und Glas-Ionomer-Zement-Füllungen auf ihre klinischen Erfolgsraten hin untersucht worden [4, 6, 13, 23].
Es wurde deutlich, daß beide Materialien Schwachpunkte aufweisen, die sie anderen Materialien gegenüber, wie Amalgamen oder Stopfgold, als kurzlebiger erscheinen lassen.
Glas-Ionomer-Zemente lassen sich zwar recht einfach verarbeiten, doch ist ihr opakes Erscheinungsbild ästhetisch wenig befriedigend. Sie unterliegen starkem Abrieb durch Bürsten und Nahrung und verlangen im Gegensatz zu früheren Veröffentlichungen [10] doch eine Retentionspräparation. Dünn auslaufende Füllungsränder frakturieren rasch. Ihre Randständigkeit und Bindung zum Dentin geht in Kombination mit Kompositen (Sandwich-Technik) rasch verloren. Die rauhe, nicht polierbare Oberfläche kann zu einer Gingivitis am Marginalsaum führen.
Komposite sind zwar gut polierbar, doch mangelt es ihnen an Haftung zum Dentin. Die bekannten Schwachpunkte wie Wasseraufnahme und Polymerisationsschrumpfung wirken sich gerade am zervikalen Rand der Füllung sehr unangenehm aus und führen zu Randspalt und Verfärbung. Die ästhetische Wirkung ist zumindest anfänglich hervorragend.
Die Erfolgserwartung für Amalgamfüllungen ist bekannt gut. Wann immer unter ästhetischen Gesichtspunkten gerechtfertigt, sollte dieses Füllungsmaterial eingesetzt werden.

Goldstopffüllungen sind ein optimales Füllungsmaterial, das selbst den Biegeverformungen im Bereich des Zahnhalses widersteht. Seine aufwendige Materialverarbeitung sollte kein Grund sein, diese Alternative nicht so oft wie möglich in Betracht zu ziehen. Ästhetisch läuft diese Füllung gegen den derzeitigen Trend der zahnfarbenen Materialien. Ohne Zweifel ist diese Füllungsart aber von optimaler Qualität [5].

7 Zahnpulpa – Abwehrverhalten und Vitalität

Von W. H.-M. Raab

7.1 Die chronische Entzündung

Es besteht vom pathologischen Standpunkt aus betrachtet keine eindeutige Abgrenzung zwischen der akuten und der chronischen Entzündung. Wird das initiale Trauma, das die Entzündung verursacht hat, nicht vollständig beseitigt, kommt es schrittweise zum Übergang von der akuten zur chronischen Entzündung. Die akute Entzündung ist durch erhöhte Durchblutung und Plasmaextravasation gekennzeichnet, beides mit dem Ziel, die einwirkenden Noxen zu eliminieren oder zu neutralisieren. Demgegenüber steht bei der chronischen Entzündung die proliferative Antwort im Vordergrund, also die Vorbereitung der Reparation.

Die chronische Entzündung kann sich abhängig von der Art des Reizes auf zwei unterschiedliche Weisen entwickeln. Sie kann sich als Folge einer akuten, nicht vollständig abgeklungenen Entzündung entwickeln, oder sie entsteht bei sehr geringer, aber kontinuierlicher Reizeinwirkung ohne diese Vorstufe.

Neben dem zeitlichen Begriff, der einen zumindest mehrtägigen Verlauf beinhaltet, ist die chronische Entzündung durch bestimmte morphologische Veränderungen gekennzeichnet. Das chronisch entzündete Gewebe ist charakterisiert durch die Proliferation von Fibroblasten und Gefäßen und die Infiltration von Makrophagen, Plasmazellen und Lymphozyten.

In aller Regel ist die chronische Entzündung durch eine irreversible Schädigung des Parenchyms gekennzeichnet, wobei dieses durch Bindegewebe ersetzt wird. Sie wird letztendlich immer zu Degeneration und damit teilweisem oder vollständigem Funktionsverlust führen. Anamnestisch lassen sich bei dieser Entzündungsform häufig keine oder nur geringe Schmerzen feststellen.

Eine Einteilung der Pulpitiden anhand des pathohistologischen Befundes ist, wie erstmals von *Greth* (1933) dargestellt und nachfolgend durch mehrere Arbeiten bestätigt, wenig hilfreich, da die diagnostischen Möglichkeiten sehr begrenzt sind und nahezu keine klinischen Konsequenzen aus einer histologischen Einteilung der Pulpaerkrankungen abgeleitet werden können [1]. Der überwiegende Teil der klinischen Diagnosen erweist sich unter histologischen Gesichtspunkten als falsch. Eine Einteilung der chronischen Pulpitiden nach klinischen Gesichtspunkten analog der bei der akuten Verlaufsform – reversible und irreversible Pulpitis – könnte möglicherweise in „klinisch vertretbar" und „therapiebedürftig" erfolgen.

Wie bereits ausgeführt, ist die chronische Pulpaerkrankung durch degenerative oder regressive Veränderungen gekennzeichnet. Beide bewirken eine reduzierte Abwehrlage des Markorgans gegenüber externen Reizeinflüssen. Diese Alterationen können jedoch auch ohne noxische Einwirkungen entstehen, wie Befunde an nicht durchgebrochenen

Zähnen von Jugendlichen gezeigt haben. Mit zunehmendem Alter finden sich jedoch diese Veränderungen gehäuft. Somit bleibt in vielen Fällen die Frage offen, ob es sich bei diesen histologischen Befunden primär um die Folge einer Entzündung oder um eine altersbedingte involutive Veränderung handelt. Folglich ist auch die klinische Implikation dieser Befunde und die daraus erwachsende therapeutische Konsequenz offen.
Aus diesen Gründen soll auf eine histologische oder pathomorphologische Einteilung der chronischen Pulpitiden verzichtet werden und an dieser Stelle deren Folgeerscheinungen beschrieben werden, wissend, daß eine Abgrenzung von pathologischen und altersentsprechenden physiologischen Befunden nicht eindeutig möglich ist.

7.2 Hartsubstanzbildungen und Verkalkungen
(siehe auch Kapitel 3)

Als reizinduzierte Folge kommt es in der Zahnpulpa zur Anlagerung von Dentin. Dies kann physiologische Ursachen haben, z. B. Attrition, oder pathologische, z. B. Karies. Hierbei kommt es durch die Apposition von parapulpalem Dentin zu einer schrittweisen Verkleinerung des Pulpakavums und durch die Anlagerung von peritubulärem Dentin zu einer Reduktion des Lumens der Dentinkanälchen (Abb. 7.1 u. 7.2 a u. b). Diese Fähigkeit ist eine der reparativen Folgen von Pulpaentzündungen mit dem Ziel, die Pulpa vor verstärkten Reizeinwirkungen zu schützen. Therapeutisch wird die Fähigkeit der Zahnpulpa zur kontinuierlichen Hartsubstanzbildung bei Caries profunda, direkter Überkappung und Vitalamputation genützt.
Je nach Appositionsgeschwindigkeit zeigt dieses Reizdentin einen verstärkt irregulären Aufbau, wobei zum Teil die Verbindung zu den ursprünglichen Dentinkanälchen nicht mehr gegeben ist. Stoffwechselprodukte aus kariösen Defekten werden jedoch auch durch eine geschlossene Dentinschicht pulpatoxisch, wenn die verbliebene Dentinstärke zur Pulpa 0,5 mm unterschreitet [56].
Verkalkungen im Sinne eines Gewebeersatzes können als vollständige oder teilweise Obliteration des Pulpakavums nach Trauma – insbesondere Luxationen – auftreten. Hierbei kommt es neben der überstürzten Anlagerung von Reizdentin, das häufig atubulär ist, auch zur Bildung von Fibro- und Osteodentin. Ursache hierfür ist die Existenz pluripotenter Mesenchymalzellen, welche reizinduziert nach Umwandlung in Odontoblasten mit der Hartsubstanzbildung einsetzen, und die Verkalkung kleiner Nekroseherde in der Zahnpulpa. Bei vollständigem Ersatz der Zahnpulpa durch Zahnhartsubstanz, wie dies z. B. nach einem Trauma auftreten kann, findet sich im Röntgenbild eine knochendichte Verschattung (Abb. 7.3). Das Fehlen einer positiven Sensibilitätsprobe ist nicht notwendigerweise Indiz für eine avitale Pulpa, sondern Ausdruck des Verlustes an sensorischer Innervation. Klinisch findet sich häufig eine gelblichgraue Färbung der Krone (Abb. 7.4). Wie das histologische Präparat (Abb. 7.5) zeigt, ist es zu einem Ersatz der Zahnpulpa durch Osteodentin gekommen, das vaskularisiert ist. Die Zahnpulpa ist per definitionem vital und nicht therapiebedürftig. Die klinische Langzeitprognose ist gut, jedoch sollte prinzipiell die Möglichkeit von internen Resorptionen bei einer langfristigen Planung berücksichtigt werden.

Häufig finden sich Verkalkungen in Form von Dentikeln. Hierbei handelt es sich in der überwiegenden Zahl der Fälle um unechte Dentikel. Diese kommem im Bereich der Kronen- und Wurzelpulpa vor. Da ihre Häufigkeit mit dem Alter und der Vorschädigung des Zahnes zunimmt, dürfte es sich um pathologische Reaktionen der Zahnpulpa handeln. Unterschieden werden nach *Schroeder* [53] Zwiebelschalendentikel und Faserdentikel. Erstere weisen eine konzentrische Schichtung aus Fibrodentin auf und sollen auf der Basis von gewebsständigen Mikrothromben entstehen, die die Grundlage der nachfolgenden Mineralisation bilden. Mehrere Dentikel können mit zunehmendem Wachstum konfluieren und mit der Pulpawand verwachsen (Abb. 7.6 u. 7.7). Demgegenüber zeigen Faserdentikel einen inhomogenen Aufbau mit Einlagerung von Kristalliten in eine faserreiche, granuläre Matrix.

Daneben finden sich diffuse Verkalkungen, die meist ihren Ausgang von präformierten Gewebsstrukturen wie Nervenfaserbündel oder Gefäßen nehmen. Inwieweit letztere Verkalkungsformen als mögliche Ursache für die Bildung von Dentikeln dienen, ist ungeklärt. Unechte Dentikel und diffuse Verkalkung sind Folge und Ausdruck chronischer Entzündung und pathogenetisch eindeutig von den echten Dentikeln abgrenzbar, die im Rahmen der Wurzelbildung aus Absprengungen der Hertwigschen Epithelscheide entstehen. Echte Dentikel finden sich nur in apikalen Wurzelabschnitten.

Verkalkungen oder Dentikelbildung stellen eine Komplikation bei der Wurzelkanalaufbereitung dar; da jedoch das Kanallumen nie vollständig verlegt ist, kann der Versuch unternommen werden, das Hindernis mit einer dünnen abgebogenen Feile zu umgehen.

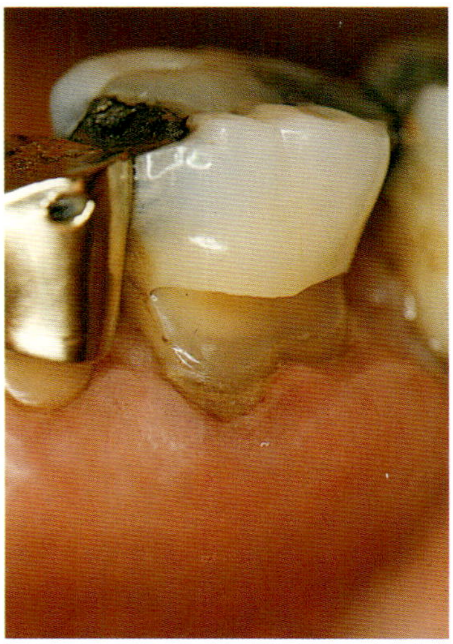

Abb. 7.1 Zahn 35 und 36 mit ausgeprägtem keilförmigem Defekt von mehr als einem Drittel der klinischen Krone

a

b

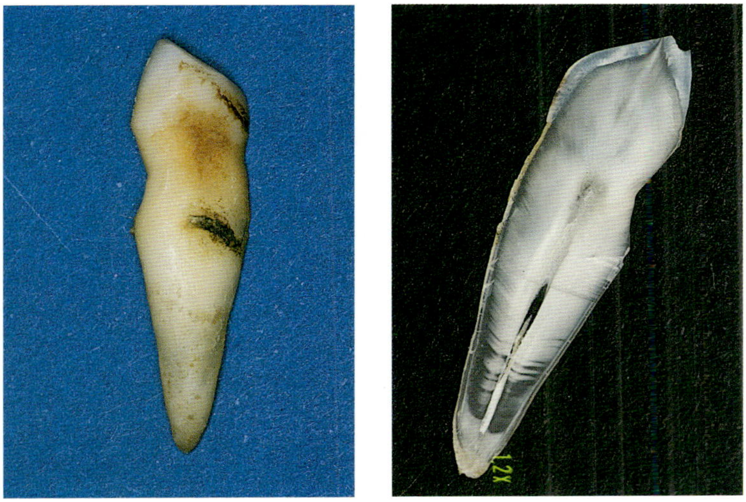

Abb. 7.2 a) Zahn 23 mit großflächigem, keilförmigem Defekt. b) Schliffpräparat; man erkennt, daß sich die Pulpa auf ein Niveau von 2–3 mm unterhalb der Schmelzzementgrenze retrahiert hat. Bei diesem Präparat wird auch die ausgeprägte Dentinsklerosierung deutlich, die mit zunehmendem Alter vor allem im apikalen Bereich auftritt

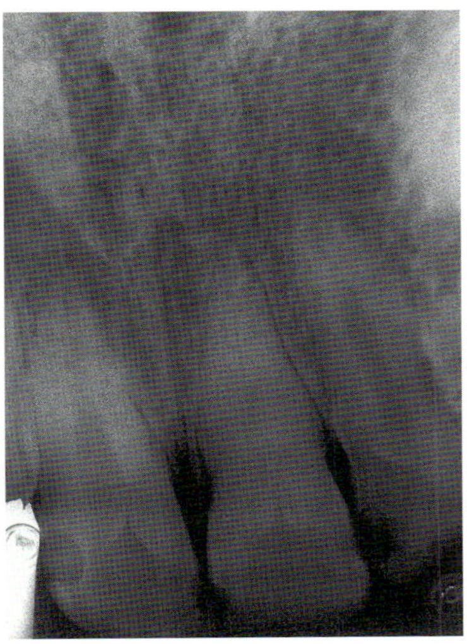

Abb. 7.3 Zahnfilm 21, angefertigt nach negativer Sensibilitätsprobe, die Röntgenaufnahme zeigt eine knochendichte Verschattung

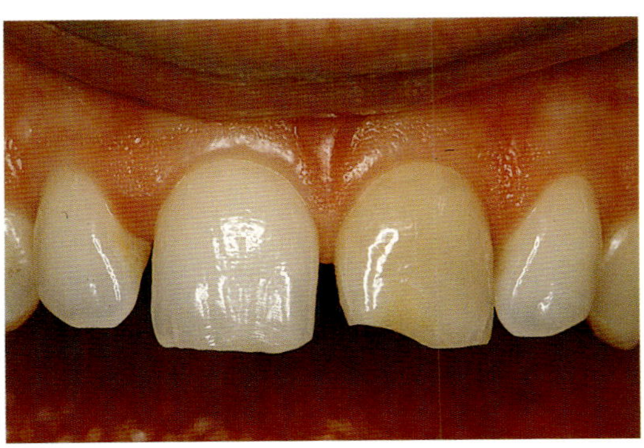

Abb. 7.4 Infolge der verstärkten Dentinanlagerung erscheint die klinische Krone graugelblich

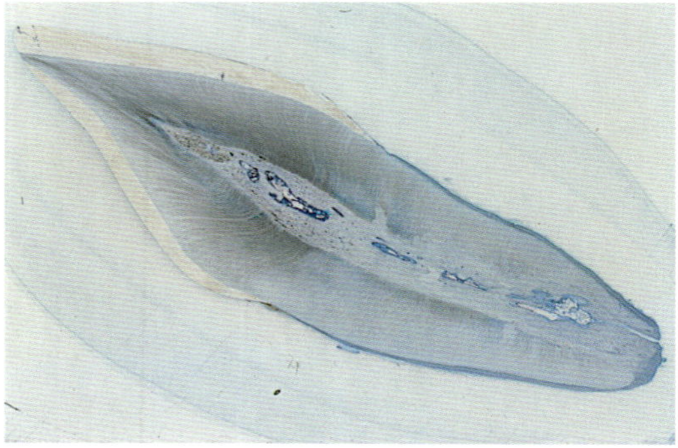

Abb. 7.5 Knöcherne Metamorphose nach Zahntrauma (vor 12 Jahren), es finden sich Einlagerungen von Osteodentin und vereinzelt Resorptionen. (Die Anfertigung dieses Präparates erfolgte dankenswerterweise durch Prof. Dr. Dr. *Donath*)

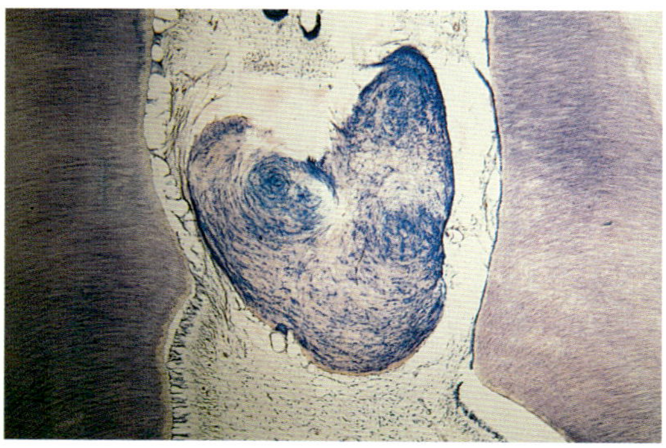

Abb. 7.6 Freier unechter Dentikel (Zwiebelschalendentikel) (Paraffinschnitt, Giemsafärbung)

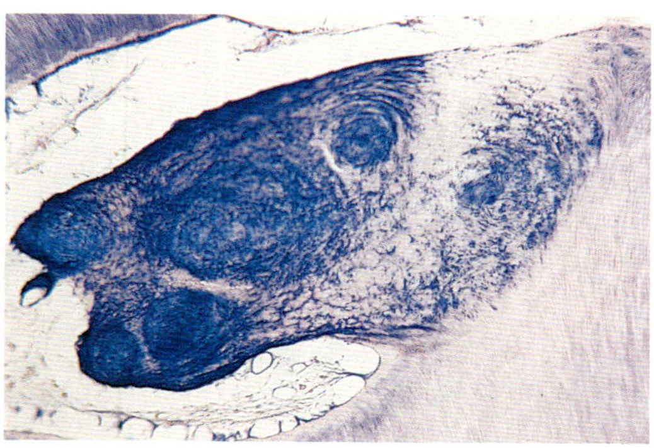

Abb. 7.7 Adhärenter unechter Dentikel (Zwiebelschalendentikel) (Paraffinschnitt, Giemsafärbung)

7.3 Resorptive Veränderungen

Interne Resorptionen treten an vitalen Zähnen als Folge der Aktivität dentoklastischer Zellen auf, die zu einem Abbau von Dentin und Zement und in seltenen Fällen (Abb. 7.8) auch von Schmelz führen. Der Abbau erfolgt in vergleichbarer Weise zum Knochen und ist durch das Auftreten von Howship-Lakunen gekennzeichnet, in denen mehrkernige Zellen, die Dentoklasten, eingelagert sind.

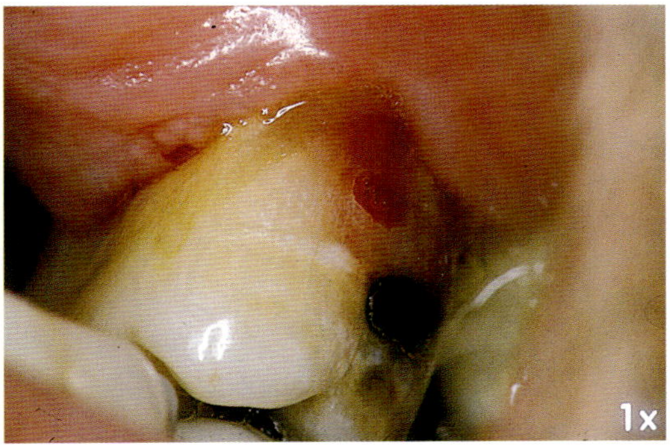

Abb. 7.8 Internes Granulom, das in seinem fortgeschrittenen Stadium bereits zur Perforation geführt hat

Abb. 7.9 Internes Granulom, die Resorptionslakunen im Bereich der lateralen Pulpawand sind deutlich erkennbar (mit freundlicher Genehmigung von Prof. Dr. *A. Kröncke*)

Abb. 7.10 Internes Granulom, das in seinem fortgeschrittenen Stadium zur Resorption bis in den Bereich des Wurzelzementes geführt hat (mit freundlicher Genehmigung von Prof. Dr. *A. Kröncke*)

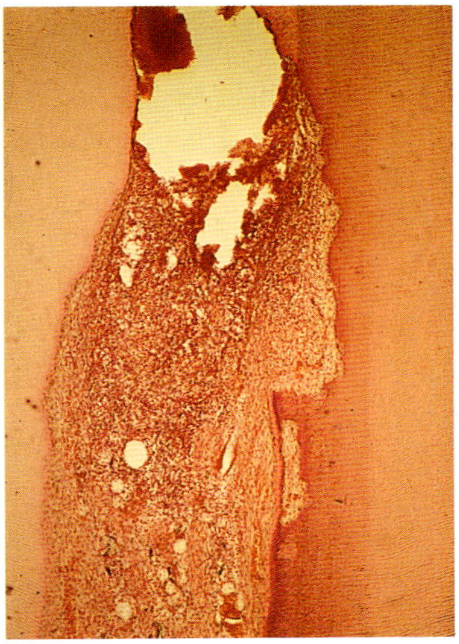

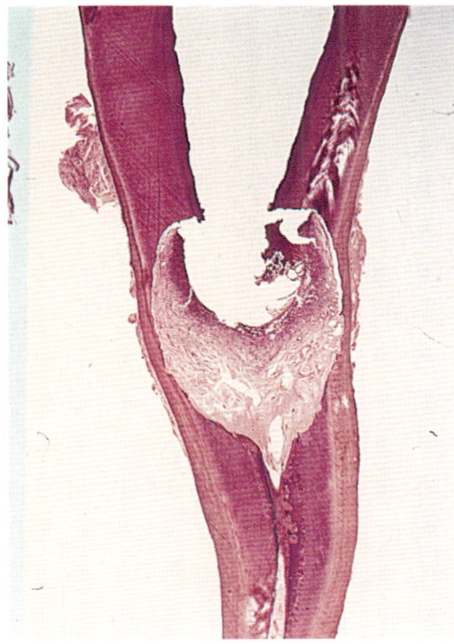

Transiente Resorptionen werden klinisch nicht manifest, im Gegensatz zur kontinuierlichen Verlaufsform, die im fortgeschrittenen Stadium zur Fraktur führen kann. Bei einer Lokalisation im Bereich der klinischen Krone kommt es infolge der resorptiven Veränderungen zu einer rosa Verfärbung des Zahnes. Von dieser leitet sich die klinisch-deskriptive Bezeichnung Rosa-Flecken-Krankheit oder „pink spot" ab [60].
Das interne Granulom entwickelt sich auf dem Boden einer Pulpitis granulomatosa (Abb. 7.9 u. 7.10). Ursache für diese chronische Pulpaentzündung ist in der Mehrzahl eine kariöse oder posttraumatische Schädigung des Markorgans mit angenommener partieller Nekrose. Von dieser entwickelt sich das Granulationsgewebe zirkulär, so daß in den meisten Fällen röntgenologisch ein runder oder ovaler Resorptionsdefekt imponiert. Über die relative Progredienz liegen keine Angaben vor. Anamnestisch ist der Zahn in der Regel symptomlos bei erhaltener Sensibilität.
Das interne Granulom wird meist in einem fortgeschrittenen Stadium als Zufallsbefund diagnostiziert. Falls die resorptiven Veränderungen noch nicht zu einer ausgeprägten Schwächung des Zahnes geführt haben, kann der Prozeß durch eine Wurzelkanalbehandlung gestoppt werden.

7.4 Abszedierung

Wie bei der Mehrzahl der anderen Pulpaerkrankungen ist auch die Abszeßentstehung überwiegend Folge der Karies. Hierbei muß nicht notwendigerweise eine direkte bakterielle Kontamination der Zahnpulpa erfolgen. Die toxische Wirkung bakterieller Stoffwechselprodukte kann ebenso wie die immunologische Reaktion der Zahnpulpa auf intra- und extrazelluläre Bakterienbestandteile durch die noch geschlossene Dentinschicht ausgelöst werden [3]. Die prinzipiell gleichen Fakten müssen für eine chemische oder physikalische Traumatisierung der Zahnpulpa gelten. Die aus der Schädigung resultierenden Mikroabszesse sind, sofern die Regenerationskapazitäten der Zahnpulpa nicht überschritten werden, im Sinne einer Defektheilung reversibel. Sie können aber auch Ausgangspunkt für eine chronische Abszedierung darstellen. Der chronische Abszeß entwikkelt sich innerhalb weniger Tage bis Wochen aus der akuten Form und zeigt folgenden Aufbau: Der zentrale Nekroseherd wird von einem Makrophagenwall umgeben, an den sich ein mit Lymphozyten und Plasmazellen infiltriertes Granulationsgewebe anschließt. In diesem Stadium besteht noch die Möglichkeit der Resorption und des bindegewebigen Ersatzes.

Erfolgt die Abszeßentwicklung koronal randständig und ist gleichzeitig die Möglichkeit für einen intrapulpalen Druckausgleich gegeben, kann hieraus ein Ulkus entstehen. Die Art des Druckausgleiches ist dabei von untergeordneter Bedeutung und kann sowohl durch Markkanälchen, ein weites Foramen apicale, eine eröffnete Pulpa, aber auch durch eine erweichte und permeable Dentinschicht, z. B. unter einem kariösen Defekt, erfolgen.

Das Ulkus der Zahnpulpa ist die häufigste Form einer chronischen Erkrankung des Markorgans. Wie alle chronischen Pulpitiden ist auch diese durch weitestgehende Symptomlosigkeit gekennzeichnet. Anamnestisch finden sich mitunter auf genaues Befragen kurzzeitige Schmerzattacken. Diese sind Ausdruck einer akuten Exazerbation oder eines temporären intrapulpalen Druckanstieges, wie er z. B. bei Einbiß von Nahrung in den kariösen Defekt oder bei Verlegung der Abflußmöglichkeit von serösem Exsudat entstehen kann (Abb. 7.11 u. 7.12).

Das Ulkus ist kein stationärer Zustand, sondern es sinkt kontinuierlich nach apikal ab und geht damit in eine Pulpagangrän oder -nekrose über. Die Diagnose einer ulzerösen Pulpitis erfolgt häufig bei der Pulpaeröffnung im Rahmen der Kariesentfernung. Die vollständige Kariesentfernung ist unabdingbar, nicht nur zur Vermeidung chronischer Pulpaerkrankungen, sondern auch zu deren Erkennung, da sich häufig unter erweichtem und kariös verändertem Dentin nicht nur eine chronische Pulpitis entwickeln kann, sondern ein bereits vorbestehendes Ulkus undiagnostiziert bleibt.

Das durch den Granulationswall vom Ulkus getrennte Pulpagewebe ist steril. In Abhängigkeit von der Bestandsdauer des Ulkus finden sich jedoch zunehmend degenerative Veränderungen. Die Therapie besteht in der Wurzelkanalbehandlung.

Histologisch finden sich bei einer Vielzahl der untersuchten Zähne Hinweise auf eine chronische Entzündung oder degenerative Veränderung der Zahnpulpa. Letztere kann nicht immer eindeutig von einem präparationsbedingten Artefakt unterschieden werden [8], vor allem dann, wenn der Zahn nicht durch eine En-bloc-Resektion, sondern durch Extraktion gewonnen wurde.

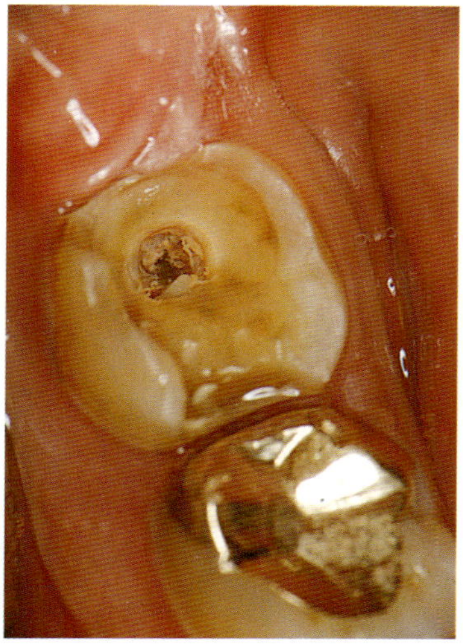

Abb. 7.11 Ulzeröse Pulpitis unter kariös erweichtem Dentin

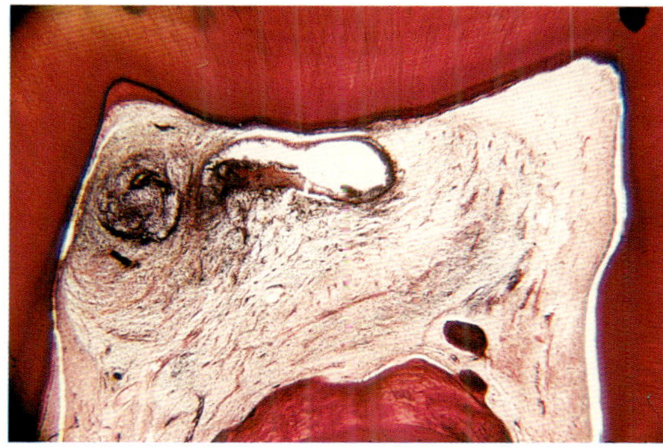

Abb. 7.12 Ulzeröse Pulpitis im Bereich des Pulpahornes (mit freundlicher Genehmigung von Prof. Dr. *A. Kröncke*)

Kennzeichnend für die chronische Pulpitis ist deren Symptomlosigkeit, wodurch eine klinische Diagnose häufig auf Zufallsbefunde beschränkt bleiben muß. Unter der eingangs getroffenen Einteilung entsprechend einer Therapiebedürftigkeit kann insbesondere beim älteren Patienten folgende Aussage gemacht werden:
Eine verzögerte oder fehlende Sensibilität muß nicht zwangsläufiger Ausdruck einer chronischen Pulpaschädigung sein. Involutive Altersveränderungen und chronische Pulpaentzündungen führen in weiten Bereichen zu identischen histopathologischen Befunden, so daß eine Abgrenzung von noxisch induzierten, also pathologischen und altersbedingten, paraphysiologischen Veränderungen nicht möglich ist.
Eine möglicherweise histologisch veränderte Pulpa, die beschwerdefrei und ohne Zusatzbefund ist, dürfte eine „klinisch akzeptable Form der Wurzelfüllung" darstellen.

7.5 Vitalität der Zahnpulpa und Sensibilitätsprüfung

Die Bestimmung der Vitalität der Zahnpulpa erfolgt indirekt durch die funktionelle Prüfung der sensorischen Versorgung des Markorgans. Grundlage ist folgende Überlegung: Nerven sind nur dann funktionsfähig, wenn aus der Umgebung ihr Stoffwechsel gesichert ist. D. h. das umliegende Gewebe muß vital sein, um die Voraussetzung für die Erregungsbildung und -weiterleitung zu schaffen. Die Bestimmung der Vitalität des Markorgans erfolgt im Rückschluß über den sensorischen Befund. Klinisch bedeutet dies, daß bei einem positiven Sensibilitätsbefund von einer vitalen Zahnpulpa ausgegangen werden kann. Der Umkehrschluß ist jedoch nicht zwingend, ein negativer Sensibilitätsbefund ist lediglich Hinweis auf eine nicht funktionell intakte sensorische Versorgung der Pulpa. Bei fehlender Sensibilität kann ein Zahn demnach durchaus vital sein. Solche Befunde können z. B. nach einem Trauma erhoben werden, wenn durch eine Luxation des Zahnes die Nervenfasern im Bereich des Apex abgerissen sind, die versorgenden Gefäße jedoch noch intakt sind.

Die Zahnpulpa weist eine überwiegend sensorische Versorgung mit C- und A-delta-Fasern auf, der geringe Anteil an A-beta-Fasern (mechanosensitiv) dürfte klinisch nicht relevant sein [9, 24]. Die beiden erstgenannten Fasergruppen können ausschließlich die Sinnesqualität Schmerz weiterleiten, wobei die unmyelinisierten C-Fasern für die dumpfe, diffuse und die dünn myelinisierten A-delta-Fasern für die helle, lokalisierte Komponente des Schmerzes verantwortlich sind. Entscheidend für die Sensibilitätsprobe der Zahnpulpa ist demzufolge die Auslösung eines schmerzhaften Reizes und nicht die Wahrnehmung einer Empfindung an sich. Diese kann auch durch Reizung des Parodontiums verursacht sein. Die Anweisung an den Patienten sollte diese Tatsache berücksichtigen. Man sollte ihn auffordern, auf eine schmerzhafte Empfindung zu reagieren.

Die Beobachtung, daß ältere Patienten weniger „schmerzempfindlich" zu sein scheinen [23, 61], wird auch bei der Präparation von Zähnen festgestellt [38]. Eine der Ursachen ist in der zunehmenden Dentinapposition [33, 34, 27, 52] zu sehen, die altersbedingt und als Folge wiederholter Reizeinwirkung auftritt. Daneben finden sich jedoch auch histologisch [6, 12, 20] und rasterelektronenmikroskopisch nachweisbare quantitative und qualitative Veränderungen in der sensorischen Versorgung des Markorgans, wobei offen ist, ob es sich hierbei um den biologischen Ausdruck des Alterns oder um die pathologische Folge einer gebrauchsbestimmten Abnützung und Reizeinwirkung handelt.

Lichtmikroskopisch findet sich mit zunehmendem Alter eine Reduktion der Odontoblasten und Fibroblasten. Mit dieser geht eine Veminderung der absoluten Anzahl der Axone in der Pulpa einher, die gleichermaßen sensorische und vegetative Faseranteile erfaßt. Diese Effekte sind in der Kronenpulpa, und hier besonders in den Pulpahörnern, stärker ausgeprägt als im Bereich der Wurzelpulpa [7]. Dies läßt sich teilweise durch die Anlagerung von nicht oder nur unvollständig innerviertem Reizdentin erklären. Der Bereich sensorisch versorgten Dentins verschiebt sich nach apikal. In altem Pulpagewebe ist der relative Anteil an dickeren sensorischen Nervenfasern reduziert, wobei jedoch ungeklärt ist, ob diese Tatsache Folge eines überproportionalen Verlustes an dickeren Axonen ist oder durch atrophische Verminderung des Nervenfaserquerschnitts erklärt werden kann [49, 54].

Neben diesen rein zahlenmäßigen Veränderungen finden sich Hinweise auf degenerative Prozesse wie verdickte Basalmembranen, Extension von Schwann-Zellen in das Axon und Anzeichen von Umbauvorgängen in den Myelinscheiden der Nervenfasern. Daneben können in erheblichem Umfang De- und Remyelinisierungen im Bereich der Pulpanerven nachgewiesen werden. Letztere werden als Ursache für paradoxe Schmerzreaktionen an Zähnen und chronische Schmerzzustände im Bereich des Trigeminus diskutiert. Die übrigen beschriebenen Veränderungen könnten die reduzierte Sensibilität gegenüber elektrischer Pulpareizung mit zunehmendem Alter erklären [12, 18, 20].

Für die Bestimmung der Vitalität der Zahnpulpa sind gleichermaßen thermische wie elektrische Testverfahren [11, 32] geeignet. Beide weisen spezifische Fehlermöglichkeiten auf, die in Verbindung mit altersabhängigen Veränderungen der Zahnpulpa zu diagnostischen Fehlinterpretationen führen können.

Sowohl für die elektrische wie thermische Sensibilitätsprüfung stellen die Zahnhartsubstanzen die limitierende Größe dar. Mit zunehmendem Alter kommt es durch die vermehrte Anlagerung von Reizdentin, verbunden mit einer Sklerosierung der Dentinkanälchen, zu einer Retraktion der Zahnpulpa. Dies bedeutet im Falle der elektrischen Sensiblitätsprüfung eine Erhöhung des elektrischen Übergangswiderstandes zur Zahnpulpa und für die thermische Sensibilitätsprüfung eine Verringerung des Thermogradienten. Um die praktischen Konsequenzen, die sich hieraus ergeben, besser verstehen zu können, sollen die physiologischen Voraussetzungen für die Sensibilitätsprüfung der Zahnpulpa kurz erläutert werden.

7.5.1 Die elektrische Sensibilitätsprüfung

Das physiologische Korrelat für die elektrische Sensibilitätstestung ist die Stromdichte, das heißt die Stromstärke pro Querschnitt. Der Stromfluß folgt dem geringeren elektrischen Widerstand, im Dentin bedeutet dies entlang der Dentintubuli, bis zur Pulpa-Dentin-Grenze. In diesem Bereich kommt es unter Umgehung der physiologischen Reizbedingungen zur Erregungsbildung direkt an den freien Nervenendigungen [17, 31, 36], die an die funktionale Integrität von Odontoblastenfortsatz und Nervenfaser gebunden ist. Der Stromfluß verläuft in der Zahnpulpa über Apex und Knochen zum Vestibulum, wo über Mundspiegel und Zahnarzt der Kreislauf wieder geschlossen wird. Innerhalb des Zahnes gehen etwas über 35% durch Leckströme via Dentin und Parodontium verloren. In der Regel ist dies ohne praktische Konsequenzen, da das Parodontium eine siebenfach höhere Reizschwelle als die Zahnpulpa aufweist.
Bei älteren Patienten kann am Apex durch die Obliteration des Wurzelkanales ein sehr geringer Querschnitt auftreten, wodurch sich die Stromdichte stark erhöht und somit eine schmerzhafte Reizung im Parodontium ausgelöst werden kann. Weitaus häufiger ist jedoch die Tatsache, daß aufgrund der größeren Dentinstärke zur Zahnpulpa keine ausreichende Stromdichte an der Pulpa-Dentin-Grenze erreicht wird und irrtümlich die Diagnose „avital" gestellt wird. Hierfür sind zwei Tatsachen verantwortlich:

1. Mit zunehmendem Übergangswiderstand zur Zahnpulpa hin erhöht sich die Wahrscheinlichkeit von Leckströmen entlang der Zahnoberfläche.
2. Ist der Verlauf innerhalb des Dentins nicht streng parallel, sondern leicht trapezförmig, so nimmt die mit Strom durchflossene Fläche zu, und die Stromdichte reduziert sich.

Letzteres kann als biologisch-physikalisches Prinzip nicht beeinflußt werden, jedoch kann durch den Behandler die Wahrscheinlichkeit von Leckströmen minimiert werden; daher ist es unabdingbar, daß die Oberfläche des Zahnes sorgfältig getrocknet wird, um die Ausbreitung von Leckströmen zu minimieren. Die elektrische Leitfähigkeit zum Zahn wird durch die Benetzung der Elektrodenfläche mit Zahn- oder Polierpaste hergestellt, da hierbei die Möglichkeit einer optischen Kontrolle der Kontaktfläche besteht (Abb. 7.13). Bei einer Benetzung der Elektrodenoberfläche mit Wasser kann dieses sehr leicht unkontrolliert zur Gingiva abfließen und durch den damit entstehenden Kurzschluß falsch negative Ergebnisse induzieren.
Im Handel werden für die elektrische Sensibilitätsprüfung monopolare und bipolare Geräte (Abb. 7.14 u. 7.15) angeboten. Bei ersteren dient der Handgriff gleichzeitig als Referenzelektrode. Der Stromschluß erfolgt via untersuchenden Zahnarzt, Mundspiegel und Vestibulum (Abb. 7.16). Bei der zweiten Gruppe dient ein an der Lippe zu befestigender Kontakt als Referenzelektrode (Abb. 7.15).
Bei der Verwendung von monopolaren Reizgeräten bewirken Gummihandschuhe eine erhebliche Reduktion der Signalamplitude, wodurch die Anwendbarkeit der elektrischen

Sensibilitätsprobe deutlich eingeschränkt wird. Indem der Patient an das Handstück des Testgerätes faßt oder durch Überbrückung mit einem Spiegel kann leicht ein geschlossener Kreislauf wiederhergestellt werden. Prinzipiell sollte für die Bestimmung der Reizschwelle die Stromintensität rasch hochgeregelt werden, da anderenfalls die Möglichkeit einer Schwellenanhebung besteht. Diese Gefahr ergibt sich bei einer retrahierten Pulpa mit stark verzögerter Sensibilität. Man kann dies am leichtesten umgehen, indem bei „fehlender Sensibilität" das Reizgerät im hochgeregelten Zustand ab- und erneut angesetzt wird. Die einzelnen positiven wie negativen Fehlinterpretationsmöglichkeiten der Sensibilitätsprobe sind in der folgenden Liste aufgeführt.
Rückschluß der Sensibilitätstestung auf die Vitalität der Zahnpulpa:

a) falsch positiv:
- Reizung parodontaler Rezeptoren
- Reizung des Nachbarzahnes durch Kontakt metallischer Füllungen
- Gangrän (elektrisch)
- falsche Angabe des Patienten

b) falsch negativ:
- Vitalamputation, retrahierte Zahnpulpa (thermisch)
- Überkronung (elektrisch)
- feuchte Zahnoberfläche (elektrisch)
- Zustand nach Trauma
- periphere Nervläsion

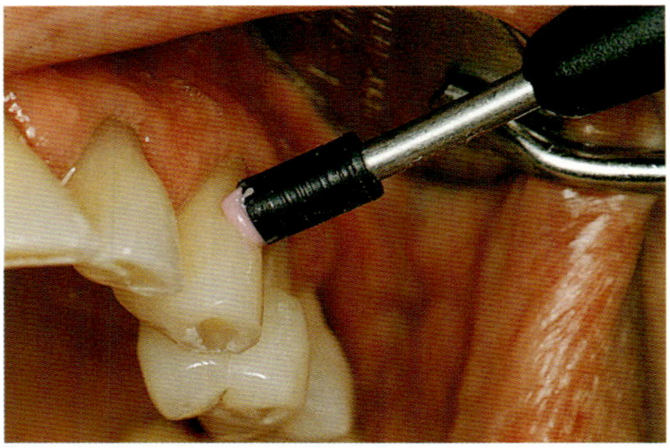

Abb. 7.13 Zur besseren optischen Kontrolle der Kontaktfläche wird die Elektrodenspitze anstatt mit Wasser mit Zahnpaste beschickt und im zervikalen Drittel aufgesetzt, nachdem die Zahnoberfläche sorgfältig getrocknet wurde

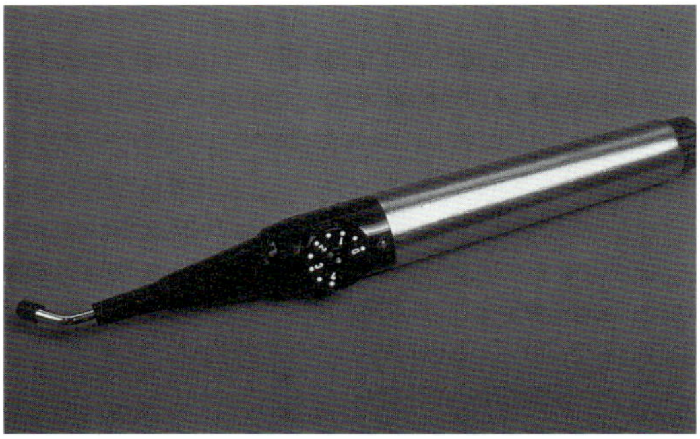

Abb. 7.14 Sirotest 2 der Fa. Siemens, der elektrisch leitende Handgriff dient als Referenzelektrode

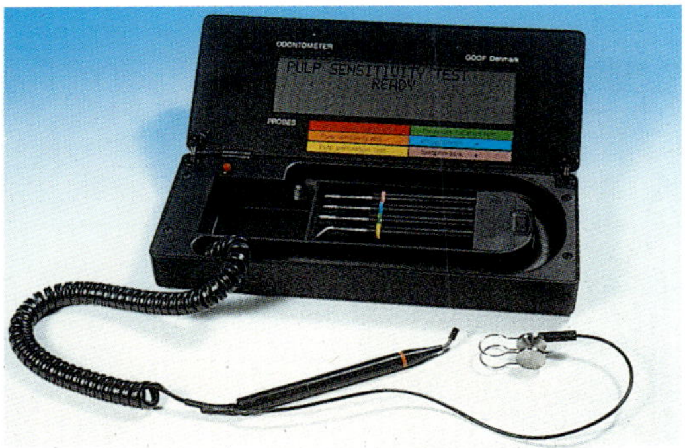

Abb. 7.15 Odontometer (Fa. L. Goof), die Referenzelektrode wird an der Unterlippe angelegt

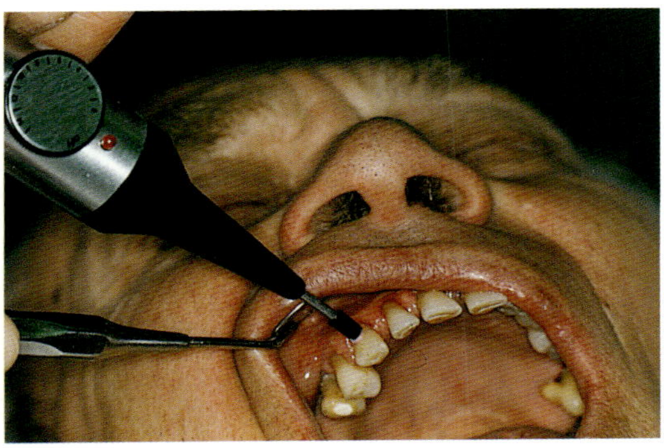

Abb. 7.16 Elektrische Sensibilitätsprobe, der Stromkreis wird über Untersucher und den im Vestibulum befindlichen Mundspiegel geschlossen

7.5.2 *Die thermische Sensibilitätsprüfung*

Für die thermische Sensibilitätsprüfung stehen Kälte- und Wärmetests zur Verfügung (Abb. 7.17 u. 7.18). Prinzipiell sollte den Kältetestverfahren der Vorzug gegeben werden, da sie, wie später dargestellt, eine höhere diagnostische Sicherheit bieten. Das Auftreten von Schmelzsprüngen, welches bei der Anwendung von Kohlensäureschnee diskutiert wird, konnte bisher nicht in diesem Umfang bestätigt werden [30]. Eine irreversible Schädigung der Zahnpulpa scheint auch bei langen Applikationsdauern ausgeschlossen.

- Kohlensäureschnee −78 °C
- Frigen −27 °C
- Äthylchlorid −7 °C
- Eiswasser 0 °C
- erhitzte Guttapercha oder Kugelstopfer

Während bei der elektrischen Sensibilitätsprüfung die Stromstärke das reizrelevante Korrelat ist, stellt hier der Thermogradient die auslösende Größe dar. Er kann vereinfacht für die Sensibilitätsprobe als Quotient aus Reiztemperatur minus Temperatur am Erregungsort und Abstand der beiden Orte voneinander wiedergegeben werden. Hieraus wird erkennbar, daß Prüfverfahren mit einer großen Temperaturdifferenz zur Zahnpulpa den Vorzug erhalten sollten.

Hitze, wie zum Beispiel erwärmte Guttapercha, erscheint daher als wenig geeignetes Verfahren zur Sensibilitätsprüfung, da die Gefahr einer möglichen irreversiblen Pulpaschädigung sehr hoch anzusetzen ist. Die Pulpa reagiert erst ab einer Temperatur von etwa 43 °C auf Wärmereize [39]. Die irreversible Schädigung setzt bereits ab 49 °C ein. Insofern sollte von diesem Verfahren Abstand genommen werden.
Aufgrund der geringen Temperaturdifferenz weist Äthylchlorid (−7 °C) nicht die gleiche diagnostische Sicherheit auf wie z. B. CO_2-Schnee [41]. Die Verwendung von Frigen® (FCKW) (−27 °C) sollte aus prinzipiellen Erwägungen (Umweltbelastung) heraus überdacht werden. Zudem bietet es nicht die diagnostische Sicherheit, die häufig angenommen wird. Die gesamte zur Verfügung stehende Energie ist sicherlich zunächst höher einzuschätzen, als dies bei CO_2 der Fall ist. Wie jedoch die thermographischen Aufnahmen zeigen (Abb. 7.19 u. 7.20), ist nach identischer Applikationszeit der Thermogradient deutlich geringer ausgeprägt, als dies bei einer Untersuchung mit CO_2 der Fall ist. CO_2-Schnee stellt unter den derzeitig gebräuchlichen thermischen Testverfahren das mit der geringsten Fehlerquote dar. Die häufig geübte Praxis, CO_2-Schnee an Guß- oder Amalgamfüllungen zu applizieren in der irrtümlichen Annahme, daß Metallfüllungen die Kälte besser leiten, führt nicht zwangsläufig zu einer höheren diagnostischen Sicherheit. Wie die thermographischen Aufnahmen (Abb. 7.21 u. 7.22) zeigen, wird zunächst ein sehr hohes Energiepotential gebunden, das sich dann gleichmäßig über den gesamten Zahn verteilt, so daß letztendlich kein größerer Thermogradient zur Verfügung steht. Zudem erhöht sich durch diese Vorgehensweise die Wahrscheinlichkeit, daß Kälte zur Gingiva abgeleitet wird. Die Prüfung der Sensibilität mit CO_2-Schnee sollte ebenso wie bei der elektrischen Testung immer unmittelbar oberhalb der Gingiva, aber ohne Kontakt mit ihr erfolgen.
Wichtig ist in diesem Zusammenhang, den Patienten darauf hinzuweisen, daß eindeutig die Sinnesqualität Schmerz empfunden werden muß, da bei dieser Vorgehensweise auch eine Kältempfindung am Zahnhalteapparat ausgelöst werden kann, die zur irrtümlichen Interpretation Anlaß geben könnte. Was die thermischen Reizverfahren anbelangt, müssen möglicherweise Abstriche beim älteren Patienten gemacht werden. Bei keilförmigen Defekten, großflächig freiliegenden Zahnhälsen und ähnlichem hat sich häufig die Zahnpulpa so stark retrahiert, daß in diesen Fällen eine thermische Sensibilitätsprobe nicht die hinreichende diagnostische Sicherheit bieten kann. Die Situation wäre vergleichbar einer Vitalamputation. In berechtigten Zweifelsfällen sollte daher die zusätzliche Überprüfung mittels elektrischer Sensibilitätsprobe erfolgen.
Aufgrund altersbedingter Prozesse, wie Degeneration der Myelinscheide, vermehrte Einlagerung von Bindegewebe, ist die Sensorik der Zahnpulpa stark reduziert, so daß der klassisch geübte Rückschluß von Sensorik auf Vitalität durchaus fraglich ist.

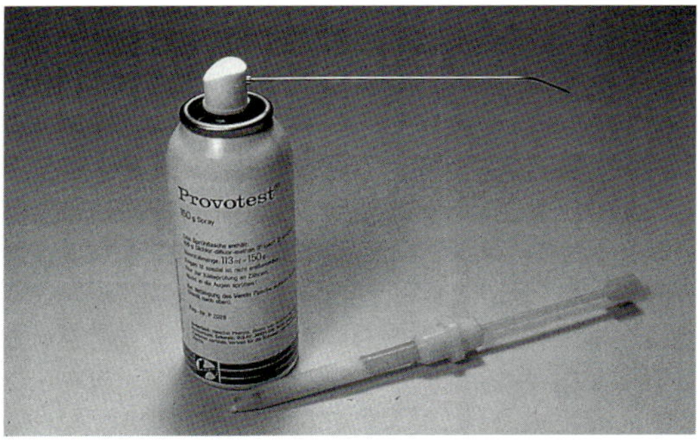

Abb. 7.17 Für die thermische Sensibilitätsprobe sind Kältereize gegenüber Wärmereizen vorzuziehen

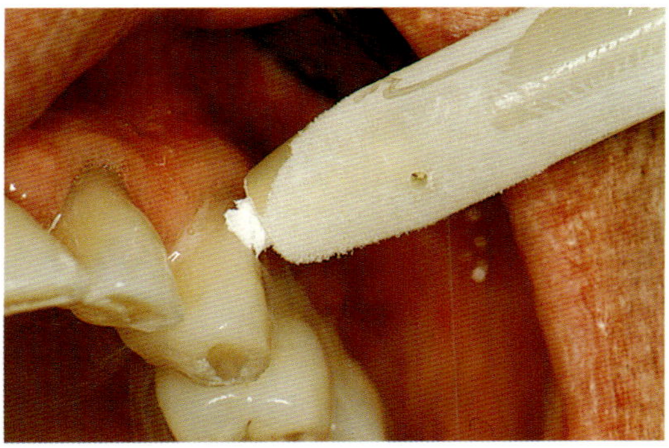

Abb. 7.18 Ähnlich wie bei der elektrischen Sensibilitätsprobe sollte auch die thermische Sensibilitätsprobe im zervikalen Drittel der klinischen Krone erfolgen

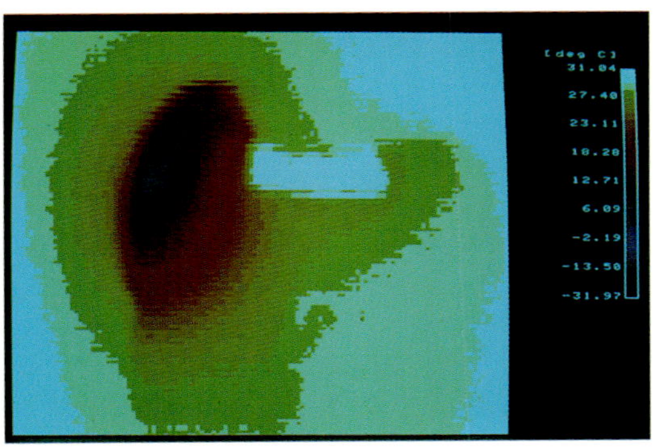

Abb. 7.19 Thermographische Untersuchungen zur thermischen Sensibilitätsprobe (CO_2-Schnee). Der Vergleich mit Abb. 7.20 zeigt, daß bei gleicher Applikationsdauer CO_2-Schnee einen größeren Thermogradienten bewirkt

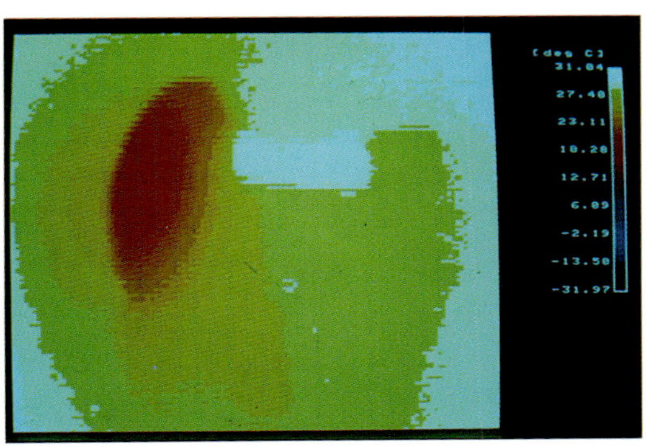

Abb. 7.20 Thermographische Darstellung der Wirkung von Frigen®

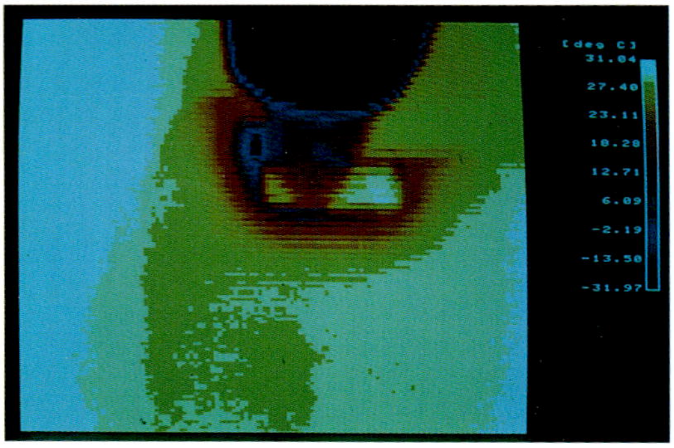

Abb. 7.21 Thermische Sensibilitätsprobe mit CO_2-Schnee über eine Amalgamfüllung mit doppelter Applikationsdauer wie bei Abb. 7.19 und 7.20

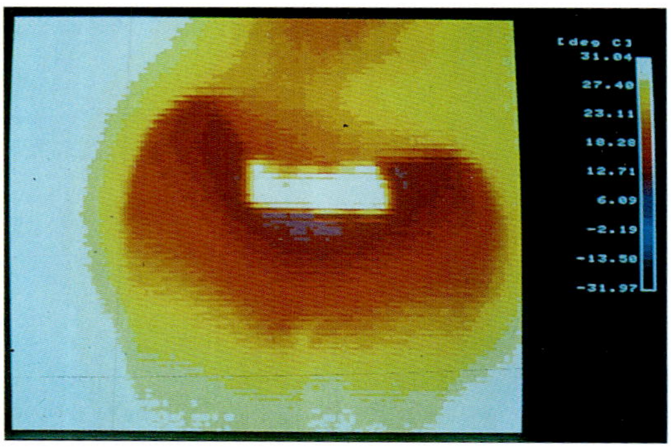

Abb. 7.22 Trotz der längeren Applikationsdauer entsteht kein größerer Thermogradient, sondern es kommt zu einer großflächigen Abkühlung der klinischen Krone

7.5.3 Die Testkavität oder Probetrepanation

Kann mit elektrischen oder thermischen Prüfverfahren kein positiver Sensibilitätsbefund erhoben werden, so kann in berechtigten Fällen die diagnostische Sicherung der Vitalität des Zahnmarkes durch die Probetrepanation erfolgen. Hierbei wird ohne Anästhesie eine Kavität präpariert. Treten auch im Dentin keine schmerzhaften Sensationen auf, wird die Kavität bis zur Eröffnung der Pulpa vertieft, um über den Trepanationsbefund eine abschließende Pulpadiagnose zu erhalten. In der Mehrzahl der Fälle kommt es jedoch im pulpanahen Dentinabschnitt zum Auftreten von Schmerzen, bevor die artifizielle Eröffnung der Zahnpulpa erfolgt ist. Die Präparation wird abgebrochen und der Zahn in gleicher Weise wie bei Caries profunda versorgt. Das Anlegen einer Testkavität, insbesondere die Trepanation, sollte jedoch auf wenige berechtigte Ausnahmefälle beschränkt werden.

7.5.4 Klinische Bedeutung der Sensibilitätsprobe

Wie eingangs dargestellt, ermöglicht die Sensibilitätsprobe einen Rückschluß auf die Vitalität des Markorgans. Im allgemeinen wird die Aussagekraft überschätzt, indem eine Zuordung von Reizschwelle oder Reaktionszeit und möglichem Pulpabefund versucht wird.

An einem anamnestisch unauffälligen Zahn und beim Fehlen einer Schmerzsymptomatik kann aus einer geänderten Reaktionszeit (verfrüht wie verzögert) kein Rückschluß auf den pathologischen Zustand einer Zahnpulpa gewonnen werden. So kann eine verzögerte Reaktionszeit gleichermaßen Hinweis auf eine verstärkte Anlagerung von Dentin wie auf eine degenerative Pulpaerkrankung sein.
Das Fehlen eines positiven Sensibilitätsbefundes kann beim älteren Patienten aufgrund physiologischer Anlagerung von Dentin und involutiver Veränderungen, wie Markscheidendegeneration, bindegewebigem Ersatz von Pulpagewebe nicht immer Hinweis auf eine avitale Pulpa, sondern eher Ausdruck einer deutlich verringerten Sensorik des Markorgans sein. Bei negativer Anamnese und fehlendem pathologischen Befund im Röntgenbild sollte von einer klinisch vertretbaren Vitalität des Zahnes ausgegangen werden.

7.6 Maßnahmen zur Vitalerhaltung der Zahnpulpa

Aufgrund der umgebenden Zahnhartsubstanzen ist die Zahnpulpa in ausgezeichneter Weise gegenüber schädigenden Reizen geschützt. Dieser biologische Schutz ist jedoch nur bei intaktem Schmelzmantel vollständig gewährleistet. Mit zunehmendem Alter erfolgt durch Attrition die Freilegung des Dentins im okklusalen – und durch die Retraktion der Gingiva im zervikalen Bereich. Die damit einhergehende verstärkte Reizeinwirkung induziert eine erhöhte Anlagerung von parapulpalem und peritubulärem Dentin mit dem Ziel, das Ausmaß einer möglichen Schädigung für das Markorgan zu reduzieren.
Im höheren Lebensalter ist die Ausdehnung des Markorgans durch die Dentinapposition reduziert und damit auch die Gefahr einer artifiziellen Eröffnung bei Präparationsmaßnahmen. Ebenso ist der relative Anteil der Zahnpulpa, die Dentinkanälchen als vitaler Bestandteil des Dentins verkleinert, wodurch die Kontaktfläche für eine noxische Wechselwirkung verringert ist. Hieraus läßt sich jedoch nicht die Schlußfolgerung ableiten, daß die Pulpa im höheren Lebensalter weniger gegenüber schädigenden Einwirkungen gefährdet sei.
Den oben erwähnten positiven altersabhängigen Konsequenzen steht die Tatsache gegenüber, daß die Zahnpulpa nicht mehr in dem Maß reaktions- und regenerationsfähig ist, wie dies beim Jugendlichen der Fall ist [13]. So findet sich neben einer Reduktion an Nervenfasern [5] auch eine Verminderung von Blutgefäßen, insbesondere von Kapillaren im koronalen Bereich [6]. Häufig ist die Zahnpulpa durch natürliche Prozesse wie Attrition, pathologische Einwirkungen wie Karies und Parodontopathien, aber auch durch iatrogene Ursachen „polytraumatisiert". Durch die additive Wirkung der einzelnen vorbestehenden Schädigungen können scheinbar geringe Reize zu irreversiblen Pulpaschädigungen führen.
Die Möglichkeiten einer iatrogenen Pulpaschädigung werden häufig zu wenig bedacht. Vor allem deswegen, weil durch die Lokalanästhesie die natürliche Funktion des Schmerzes als Warner außer Kraft gesetzt wurde. Dieses Fehlen an protektiver Information sollte nicht zu einem unkritischen therapeutischen Vorgehen verleiten. Um die Anästhesietiefe und -dauer zu erhöhen, werden in der Zahnheilkunde Vasokonstringentien als Zusätze zum Lokalanästhetikum eingesetzt. Am häufigsten wird hierbei Adrenalin oder Noradre-

nalin in einer Konzentration zwischen 1:80000 und 1:200000 eingesetzt. Durch die Vasokonstriktion wird eine lokale Ischämie mit dem Ziel einer verzögerten Abflutung des Anästhetikums erzeugt. Hierdurch kommt es auch in der Zahnpulpa zu einer erheblichen Durchblutungsreduktion von über 50%, wodurch die Reaktionsfähigkeit des Markorgans auf schädigende Reize für die Dauer der Anästhesie nahezu ausgeschlossen ist.
Da mit der pulpalen Ischämie auch der kapilläre Filtrationsdruck sinkt, kommt es konsequenterweise zu einer Verminderung des Ausstromes von Liquor an frisch eröffneten Dentinflächen, wodurch der Diffusion von Noxen Richtung Pulpa weniger Widerstand entgegengesetzt werden kann. In welchem Umfang die Lokalanästhesie noxische Einflüsse verstärkt wirksam werden läßt, ist noch nicht abschließend geklärt.
Im klinischen Behandlungsablauf kann die schädigende Wirkung einzelner therapeutischer Schritte nicht abgeschätzt werden, so daß auf die Vermeidung kumulativer Reize geachtet werden sollte. Zudem werden die einzelnen Möglichkeiten einer iatrogenen Pulpaschädigung zu wenig berücksichtigt:

- Präparation mit unzureichender Wasserkühlung,
- Kavitätenlacke oder Liner mit toxischen Lösungsmitteln,
- unzureichende Abdeckung der Dentinfläche,
- Pulpairritation durch provisorische Füllungsmaterialien,
- toxische Wechselwirkungen mit definitiven Füllungsmaterialien,
- thermische Schädigung bei der Anfertigung von Provisorien oder der Politur von Füllungen,
- exzessive Trocknung,
- Dentinätzung.

Die Präparation erfordert ab einer Umdrehungszahl von mehr als 6000/min eine ausreichende Wasserkühlung, wobei eine kontinuierliche Sprayleistung von 50 ml/min als Minimum [28] erachtet wird. Eine regelmäßige Kontrolle der Sprayleistung kann ohne großen Aufwand mit Hilfe eines Wassermeßbechers für Alginatabformmaterialien erfolgen. Um bei der Präparation distaler Abschnitte eine gute Spraykühlung zu erreichen, sind Systeme mit zwei oder drei Düsen vorzuziehen (Abb. 7.23 u. 7.24). Da sich die Düsen sehr leicht verlegen, sollten sie täglich auf ihre Funktionsfähigkeit überprüft werden.
Durch eine gleichmäßige und zügige Führung des Instrumentes bei geringem Druck wird eine ausreichende Benetzung der Zahnoberfläche erreicht, und so können die thermischen Effekte vermindert werden. Die Zahnpulpa zeigt bereits ab 43 °C entzündliche Reaktionen, die bis zu einer Temperatur von 47–48 °C an der Pulpadentingrenze noch rückbildungsfähig sind. Ab 49 °C muß jedoch mit einer irreversiblen Schädigung des Markorgans gerechnet werden (*Raab* 1990).
Die direkte Folge ist eine im histologischen Bild darstellbare Zerstörung der Odontoblastenschicht mit Kernaspiration. Die Koagulation und Denaturierung von Proteinstrukturen aus Dentinkanälchen und Zahnpulpa induziert über den Antigencharakter immunologische Reaktionen der Zahnpulpa.
Die Gefahr einer thermischen Pulpaschädigung ergibt sich neben der Präparation auch bei der Anfertigung von provisorischen Versorgungen. Bei Silikonabdruckmaterial kann die Abbindewärme der Autopolymerisate nicht oder nur in sehr geringem Umfang abgeleitet werden. Es ist daher notwendig, durch rechtzeitiges Abheben und Reponieren des Abdrucklöffels eine teilweise Ableitung der Abbindewärme zu ermöglichen.

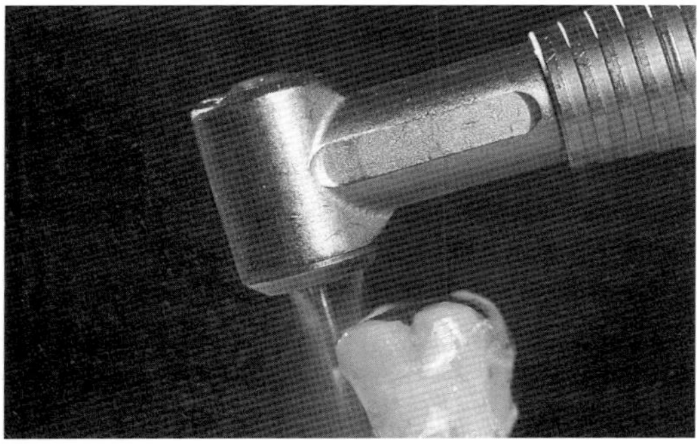

Abb. 7.23 Die Verwendung von Kühlsystemen mit drei Düsen ermöglicht auch bei einer Präparation in distalen Abschnitten eine ausreichende Kühlung

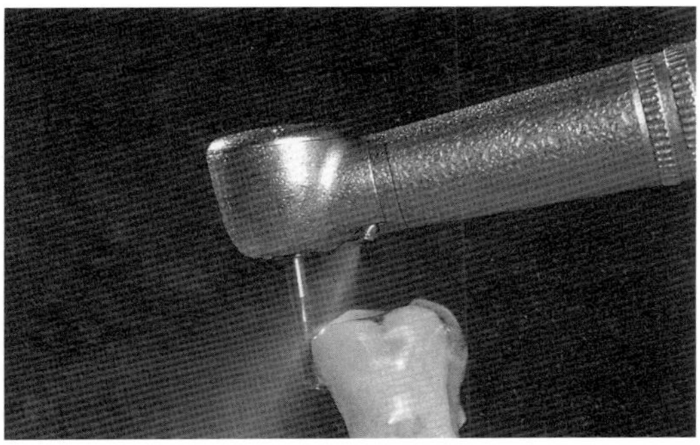

Abb. 7.24 Bei Kühlsystemen mit nur einer Düse kann die Wirkung bei einer Präparation in distalen Bereichen nicht immer vollständig gewährleistet werden

Eine vergleichbare Situation ergibt sich bei der Ausarbeitung und Politur von plastischen Füllungsmaterialien. Nicht nur aus werkstoffkundlichen Überlegungen, sondern auch aus Gründen einer Verminderung der thermischen Belastung der Zahnpulpa sollten diese Maßnahmen unter Verwendung von Wasserspray erfolgen.
Neben den thermischen Effekten können direkte mechanische Auswirkungen bei der Präparation festgestellt werden, die sich durch den Flüssigkeitsentzug aus den Dentinkanälchen erklären lassen. Die Konsequenz ist eine Schädigung der Odontoblasten. Diese rein mechanisch induzierte Schädigung kann auch bei pulpanaher Präparation mit dem Rosenbohrer auftreten und ist abhängig von der Umdrehungszahl. Die Verwendung scharfer Instrumente bei richtiger Drehzahl sowie die regelmäßige Kontrolle können das Risiko der Pulpatraumatisierung deutlich herabsetzen (Abb. 7.25 u. 7.26).
Seit den Arbeiten von *Brännström* sind die negativen Auswirkungen des forcierten Flüssigkeitsentzuges von der Dentinoberfläche bekannt. Hierzu gehört auch die übermäßige Trocknung des pulpanahen Kavitätenbodens vor allem nach vorhergegangener Reinigung mit Alkohol. Bei tiefen Kavitätenabschnitten sollte auf eine exzessive Kavitätentoilette verzichtet werden.
Die frühzeitige und umfassende Abdeckung pulpanaher Dentinabschnitte mit kalziumhydroxidhaltigen Präparaten bietet einen ausreichenden Pulpaschutz. Hierbei sollte auf die Verwendung von Lacken und Linern verzichtet werden, da die alkalisierende Wirkung dieser Präparate vergleichsweise gering ist und die enthaltenen Lösungsmittel möglicherweise eine chemische Pulpairritation induzieren. Als am besten geeignet hat sich nach wie vor die Verwendung einer Kalziumhydroxidsuspension erwiesen [55]. Die pulpaprotek-

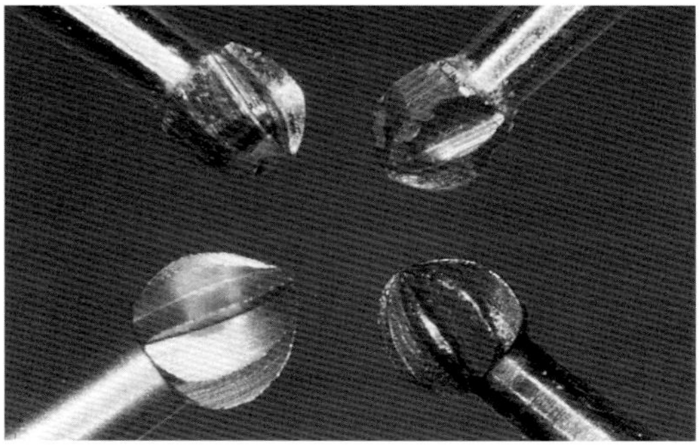

Abb. 7.25 Als brauchbar eingestufte Rosenbohrer, rechts unten sind deutlich Abnützungserscheinungen an der Schneide erkennbar, oben rechts Aussprengungen am Hartmetallbohrer, im Vergleich dazu links neue Instrumente

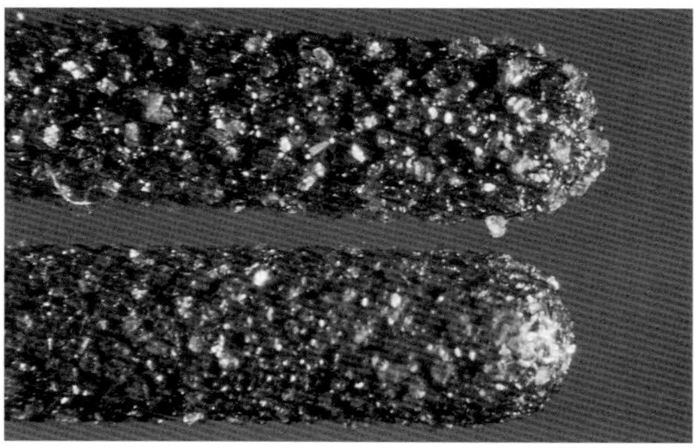

Abb. 7.26 Der untere Diamantschleifkörper zeigt deutliche Abnutzungerscheinungen im Bereich der besonders beanspruchten Abschnitte

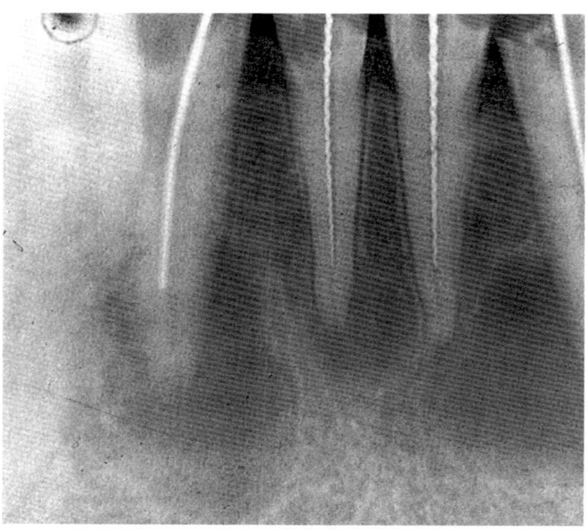

Abb. 7.27 Apikale Aufhellungen an den Zähnen 32 bis 42, Zustand zwei Jahre nach Versorgung mit Kompositfüllungen ohne ausreichenden Pulpaschutz

tive Wirkung ergibt sich aus dem Alkalisierungsgrad, der bei dieser Zubereitung am besten gewährleistet ist. Durch diese Applikationsform wird jedoch kein Schutz der Zahnpulpa gegenüber mechanischen oder thermischen Einwirkungen erzielt, so daß eine zusätzliche Abdeckung mit einer Unterfüllung erforderlich ist.

Komposite können u. a. durch ihren Gehalt an Restmonomer [16] langfristig eine Pulpaschädigung bewirken, wenn keine ausreichende Abdeckung pulpanaher Dentinabschnitte

durchgeführt wurde. Diese Traumatisierung erfolgt häufig ohne klinische Symptomatik. Die Abbildung 7.27 zeigt den Röntgenbefund zwei Jahre nach Versorgung der Unterkieferfront mit Kompositfüllungen ohne geeigneten Pulpaschutz. Die Zähne waren beschwerdefrei, die Sensibilitätsprobe mit CO_2-Schnee an 32 bis 42 war negativ.
Die mögliche Schädigung der Zahnpulpa durch chemische Reaktionsprodukte aus Füllungsmaterialien wird in der Literatur sehr unterschiedlich beurteilt [16], was zum Teil in den verwandten Verfahren begründet ist. Wie schwierig die Übertragung experimenteller Ergebnisse ist, soll am Beispiel von Zinkoxid-Eugenol dargestellt werden. Eugenol, ein Phenol, zeigt ausgeprägte neurotoxische und zellschädigende Eigenschaften und führt langfristig zu Gewebsnekrosen. In geringen Konzentrationen wirkt es anästhesierend und entzündungshemmend über den gleichen Mechanismus, über den auch periphere nicht steroidale Analgetika (z. B. Acetylsalicylsäure) wirksam werden [10].
An diesem Beispiel wird deutlich, wie eng auch bei altbewährten Präparaten die therapeutische Breite ist, so daß auch hier der Satz, daß die Dosis die Giftwirkung bestimmt, seine Bedeutung hat. Diese schädigende Dosis setzt sich im Falle der Zahnpulpa häufig aus einer Vielzahl von geringen Einzeldosen zusammen, so daß die additive Wirkung erst die eigentliche Schädigung verursacht. Die Vermeidung vermeintlich geringer Noxen ist daher eine der wesentlichen Voraussetzungen für die Vitalerhaltung der Zahnpulpa.

8 Die Wurzelkanalaufbereitung

Von W. Geurtsen

8.1 Einleitung

Das Ziel der Wurzelkanalaufbereitung ist die bestmögliche Entfernung des Weichgewebes und speziell bei einer Gangrän die Säuberung des Pulpakavums von infizierten Resten des Zahnmarks und der Zahnhartsubstanzen. Weiterhin soll das Kanallumen bis zum physiologischen Foramen erweitert und umgestaltet werden, so daß in horizontaler und in vertikaler Richtung aus der bizarren eine regelmäßige Form entsteht, die eine vollständige und dichte Füllung erlaubt. Um dies zu erreichen, ist eine genaue Kenntnis der Mikro- und Makromorphologie des Pulpakavums erforderlich [18]. Die beschriebenen Zielsetzungen sind nur annähernd zu erreichen. Die Dentintubuli, Seitenkanäle und die häufig apikale Aufspaltung des Pulpakavums in ein Delta machen eine vollständige Ausräumung des Weichgewebes unmöglich (Abb. 8.1–8.4). Die oft vorhandenen spaltförmigen Ausläufer des Pulpakavums erschweren die Schaffung einer regelmäßigen Querschnittsform, eine Kanalobliteration oder ein Dentikel verhindern unter Umständen die vollständige Aufbereitung des Kanals bis zum physiologischen Foramen (Abb. 8.5). Kalzifikationen im Zahnmark oder eine Verengung der Pulpahöhle bis hin zu derem Verschluß findet man zwar in allen Altersgruppen. Doch treten diese Veränderungen, die eine Wurzelkanalaufbereitung oft sehr komplizieren, vermehrt bei älteren und alten Menschen auf. Deshalb empfiehlt sich vor allem bei diesem Patientenkreis ein prätherapeutisches Röntgenbild vor Beginn der endodontischen Behandlung, um so erschwerende morphologische Faktoren frühzeitig zu erkennen und die Aufbereitung darauf abzustimmen (siehe auch Kapitel 3). Wir unterscheiden heute mechanische und akustische Reinigungs- und Aufbereitungstechniken, die generell mit einer chemischen Säuberung kombiniert werden. Bevor aber eine solche Bearbeitung des Pulpakavums vorgenommen werden kann, ist eine möglichst genaue Bestimmung der vertikalen Dimension des Kanalsystems erforderlich.

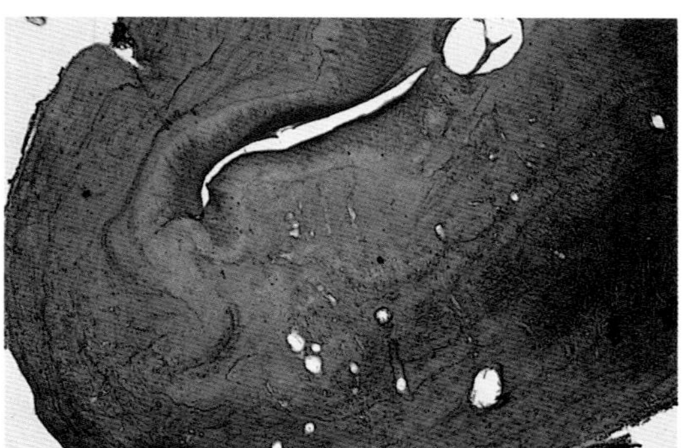

Abb. 8.1 Schnitt durch den Apex eines menschlichen Zahns. Der Kanal hat sich in viele Seitenkanäle mit teils bizarrer Morphologie aufgespalten. Die gründliche Säuberung eines solchen Bereiches ist nicht möglich. Originalvergr. 25x (Sammlung Prof. *Triadan*)

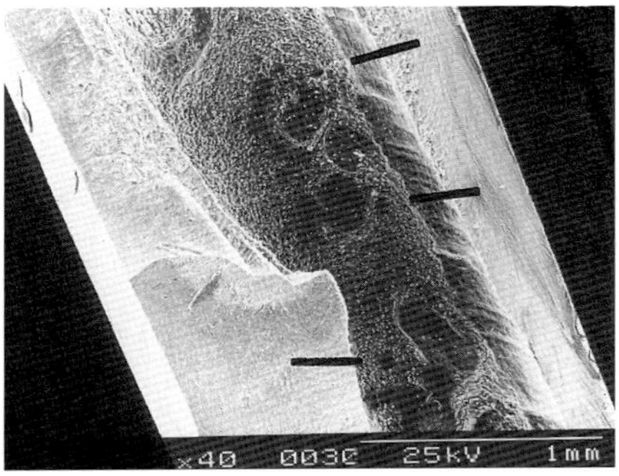

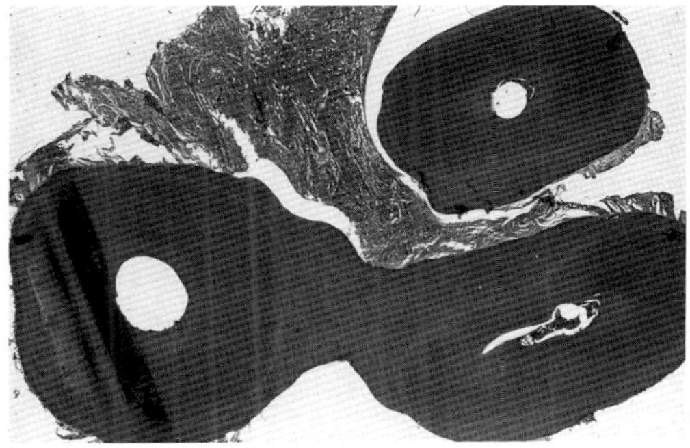

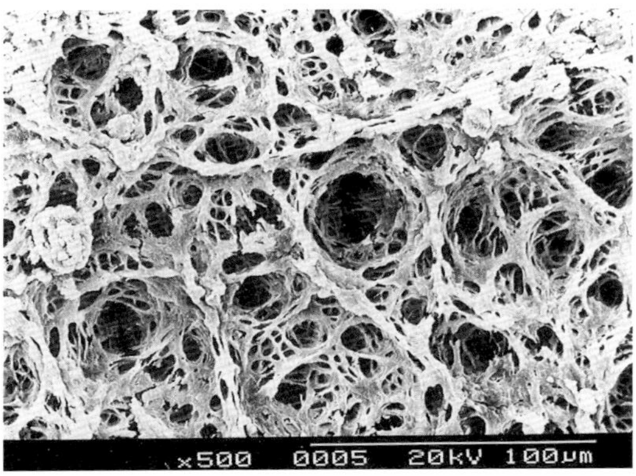

Abb. 8.2 Längsgeschnittene menschliche Zahnwurzel, mittlerer Abschnitt. Die Balken markieren Seitenkanäle, die in der Regel eine Verbindung zum Parodontium herstellen und nicht für eine Aufbereitung zugänglich sind. REM, Originalvergr. 40 x, µ-Marker: 1 mm

Abb. 8.3 Horizontalschnitt durch einen ersten OK-Molaren apikal des Trifurkationsdaches. Der spaltförmige Kanal der mesiobukkalen Wurzel erlaubt keine runde Aufbereitung, da hierbei die Wurzelwand vor allem im Bereich der Trifurkation exzessiv geschwächt oder perforiert würde. Die runden Kanäle der distobukkalen und der palatinalen Wurzel lassen sich dagegen unproblematisch aufbereiten, Originalvergr. 3,2 x

Abb. 8.4 Mündung von Dentintubuli im Pulpakavum. REM, Originalvergr. 500 x, µ-Marker: 100 µm

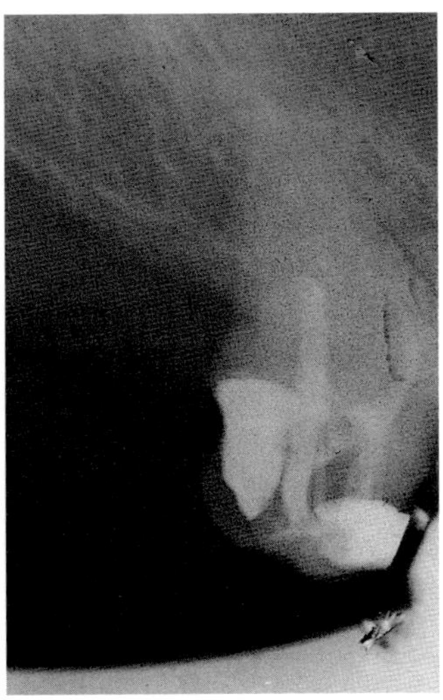

Abb. 8.5 Zahn 17 eines 57jährigen Patienten. Der distobukkale Kanal ist völlig obliteriert. Der mesiobukkale und der palatinale Kanal konnten nur zu einem Drittel bzw. bis zur Hälfte aufbereitet und gefüllt werden. Eine solche Wurzelkanalbehandlung ist nur bei strategisch wichtigen Zähnen sinnvoll. Während eines längeren Beobachtungszeitraums sollte der Therapieerfolg überprüft werden

8.2 Vorbereitung des Arbeitsfeldes

Vorbereitende Maßnahmen bei einer Wurzelkanalbehandlung sind das Anlegen von Kofferdam sowie die Stabilisierung und der Aufbau geschwächter bzw. tief zerstörter Zähne mit einem Kupfer- oder einem kieferorthopädischen Stahlband, wobei letzterem aufgrund der anatomischen Form mit geringerer Gefahr der Traumatisierung des marginalen Parodontiums der Vorzug gegeben werden sollte (Abb. 8.9c). Eine Conditio sine qua non jeder guten endodontischen Behandlung ist sicherlich die Verwendung von Kofferdam, u.a. aus folgenden Gründen: Schutz des Patienten vor Aspiration oder Verschlucken von Kleininstrumenten, Isolation einerseits des Arbeitsfeldes vor Kontamination mit Speichel und/oder Blut und andererseits der Mundhöhle vor den zum Teil aggressiven Spüllösungen (Abb. 8.7, 8.9b,c u. 8.10b). Das Anlegen von Kofferdam dient also auch dem Patientenkomfort. Die meisten Patienten, vor allem auch ältere Menschen, empfinden es nach anfänglicher Skepsis viel angenehmer, wenn während der in aller Regel langwierigen endodontischen Behandlung Kofferdam appliziert ist. Zum einen trocknen dadurch die Mundschleimhäute nicht so sehr aus, zum anderen kann der Patient auch einmal schlucken, ohne daß die Gefahr einer Kontamination der eröffneten Pulpahöhle besteht.

8.3 Längenbestimmung eines Wurzelkanals

Grundvoraussetzung für eine exakte Wurzelkanalaufbereitung ist die Bestimmung der Arbeitslänge. Wir unterscheiden dabei die konventionelle röntgenologische und die modernere endometrische Messung. In einer Reihe von Untersuchungen zur elektrischen Längenbestimmung konnte übereinstimmend festgestellt werden, daß dieses Verfahren gegenwärtig noch zu ungenau ist. So wurde bisher von keinem System die Forderung erfüllt, mit mehr als 90%iger Sicherheit das Foramen physiologicum anzuzeigen. Besonders ungenaue Angaben durch die endometrische Längenbestimmung erhält man bei nekrotischer Pulpa oder im Fall einer Füllungsrevision [25, 45]. Eine zusätzliche Röntgenmeßaufnahme ist somit generell notwendig. Die Indikation der elektrischen Längenbestimmung ist heute noch eingeschränkt auf die Situation des röntgenologisch nicht darstellbaren Apex, der Längenkontrolle während der Aufbereitung sowie der Vorbereitung der Röntgenmeßaufnahme [25]. In diesem Zusammenhang darf auch nicht außer acht gelassen werden, daß die Röntgenaufnahme noch weitere wertvolle Informationen hinsichtlich Kanal- und Wurzelanzahl, Kanalverlauf und pathologische Veränderungen wie Kalzifikation, Dentikel und interne Resorption liefern kann [42]. Zur Markierung werden vor der Röntgenaufnahme Aufbereitungsinstrumente (Reamer, H- und K-Feilen) kleiner Größen oder Metallstifte (meist aus Silber) bis zur Normeindringtiefe in den Kanal eingeschoben (s. Tab. 8.1, Abb. 8.6, 8.7 u. 8.9b). Alternativ kann auch eine erste orientierende endometrische Längenbestimmung erfolgen, anhand derer die Eindringtiefe der Meßinstrumente festgelegt wird. Auf keinen Fall sollten für die Röntgenmeßaufnahme Exstirpationsnadeln oder Rattenschwanzfeilen verwendet werden, da diese Instrumente hierbei leicht frakturieren. Wir bevorzugen die Kanalmarkierung mit Silberstiften, da dies die Durchführung der Röntgenmeßaufnahme erleichtert. Zudem erhält man wegen der im Vergleich zu den Stahllegierungen sehr hohen Röntgendichte des Silbers wesentlich besser auszuwertende Bilder und zwar schon ab ISO 10 (Abb. 8.8, 8.9a–c, 8.10a u. c). Die bleibende Verformung der weichen, nicht frakturanfälligen glatten Silberstifte gibt zudem Hinweise über den Kanalverlauf (Abb. 8.11a u. b).

Tabelle 8.1 Maxima, Minima und Durchschnittswerte der Zahnlängen in mm (m = mesial, d = distal, b = bukkal, p = palatinal, K = Kanal) [18, 26]. Die Durchschn ttswerte der Kanallängen können nach auf- bzw. abrunden auf ganze mm als Normeindringtiefen verwendet werden

Zahn	*Durchschn.* *mm*	*Maximum* *mm*	*Minimum* *mm*
Oberkiefer			
I_1	23,3	25,6	21,0
I_2	22,8	25,1	20,5
C	26,0	28,9	23,1
P_1	21,8	23,8	18,8
P_2	21,0	23,0	19,0
M_1 mb	19,9	21,6	18,2
db	19,4	21,2	17,6
p	20,6	22,5	17,6
M_2 mb	20,2	22,2	18,2
db	19,4	21,3	17,5
p	20,8	22,6	19,0
Unterkiefer			
I_1	21,5	23,4	19,6
I_2	22,4	24,6	20,2
C	25,2	27,5	22,9
P_1	22,1	24,1	20,1
P_2	21,4	23,7	19,1
M_1 m [2 K]	20,9	22,7	19,1
d	20,9	22,6	19,2
M_2 m [2 K]	20,9	22,6	19,2
d	20,8	22,6	19,0

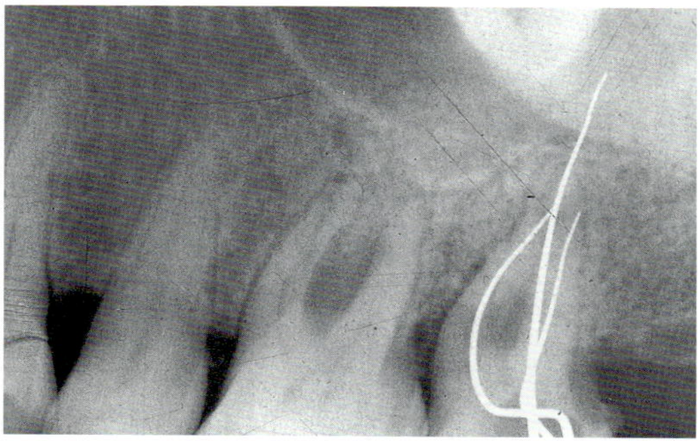

Abb. 8.6 Fehlerhafte Röntgenmeßaufnahme. Durch Nichtbeachten der Normeindringtiefe wurde der Silberstift weit in die Kieferhöhle eingeschoben

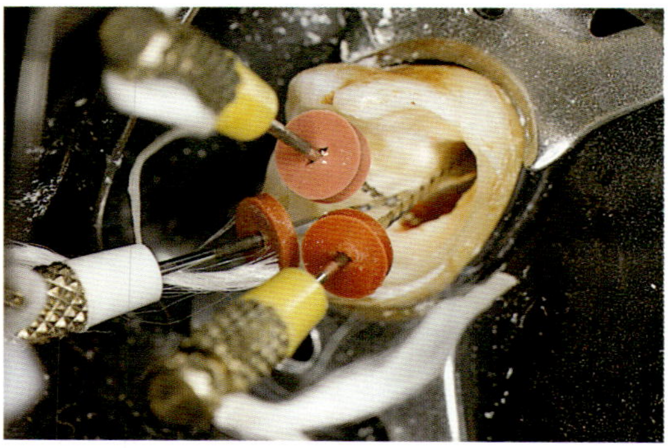

Abb. 8.7 Röntgenmeßaufnahme mit markierten Aufbereitungsinstrumenten. Bei mehrwurzligen Zähnen kann es dabei Platzprobleme geben. Kofferdam muß zur Sicherung der Instrumente angelegt bleiben, wodurch die Aufnahme im Molarenbereich erschwert sein kann

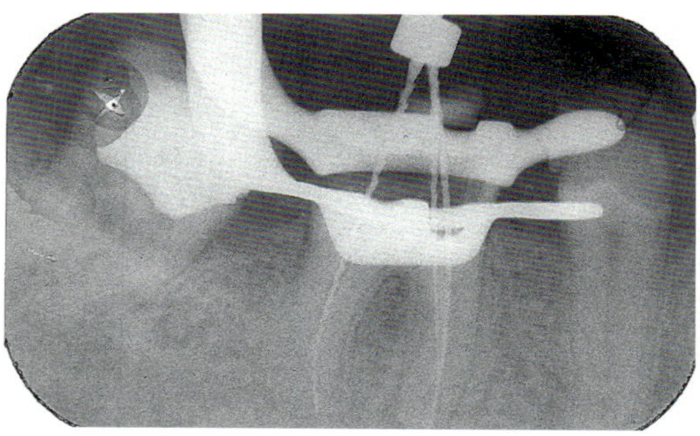

Abb. 8.8 Die Aufbereitungsinstrumente der ISO-Größe < 15 bereiten wegen der geringeren Röntgendichte der für ihre Herstellung verwendeten Stahllegierungen häufig Probleme bei der Auswertung der Meßaufnahme. Die Spitze der feinen Instrumente ist oft nicht zu erkennen

a

b

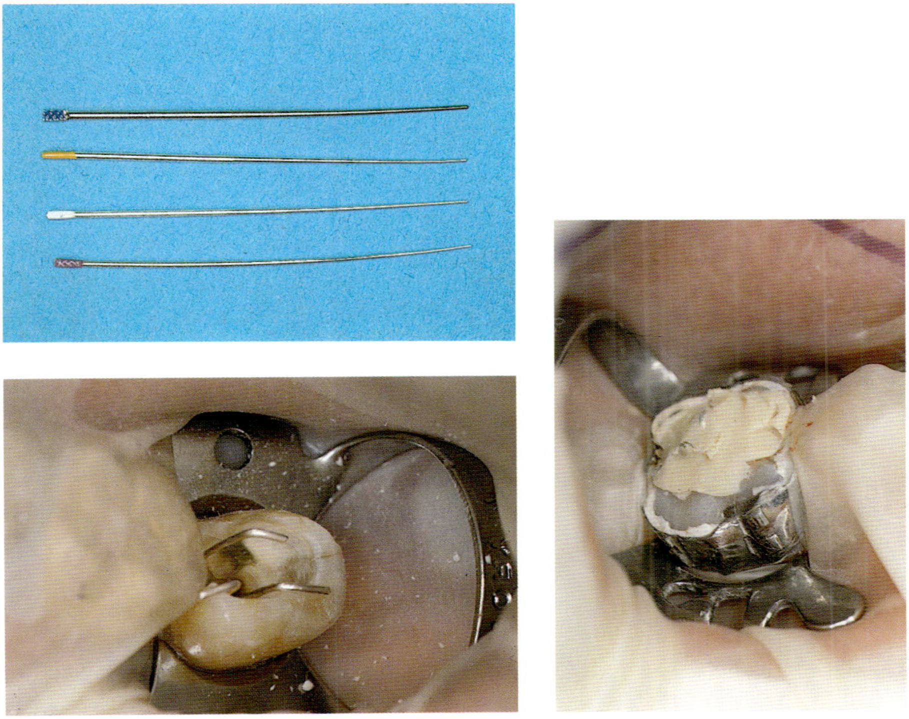

c

Abb. 8.9 a) Genormte, farbmarkierte Silberstifte ab ISO 10. b) Die Silberstifte werden entsprechend der Normeindringtiefe gekürzt. Durch Umknicken nach mesial bzw. distal lassen sich auf der Meßaufnahme die Stifte identifizieren, die in orovestibulärer Richtung hintereinanderliegenden Kanäle (OK-P_1, mesiale Wurzel von UK-Molaren) eingeschoben wurden. c) Die Hilfskavität wird anschließend z. B. mit Cavit® verschlossen. Zur Erstellung der Aufnahme könnte nun der Kofferdam abgenommen werden. Bei stark geschwächten Zähnen empfiehlt sich vor Beginn der endodontischen Behandlung eine Schienung der Krone mit einem orthodontischen Stahl- oder einem Kupferband

a

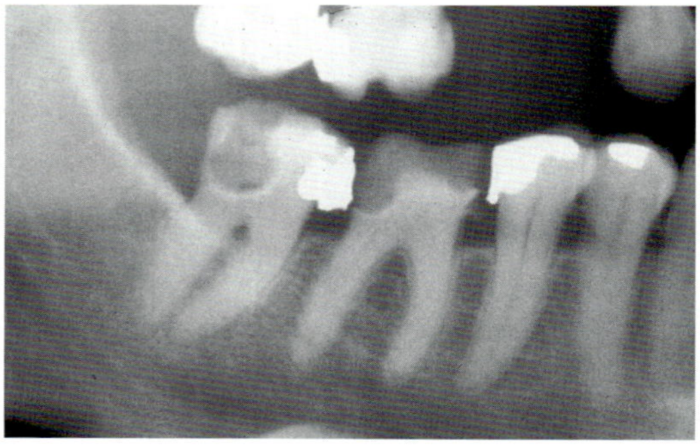

b

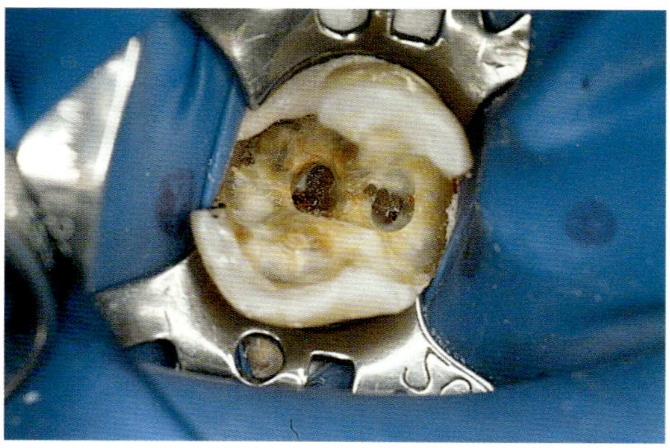

c

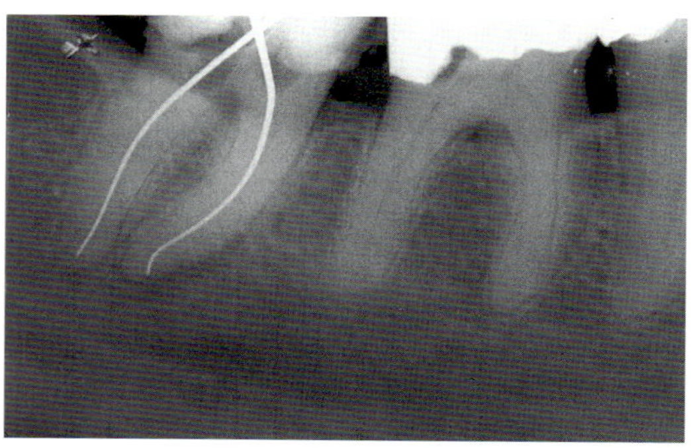

d

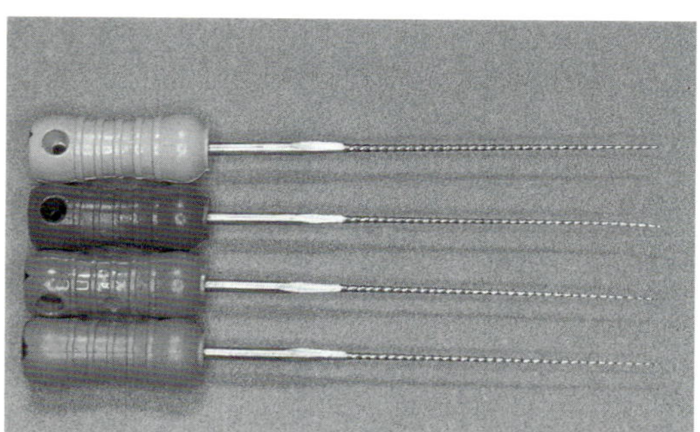

Abb. 8.10 a) Die Kanäle des Zahns 47 sind obliteriert. b) Die Eingänge der beiden weitgehend kalzifierten Kanäle sind dargestellt. c) Röntgenmeßaufnahme mit zwei Silberstiften der ISO-Größe 10. Trotz des geringen Durchmessers zeichnen sich die sehr röntgendichten Stifte deutlich ab, so daß auch die Spitzen auf der Aufnahme gut lokalisiert werden können. d) K-Feilen von ISO 06 bis 15 zur initialen Erweiterung von weitgehend kalzifizierten Kanälen. Diese Instrumente sollten generell nur einmal verwendet werden. e) Biomechanische Aufbereitung beider Kanäle bis auf ISO 60. f) Füllungen mit lateral kondensierter Guttapercha und AH26®

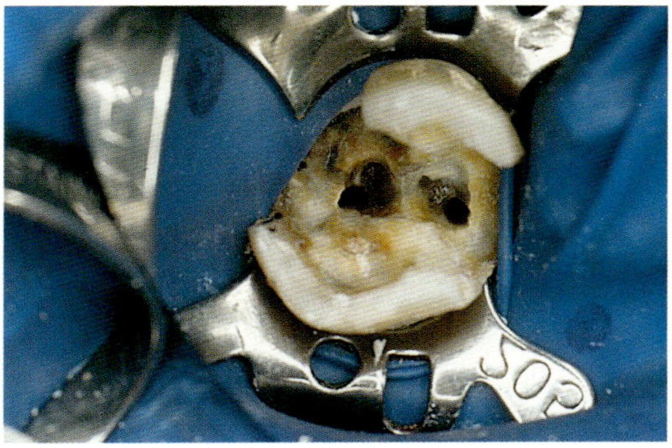

Abb. 8.10e

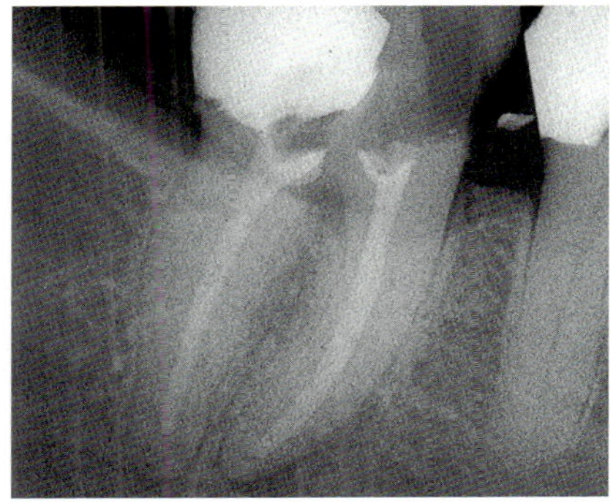

Abb. 8.10f

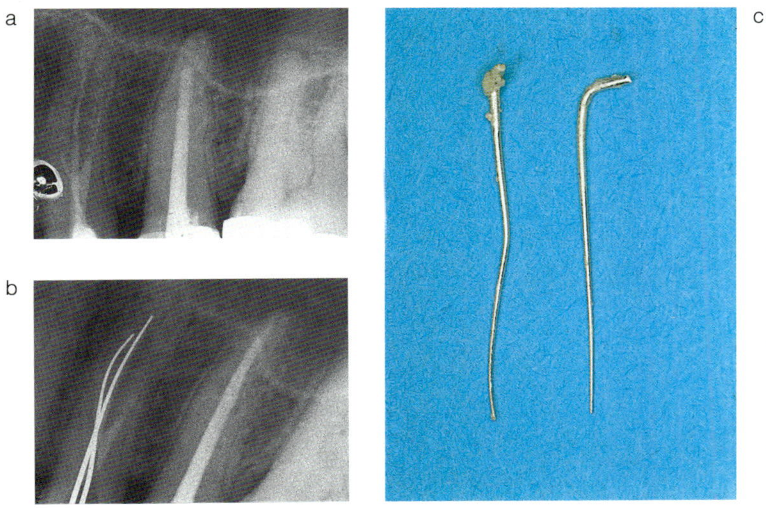

Abb. 8.11 a und b) Röntgenmeßaufnahme mit Silberstiften an Zahn 14 im Rahmen einer Füllungsrevision. b) Die bleibende Verformung des weichen, in den bukkalen Kanal eingeschobenen Stiftes gibt eine Vorstellung vom Kanalverlauf

8.4 Die mechanische Aufbereitung

Die mechanische Kanalaufbereitung kann manuell oder maschinell (Tab. 8.2) mit Räumern (Reamer) und/oder Feilen erfolgen (Abb. 8.12).
Bei der manuell-mechanischen Aufbereitung werden die Räumer bis zum ersten Widerstand in den Kanal eingeschoben, dann um eine viertel bis halbe Umdrehung rotiert und danach aus dem Kanal gezogen und gereinigt. Dieser Vorgang wird solange wiederholt, bis das Instrument gut gängig bis zur Arbeitslänge im Kanal plaziert werden kann. Anschließend geht man auf den nächstgrößeren Räumer über. Vergleichende Untersuchungen zur Effizienz und Qualität verschiedener Räumertypen ergaben, daß im Querschnitt dreieckige Instrumente deutlich besser schneiden sowie flexibler sind und einer bleibenden Verbiegung länger widerstehen als quadratische. Ein Instrumentenbruch scheint bei den Räumern weniger durch eine Abnutzung zu erfolgen, als vielmehr durch

eine Torsion und Fraktur der Schneiden (Abb. 8.13). Insgesamt weisen die verschiedenen Fabrikate große Qualitätsunterschiede auf [11, 21, 34].
Feilen, am wichtigsten sind die K- und die Hedström-Feile (Abb. 8.12), werden nicht im Kanal rotiert, sondern rein vertikal mit kurzen Auf- und Abbewegungen angewendet. Hierdurch soll verhindert werden, daß sich apikal von der Feile ein Dentinpfropf bildet, der den Kanal verschließt und eine vollständige Aufbereitung erschwert oder gar unmöglich macht. Ferner bleibt bei dieser Bewegung die Taktilität des Behandlers weitgehend erhalten. Ebenfalls als Sicherheitsmaßnahme gegen das Entstehen eines apikalen Dentinpfropfes empfiehlt es sich, während des schrittweisen Aufbereitens mit Feilen zwischenzeitlich immer wieder auf das nächstkleinere Instrument zurückgreifen und dadurch die Gängigkeit des Kanals in der gesamten Arbeitslänge sicherzustellen. Diese Maßnahme wird als Rekapitulation bezeichnet [43]. Die Entwicklung weitgehend frakturresistenter Stähle erlaubt jetzt die Herstellung sehr dünner Feilen und Räumer ab ISO 06, so daß man heute in der Regel auch feine, nahezu vollständig obliterierte Kanäle aufbereiten kann (Abb. 8.10a-f).

Tabelle 8.2 Maschinelle Aufbereitungshilfen für die Wurzelkanalbehandlung [19]

Gerät	*Hersteller/ Vertreiber*	*Arbeitsweise*
mechanisch		
Canalfinder	SET	variierende Längsbewegung mit partieller Rotation, 1000–4000 UpM
Endolift	Kerr	auf/ab Bewegung mit Viertelkreisdrehung, 1500 UpM
Excalibur	W & H	aleatorische Schwingungen, 500–1000 Hz
Giromatic	MicroMega	Viertelkreisbewegung mit wechselnder Drehrichtung, –3000 UpM
IntraEndo	Kavo	variierende Drehbewegung
Racer	Cardex	linear auf/ab mit 2 mm Hubhöhe und variierender 45°-Drehbewegung
schallaktiviert		
Endo Sonic Air	MicroMega	1500–3000 Hz
Endo Star 5	Star/Syntex	– 6000 Hz
ultraschallaktiviert		
CaviEndo	DeTrey	25000 Hz
Enac	Osada/DVG	30000 Hz
Piezotec	Satelec	27800 Hz

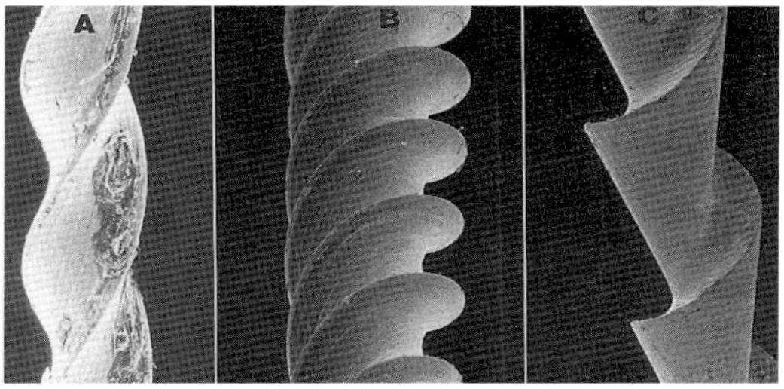

Abb. 8.12 Die wichtigsten Instrumente zur manuell-mechanischen Wurzelkanalaufbereitung: A = Räumer, B = K-Feile, C = Hedström-Feile

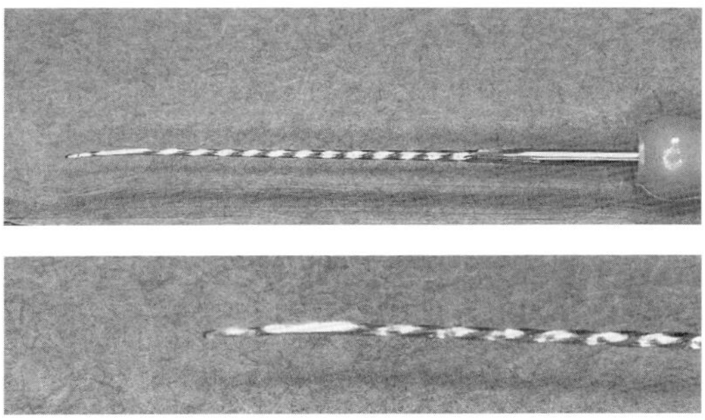

Abb. 8.13 Räumer ISO 20 nach Bearbeitung eines partiell kalzifizierten Kanals. Das Instrument ist an der Spitze aufgedreht und würde bei einer weiteren Verwendung leicht frakturieren. Eine Kontrolle mit einer Lupe erleichtert nach jeder Aufbereitung die Überprüfung der Instrumente (unten Spitze in 2facher Vergr.)

8.4.1 Probleme bei gekrümmten Kanälen

Gerade oder nur leicht gekrümmte Kanäle machen bei der Aufbereitung kaum Probleme. Hier ist eine konische Form mit apikaler Verjüngung anzustreben, die bereits durch die genormte Gestalt der Handinstrumente vorgegeben ist (standardisierte Aufbereitung). Wesentlich schwieriger ist die Bearbeitung stark gekrümmter Kanäle. Folgende Probleme können auftreten (Abb. 8.14a):

- Begradigung mit Verlust der Arbeitslänge,
- laterale Abweichung vom Kanalverlauf,
- die Schaffung einer apikalen Leiste (Ledge) bis hin zu einer Perforation,
- Sanduhrförmige Erweiterung des Kanallumens (Ellbogen, elbow).

Man konnte festellen, daß die laterale Abweichung von der originalen Kanalkrümmung vorzugsweise bei Verwendung von Räumern auftritt, die zudem auch eine deutlich höhere Frakturrate aufweisen als Feilen (Abb. 8.13). Auch die als Ellbogen bezeichnete Kanalumformung mit einer Einschnürung im Bereich der Krümmung und einer anschließend apikalen Erweiterung tritt bei Anwendung von Räumern auf. Allerdings können auch K-Feilen mit rein vertikaler Arbeitsrichtung zu einer Sanduhrform des radikulären Pulpakavums führen. Bei vorsichtigem schrittweisen Vorgehen und Vorbiegen der Instrumente entsprechend der Kanalform läßt sich bis ISO 35/40 der Ellbogeneffekt, auch bei Verwendung von Räumern, weitgehend vermeiden (Abb. 8.14b).
Bei überwiegendem Feilen kommt es vornehmlich zu einer Perforation. Eine Begradigung mit Verlust der Arbeitslänge kann durch beide Instrumententypen gleichermaßen

a 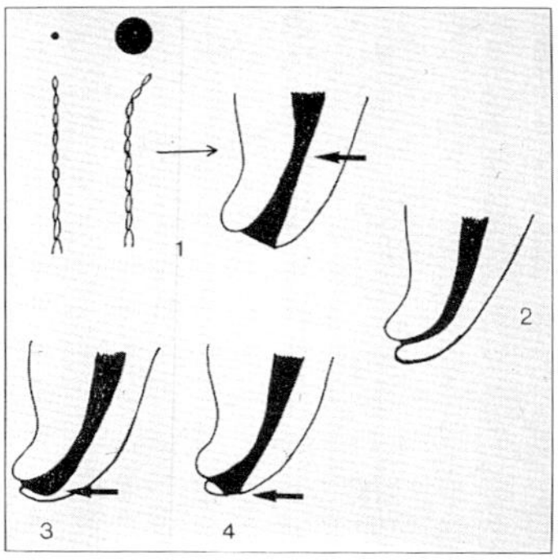

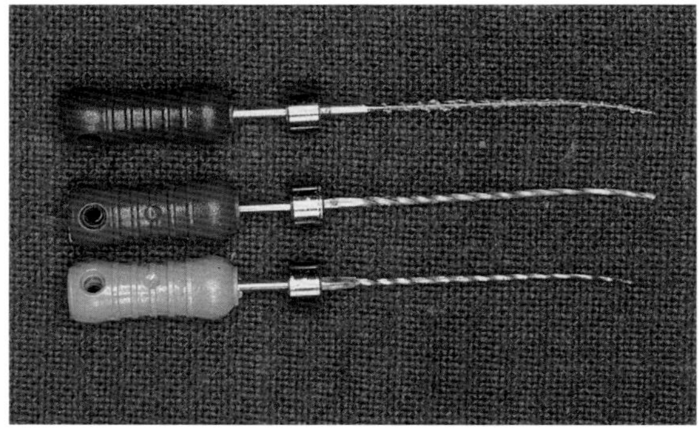 b

Abb. 8.14 a) Generell schwierig ist die mechanische Aufbereitung stärker gekrümmter Kanäle. Ein gebogener Räumer wird bei der Rotation mit seiner Spitze einen Kreis beschreiben. Dies führt apikal von der Kanalkrümmung (Pfeil) zu einer Erweiterung (= Sanduhrform des Kanals), so daß kein dichter apikaler Verschluß möglich ist (1). Manche Autoren raten deshalb, das Pulpakavum zur Erhaltung der Kanalform bei stärkeren Krümmungen im apikalen Abschnitt nur bis ISO 30 aufzubereiten (2). Größere Instrumente ab ISO 35 können aufgrund ihrer Steifheit starke Krümmungen nicht nachvollziehen, so daß es zu einem Verlust der Arbeitslänge mit Kanalbegradigung und apikaler Leistenbildung kommt (3). Bei forcierter Druckanwendung dieser starreren Instrumente besteht die Gefahr einer apikalen Perforation (4) [nach 19]. b) Durch langsames schrittweises Vorgehen kann die Kanalkrümmung erhalten werden, wie diese Aufbereitungsinstrumente bis ISO 35 verdeutlichen

erfolgen. *Stadler* et al. empfehlen deshalb, gekrümmte Kanäle mit Feilen zu erweitern, für die abschließende Formung jedoch Räumer zu verwenden [39]. Da viele der soeben angeschnittenen Probleme auf der geringen Flexibilität größerer Instrumente beruhen, entwickelte man sogenannte flexible Feilen (z. B. K-Flex File , Flexo-Files), die sich dem Kanalverlauf besser anpassen sollen. Dieser Vorteil konnte allerdings bisher experimentell noch nicht schlüssig belegt werden [9].

Ein weiteres großes Problem bei der Aufbereitung gekrümmter Kanäle ist eine Perforation im koronalen Abschnitt aufgrund der unterschiedlichen Wandstärke. Dies betrifft besonders die mesio-bukkale Wurzel der oberen sowie die mesiale Wurzel der unteren Molaren (Abb. 8.3). Durch eine Handinstrumentierung (besonders mit Feilen) wird in diesen Fällen oft aufgrund einer Kanalbegradigung die der Bi-/Trifurkation benachbarte Wand exzessiv geschwächt oder gar durchbrochen. Kritisch ist dies vor allem im Bereich von 2 bis 4 mm apikal von der Bi-/Trifurkation [29, 31]. Um dies zu verhindern rät *Tidmarsh* die Feilen der Kurvatur entsprechend vorzubiegen und deren Schneiden auf der der konvexen Wand der Kanalkrümmung anliegenden Seite zu entschärfen, z. B. durch einen Diamanten [43]. Ferner sollten bei feinen gekrümmten Kanälen die apikalen 2 bis 3 mm nur bis zu einer Größe von etwa ISO 30 aufbereitet werden. Für jedes weitere Instrument wird die Arbeitslänge dann um 1 mm reduziert (Step-back-Technik). Durch dieses Vorgehen können Gefahren wie die Kanalbegradigung mit apikaler und lateraler Perforation, der Sanduhr-Effekt und die apikale Leistenbildung reduziert werden, die Qualität einer regelrecht durchgeführten Wurzelkanalfüllung wird dadurch im Vergleich zur standardisierten Aufbereitung aber nicht verbessert [3].

Generell sollte während der manuell-mechanischen Aufbereitung intermittierend gespült werden, um so gelockertes Weichgewebe und Dentinspäne aus dem Kanal zu entfernen und einer apikalen Pfropfbildung vorzubeugen. Zusätzlich erzielt man mit der Spülflüssigkeit einen Schmiereffekt, der die Handhabung der Feilen und Räumer erleichtert sowie die Gefahr einer Instrumentenfraktur vermindert. Besonders wichtig ist dies bei der Aufbereitung feiner Kanäle. Die Lebensdauer der Instrumente ist abhängig von deren Größe und der Beanspruchung. So sollten Räumer bis ISO 25 nur einmal verwendet werden [16]. Das gleiche trifft auch für Feilen zu. Größere Instrumente sollten ebenfalls nach einmaliger Anwendung weggeworfen werden, wenn damit stärker gekrümmte Kanäle bearbeitet wurden. Grundsätzlich empfiehlt es sich, alle Instrumente, die man weiter benutzen will, nach jeder Behandlung sorgfältig mit einer Lupe auf Verschleiß zu überprüfen (Abb. 8.13).

8.4.2 Die Füllungsrevision

Die Revision erneuerungsbedürftiger Wurzelkanalfüllungen erfolgt am besten manuell-mechanisch, da hierbei das „Fingerspitzengefühl" des Behandlers eine sehr große Rolle spielt. Man sollte versuchen, durch Abtasten einen Spalt zwischen der alten Füllung und der Kanalwand aufzuspüren. An dieser Stelle geht man dann mit einem Räumer oder einer K-Feile kleiner ISO-Größe (≤ 15) vorsichtig nach apikal. Hat man auf ISO 20–25 erweitert, sollte man versuchen, mit einer Hedström-Feile die nun oft gelockerte Füllung zu entfernen bzw. Guttaperchastifte im Ganzen herauszuziehen. Die Revision kann durch Lösungsmittel (z. B. Xylol oder Eukalyptusöl bei Guttapercha) unterstützt werden, die aber aufgrund ihrer gewebsreizenden Wirkung auf keinen Fall in den periapikalen Bereich gelangen dürfen [22] (Abb. 8.15).

Ältere Menschen weisen oft Wurzelkanalfüllungen aus Silberstiften auf, die man früher sehr gerne verwendete. Unserer Erfahrung nach wurden diese Kanäle in den meisten Fällen höchstens bis ISO 40 aufbereitet. Die dementsprechend oft unzureichende Säuberung der Kanäle sowie die vielfach zu beobachtende Korrosion der Silberstifte erfordert häufig eine Revision der Füllungen. Dabei gehen wir folgendermaßen vor: Aufgrund der Beobachtung, daß die meisten Vorbehandler diesen Metallstift nicht bis auf das Niveau der Kanaleingänge kürzten, versuchen wir, dessen koronalen Teil freizulegen. Dazu wird der Zementaufbau in der Hilfskavität nicht mit einem rotierenden Instrument, sondern vorsichtig mit einem schall- oder ultraschallaktivierten Zahnsteinentfernungsgerät exkaviert. Den teilweise freigelegten Stift kann man dann meistens ohne größere Probleme mit einer diamantierten Pinzette herausziehen (Abb. 8.15 d–f). Ragt der Silberstift nicht aus dem Kanal, kann man versuchen, eine Hedströmfeile neben der Füllung „einzudrehen". Unter Umständen verhakt sich die Feile im weichen Metallstift, der dann langsam herausgezogen werden kann (Abb. 8.15 d–f). Erleichtert wird dies von Fall zu Fall, wenn der Sealer zuvor mit einem Lösungsmittel aufgeweicht wurde [22].

a

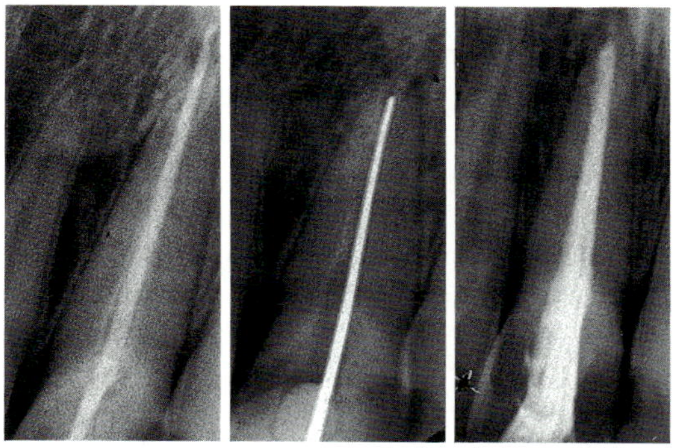

Abb. 8.15 Revision insuffizienter Wurzelkanalfüllungen a) Das linke Röntgenbild zeigt bei einem Zahn 21 einen nicht randständigen Guttaperchastift mit Überfüllung des Kanals (A). Röntgenmeßaufnahme nach Entfernung des Guttaperchastiftes (B). Neue Füllung des Zahns bis kurz vor den Apex mit einem Sealer (AH26®) und lateral kondensierter Guttapercha (C). b) Nach Präparation der Hilfskavität erkennt man die nicht randständige Wurzelkanalfüllung, die sehr wahrscheinlich nach der „Einstift- bzw. Zentralstift-Methode" vorgenommen wurde.

b

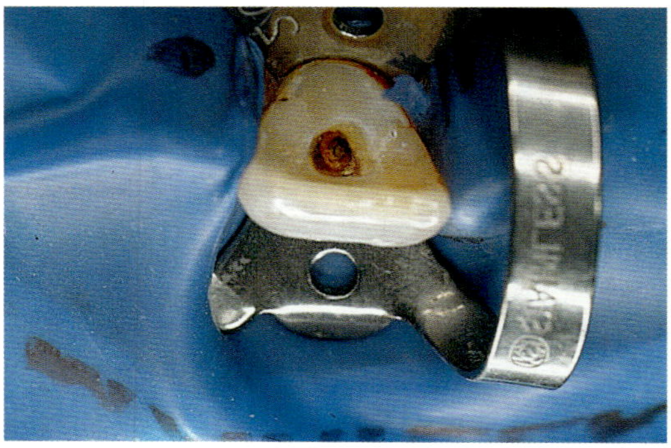

c

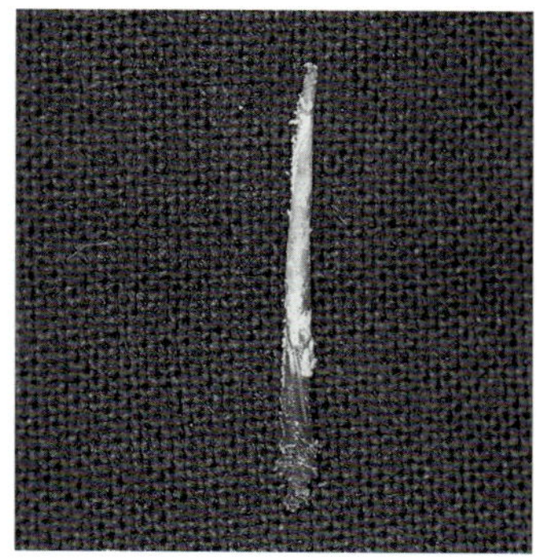

d

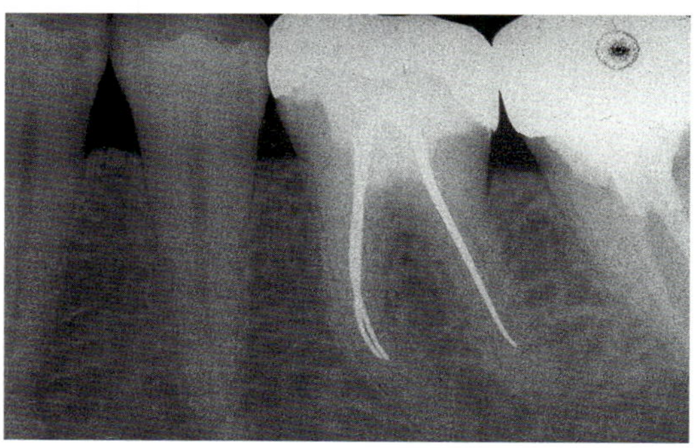

e
f

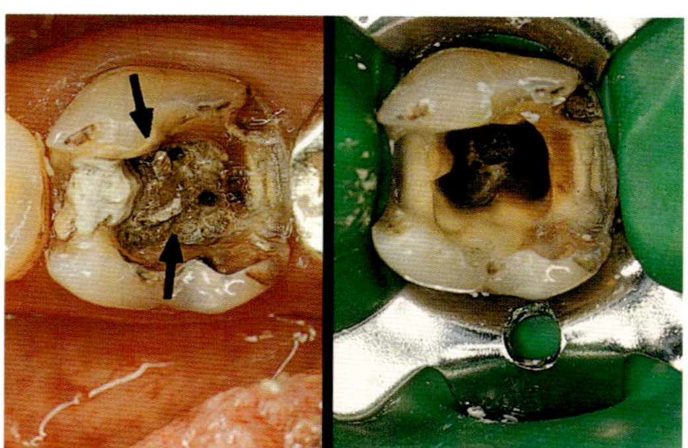

c) Zunächst wurde der Raum zwischen Füllung und Kanalwand mit einem Reamer bis auf ISO 25 erweitert und anschließend der Stift im Ganzen mittels einer entsprechend großen Hedströmfeile (ISO 25) aus dem Pulpakavum entfernt. d) Vor der Überkronung des Zahnes 46 des 58jährigen Patienten sollten die insuffizienten Wurzelkanalfüllungen aus Silberstiften revidiert werden. Auf dem Röntgenbild erkennt man, daß die Stifte aus den Kanälen herausragen. e) Nach Exkavation des Zementverschlusses der Hilfskavität mit einem Ultraschallgerät liegen die beiden mesialen Stifte frei, der distale Stift brach in Höhe des Kanaleinganges ab. Das Dach des Kronenkavums ist noch größtenteils vorhanden, darunter befindet sich noch nekrotisches Pulpagewebe. Die beiden mesialen Stifte (Pfeile) konnten mit einer diamantierten Pinzette aus den Kanälen gezogen werden, der distale Stift wurde mit Hilfe einer Hedströmfeile der Größe ISO 20 entfernt. f) Zustand nach Entfernung der Silberstifte, Abtragung des Kavumdaches und gründlicher biomechanischer Aufbereitung der Kanäle

8.4.3 Die maschinell-mechanische Aufbereitung

Vor allem aus Gründen der Zeitersparnis und der Arbeitserleichterung entwickelte man Geräte zur maschinell-mechanischen Wurzelkanalbearbeitung (Tab. 8.2). Die Säuberung und Erweiterung des radikulären Pulpakavums erfolgt dabei überwiegend mit Feilen und Reibahlen. Die speziellen Winkelstücke wandeln die Rotationsbewegungen des Antriebs in kombinierte Dreh- und Hubbewegungen um. Die Studien, in denen diese Geräte überprüft wurden, ergaben zum überwiegenden Teil, daß die manuell-mechanische Aufbereitung deutlich glattere und regelmäßiger geformte Kanalwände sowie eine vollständigere Präparation im apikalen Abschnitt zur Folge hat. Eine Dentinabtragung bei gleichzeitiger Glättung der Kanalwände war maschinell-mechanisch nicht möglich [24, 33, 37] (Abb. 8.16 a u. b). Relativ positive Ergebnisse wurden bisher über den sogenannten Canalfinder publiziert. Dieses Gerät kombiniert variierende Längsbewegungen mit Rotationen in Abhängigkeit vom Wandwiderstand und der Umdrehungszahl. Es konnte festgestellt werden, daß der Canalfinder vor allem die Gängigmachung (Katheterisierung) und die Aufbereitung gekrümmter und enger Kanäle erleichtert. Allerdings ist auch hierbei eine zusätzliche manuelle Nacharbeitung notwendig [15]
Zusammenfassend läßt sich sagen, daß bei einer maschinell-mechanischen Aufbereitung zusätzlich manuell instrumentiert werden muß. Beide mechanischen Methoden zur Wurzelkanalsäuberung und -erweiterung erfordern insgesamt einen vergleichbaren Zeitaufwand. Nachteilig bei der maschinellen Aufbereitung ist sicherlich auch, daß hierbei die

a

b

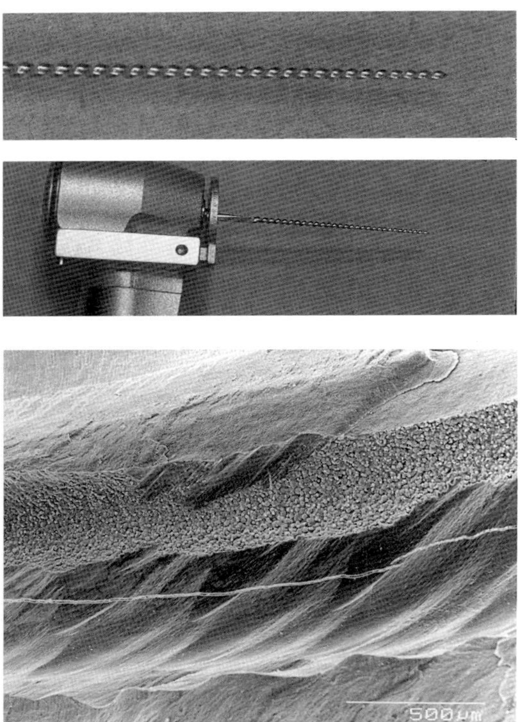

Abb. 8.16 a) Excalibur® mit Feile zur maschinell-mechanischen Kanalaufbereitung unter aleatorischen Schwingungen (siehe Tab. 2). b) Kanal längsgeschnitten nach Aufbereitung mit dem Excalibur®-Gerät. Man erkennt schräg nach apikal verlaufende Kerber in der Kanalwand. Dies erfordert eine manuell-mechanische Nacharbeitung. Ein Teil des Kanallumens (oben im Bild) wurde nicht bearbeitet. REM, Originalvergr. 60x, µ-Marker: 500 µm

Taktilität des Behandlers verloren geht. Weiterhin wird ein wesentlicher Vorteil der maschinellen Arbeitsweise, nämlich die Sicherung der Instrumente, durch die Forderung, eine Wurzelkanalbehandlung immer unter Kofferdam vorzunehmen, relativiert.

8.5 Die chemische Kanalaufbereitung

Bei jeder manuell- oder maschinell-mechanischen Bearbeitung des Pulpakavums entsteht eine sogenannte Schmierschicht (Smear layer), die im wesentlichen losgelöste Dentinpartikel enthält und die Tubuli verschließt (Abb. 8.17a) [7]. Die klinische Signifikanz dieser Schicht ist bis heute noch nicht geklärt. Zum einen wird gefordert, die Schmierschicht zu entfernen, um eine möglichst wandständige Wurzelkanalfüllung zu erhalten. Andererseits stellt man sich die Frage, ob der Smear layer nicht eine gewisse Versiegelung des Kanals aufgrund der Verbolzung der Dentinkanälchen zur Folge hat und dadurch zum klinischen Erfolg der endodontischen Therapie beiträgt [7]. Neueste Untersuchungen von *Gettleman* und Mitarb. zeigen zudem, daß manche Sealer sogar besser mit als ohne Schmierschicht haften, bei anderen Fabrikaten verhält sich dies umgekehrt oder spielt überhaupt keine Rolle [17].

Gegenwärtig geht die Mehrzahl der Autoren jedoch noch davon aus, daß eine möglichst vollständige Beseitigung der Schmierschicht anzustreben ist. Das ist nur durch eine chemische Behandlung des Wurzelkanals möglich. Weitere Gründe für eine die mechanische Aufbereitung ergänzende chemische Bearbeitung des Kanals sind die Auflösung von Weichgewebe und nekrotischem Dentin, die Spülung losgelöster Dentinspäne und Pulpaanteile aus dem Kanal, die Desinfektion des Pulpakavums sowie die Schmierwirkung für die Räumer und Feilen. Eine alleinige chemische Aufbereitung des Wurzelkanals ist nicht möglich. Die mechanische Instrumentierung sollte jedoch immer aus den soeben genannten Gründen von aktiven Spüllösungen unterstützt werden. Man bezeichnet diese kombinierte Arbeitsweise als biomechanische Aufbereitung.

Die Voraussetzung für eine effiziente chemische Aufbereitung und für die Spülwirkung ist ein Flüssigkeitsstrom von apikal nach koronal. Das bedeutet, daß Kanülen verwendet werden müssen, die deutlich kleiner als der aktuelle Kanaldurchmesser sind. Eng an die Kanalwand anliegende Kanülen würden keinen Flüssigkeitsstrom ermöglichen. Problematisch sind in dieser Hinsicht immer enge, gekrümmte Kanäle, in denen sich ein ständiger Flüssigkeitsaustausch kaum erzielen läßt [10, 46]. Zu beachten ist ferner, daß Verbindungen wie NaOCl, EDTA oder NaCl aus zu hoch konzentrierten, übersättigten Lösungen im Kanal auskristallisieren können und dann eine dichte Wurzelkanalfüllung verhindern [21] (Abb. 8.18b).

Die zur Zeit wichtigsten chemischen Aufbereitungsmittel sind in Tabelle 8.3 aufgelistet. Am häufigsten findet gegenwärtig das Natriumhypochlorit Anwendung. Im Konzentrationsbereich von 2% bis 5,25% löst diese Verbindung sehr gut vitales sowie nektrotisches Weichgewebe und wirkt zudem bakterizid (Abb. 8.18a). Durch eine Erwärmung auf 37°C läßt sich sowohl der bakterizide Effekt als auch die gewebslösende Wirkung signifikant steigern [5, 6, 12, 20, 32]. Die Fähigkeit von NaOCl zur Entfernung der Schmierschicht ist umstritten [8, 10]. Eigene rasterelektronenmikroskopische Untersuchungen zeigen allerdings, daß eine 2,5%ige NaOCl-Lösung die Schmierschicht entfernen kann (Abb. 8.17b).

Gut geeignet zur Beseitigung des Smear layers ist Zitronensäure (40%–50%). Zudem entfaltet diese Chemikalie eine bakterizide Wirkung sowie einen weichgewebslösenden Effekt [32,36]. Kontrovers diskutiert man den Wert von EDTA für die Wurzelkanalbehandlung. Dieses Agens soll aufgrund seiner Komplexbildung mit dem Kalzium des

a

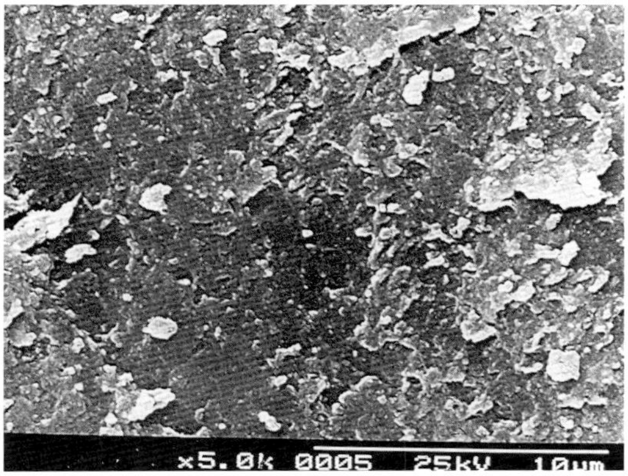

b

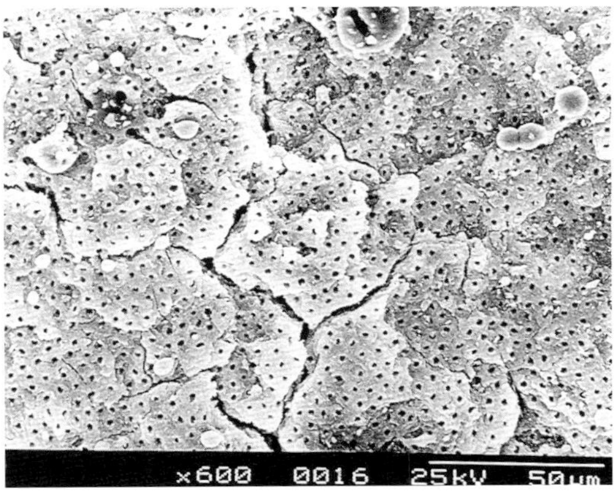

Abb. 8.17 a) Nach mechanischer Bearbeitung verschließt eine Schmierschicht die Dentinkanälchen. REM, Originalvergr. 5000x, µ-Marker: 10 µm. b) Nach Reinigung der Kanalwand mit 2,5%iger NaOCl-Lösung sind die Tubuli exponiert, die Schmierschicht beseitigt. REM, Originalvergr. 600x, µ-Marker: 50 µm

Tabelle 8.3 Die wichtigsten chemischen Wurzelkanalaufbereitungshilfen und ihre Wirksamkeit hinsichtlich der Auflösung der Schmierschicht und des Dentins sowie des Weichgewebes [19]

Verbindung	*Konzentration (%)*	*Schmierschicht/ Dentin*	*Weichgewebe*
NaCl	0,9	–	–
H_2O_2	3	–	–
EDTA	30 für 1 Min.	–	–
	30 für 5 Min.	+	–
NaOCl	2–5,25	?	+
Zitronensäure	40–50	+	+
Gerbsäure	25	+	?

a

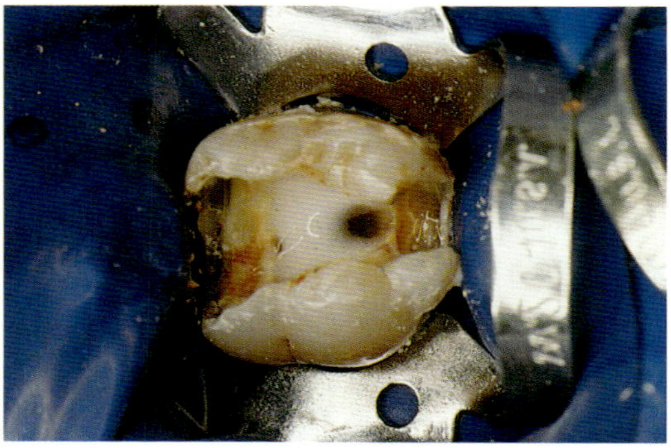

b

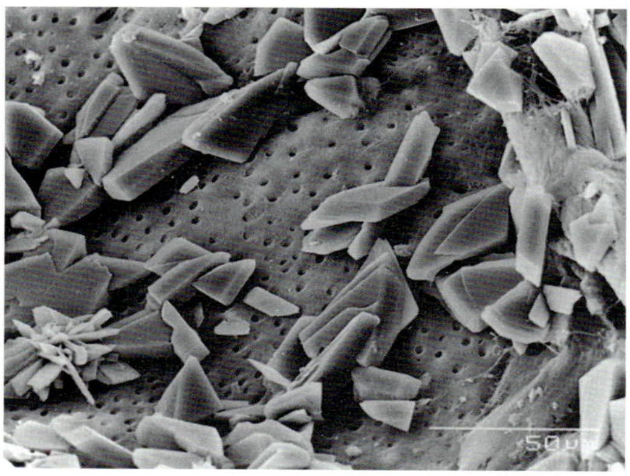

Abb. 8.18 a) Spülung eines Kanals mit 2,5%iger NaOCl-Lösung. Die aufschäumende Wirkung des Natriumhypochlorits unterstützt durch Loslösung gelockerter Dentin- und Weichgewebspartikel die mechanische Aufbereitung. b) Ausfällung von NaOCl-Kristallen im apikalen Kanalabschnitt nach Spülung mit einer 2,5%igen Lösung. REM, Originalvergr. 600x, µ-Marker: 500 µm

Dentins die Schmierschicht entfernen und somit die mechanische Aufbereitung des Kanals erleichtern. Positive Ergebnisse in dieser Hinsicht wurden mit 30%igem EDTA bei einem pH-Wert von 5–6 erzielt. Allerdings war hierfür eine Einwirkzeit von fünf Minuten erforderlich [13].

Weder eine hartsubstanz- noch eine weichgewebslösende Wirkung besitzt das H_2O_2. Als dreiprozentige Lösung wird dieses Peroxid im Rahmen der endodontischen Behandlung zur Blutungsstillung verwendet. Generell sollte die biomechanische Aufbereitung durch eine intensive Spülung mit physiologischer Kochsalzlösung und einer gründlichen Trocknung des Kanals abgeschlossen werden, um so die doch relativ aggressiven Agenzien NaOCl, Zitronensäure oder H_2O_2 restlos aus dem Kanal zu entfernen und dadurch unangenehme Nebenwirkungen zu vermeiden.

Es liegen Fallberichte vor, die Ödeme, Hämatome und Gesichtsemphyseme mit sehr starken Schmerzen als Folge eines Überpressens von NaOCl oder Wasserstoffsuperoxid in den periapikalen Bereich beschreiben. Man nimmt an, daß auch Zitronensäure das periapikale Parodontium schädigen kann. Zur Prävention solcher Komplikationen empfiehlt es sich, die Kanäle nicht zu überinstrumentieren sowie langsam und möglichst drucklos zu spülen. Schädigungen des marginalen Parodontiums und der Mundschleimhaut sowie systemische Nebenwirkungen müssen durch Anlegen von Kofferdam und sorgfältiges Absaugen verhindert werden (Abb. 8.18a). Allergische Reaktionen sind nach

Verwendung von NaOCl beschrieben worden. Natriumhypochlorit ist Bestandteil vieler Haushaltsreiniger. *Kaufman* und *Keila* raten deshalb, vor dem Gebrauch von NaOCl den Patienten nach einer Allergie gegen diese Reinigungsmittel zu befragen [28].
Man konnte feststellen, daß sich das Keimspektrum in Wurzelkanälen von Zähnen mit avitaler bzw. gangränöser Pulpa zu 70% aus Anaerobiern zusammensetzt. Die wichtigsten Keimarten sind Actinomyceten, Lactobazillen, verschiedene Bacteroidesspezies, Veillonellen, Fusobakterien und Mutans-Streptokokken [2]. Bei der Aufbereitung solcher Kanäle läßt sich mit einer alleinigen biomechanischen Säuberung (z. B. durch NaOCl unterstützt) in einer Sitzung keine zufriedenstellende Desinfektion erreichen. Es empfiehlt sich deshalb, zur Erzielung einer weitgehenden Keimfreiheit für etwa 7 Tage eine temporäre Einlage aus einem weichbleibenden Kalziumhydroxid-Präparat zu applizieren. Dadurch erreicht man eine nahezu 100%ige Reduktion der Bakterienanzahl [38, 40].

8.6 Die Aufbereitung mit schall- oder ultraschallaktivierten Geräten

Die schallaktivierten Geräte arbeiten in einem Frequenzbereich von 1500 bis 6500 Hz und können direkt an die Behandlungseinheit gekoppelt werden (Abb. 8.19a u. b). Dabei wird die Preßluft der hochtourigen Antriebe in Schwingungen im Schallbereich umgesetzt. Die Schallgeräte sind deshalb billiger als die Ultraschalleinheiten, deren hochfrequente Schwingungen (ca. 20000–40000 Hz) in einem speziellen Generator erzeugt werden müssen (Tab. 8.2).
Das Prinzip der schall-/ultraschallunterstützten Aufbereitung beruht auf einem ständigen Wechsel von Unter- und Überdrucken, wodurch Blasen entstehen. Diese implodieren und rufen so einen Kavitationseffekt hervor. Ferner soll durch eine Temperaturerhöhung die chemische Aktivität der Spüllösungen gesteigert werden. Die Vibrationen sollen zudem über die Kavitationen die Dispension kleinerer Partikel fördern und so deren Entfernung aus dem Kanal erleichtern sowie den Flüssigkeitsstrom beschleunigen und dadurch die Spülwirkung von Lösungen steigern.
Diese Vorstellungen konnten experimentell allerdings nur zum Teil bestätigt werden. Der Kavitationseffekt ist davon abhängig, daß die in aller Regel verwendeten Feilen frei schwingen können. Problematisch wird dies in engeren und stärker gekrümmten Kanälen. Hier ist der Bewegungsspielraum für die meist transversal schwingenden Ultraschallgeräte sehr eingeschränkt. Das betrifft vor allem den apikalen Bereich. Demnach ist ein Kavitationseffekt bei transversal schwingenden Instrumenten im gesamten Pulpakavum kaum zu erwarten [30]. In diesem Punkt scheinen die Schallgeräte den Ultraschallinstrumenten überlegen zu sein, da sie im Gegensatz zu letzteren bei Belastung eine longitudinale Oszillation ausführen und so im apikalen, engen Bereich einen besseren Kavitationseffekt ausüben. *Wamsley* et al. konnten dementsprechend eine bessere Reinigungswirkung der Schallgeräte im apikalen Kanalabschnitt ermitteln (Abb. 8.19a u. b) [46].
Vergleicht man die manuell-mechanische mit der schall- oder ultraschallunterstützten Aufbereitung, läßt sich feststellen, daß letztere ausgeprägtere Rauhigkeiten und eine dickere Schmierschicht auf der Kanalwand hinterläßt. Eine manuell-mechanische Nacharbeitung zur abschließenden Glättung ist damit auch hier immer erforderlich

a

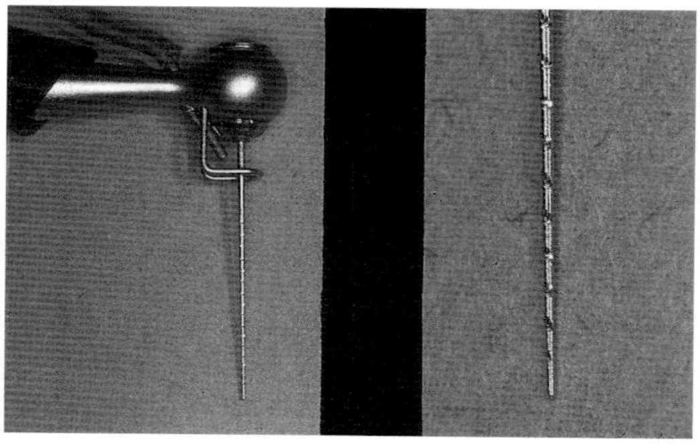

b

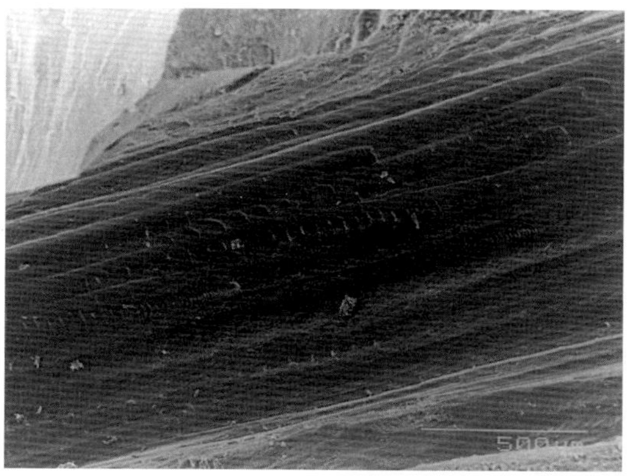

Abb. 8.19 a) Schallaktiviertes Aufbereitungsgerät MecaSonic® mit Feile. b) Vermutlich durch Longitudinalschwingungen des MecaSonic-Gerätes entstanden in der Kanalwand vertikale Furchen. Dies erfordert zumindest abschließend eine manuell-mechanische Glättung der Kanalwand. REM, Originalvergr. 60x, µ-Marker: 500 µm

(Abb. 8.19 b) [6, 12, 14, 23, 36, 41, 44]. Als großen Vorteil der Schall-/Ultraschall-Instrumentierung bezeichnen die meisten Autoren die Förderung der Spülwirkung. NaOCl und Zitronensäure entfalten dabei besonders im apikalen Drittel einen deutlich besseren Reinigungseffekt im Vergleich zur manuellen Spülung. Hier ist gegenwärtig wohl im Rahmen der Endodontie der Haupteinsatzbereich der schall- oder ultraschallaktivierten Geräte zu sehen.

9 Die Wurzelkanalfüllung beim älteren Patienten

Von D. Heidemann

In noch größerem Maße als bei Jugendlichen und jugendlichen Erwachsenen ist der Erfolg einer Wurzelkanalfüllung beim älteren Patienten von der Durchführbarkeit der Aufbereitung abhängig.

Gerade hier ist mit Erschwernissen zu rechnen, die durch die lange Gebrauchsphase des einzelnen Zahnes verursacht sein können, oder durch die inzwischen häufig vorhandene prothetische Versorgung hervorgerufen wurden. In den Kapiteln 3, 7 und 8 wurde hierauf eingegangen, Veränderungen im Kanalsystem sind ebenfalls vorstehend beschrieben worden.

Die Wurzelkanalfüllung hat das Ziel, das gesamte Pulpakavum vollständig und dicht mit einem biologisch verträglichen Füllmaterial zu verschließen. Dabei kommt der Füllung der Charakter eines Fremdkörper-Implantates zu [10].

Die Füllung des Kanalsystems ist schließlich der Endpunkt des endodontischen Abschnittes der Behandlung eines pulpakranken Zahnes, danach folgt die Wiederherstellung der Funktion mittels Teilkrone oder stiftverankerter Krone.

Die Wurzelkanalfüllung ist nicht der alleinentscheidende Faktor für das Gelingen der endodontischen Behandlung, die Voraussetzung hierfür ist die gelungene Aufbereitung [4, 16, *Ketterl* 1984).

Zwar mögen Darstellungen des Wurzelkanalsystems oft entmutigend erscheinen [12], eigene Darstellungen des Wurzelkanals scheinen dies zu bestätigen (Abb. 9.1). Doch zeigt die tägliche Praxis, daß trotzdem die Wurzelkanalfüllung auch am Molaren erfolgreich durchzuführen ist und den Erhalt des Zahnes sichern kann (Abb. 9.2).

Generell sind sämtliche bekannten Kanalfüllungsmethoden auch beim älteren Patienten erfolgreich einzusetzen, es gibt jedoch keine allgemeine Festlegung auf eine bestimmte zu bevorzugende Methode, die in biologischen Gegebenheiten des Alters begründet wäre. Nach *Nguyen* [15] sind ca. 60% der Fehlschläge nach endodontischer Behandlung durch inkomplette Wurzelkanalfüllungen bedingt, auch nach *Adenubi* und *Kule* [1] und *Ingle* et al. [8] liegt darin eine der Hauptursachen. Um den Anforderungen der unterschiedlichen Situationen gerecht zu werden, sollte der Behandler mehrere unterschiedliche Methoden zur Wurzelkanalfüllung kennen und beherrschen. Nicht selten besteht die Möglichkeit oder die Notwendigkeit, verschiedene Methoden an ein und demselben Zahn anzuwenden.

Jede Art der Wurzelkanalfüllung ist jedoch abhängig von der exakten Ausführung der endodontischen Kavitätenpräparation und der Exaktheit der Aufbereitung und Reinigung der Wurzelkanäle.

Vor der Füllung muß der Wurzelkanal folgende *Bedingungen* erfüllen:

- Der Zahn muß symptomlos sein,
- der Kanal muß trocken sein,

- der Kanal muß geruchfrei sein,
- der Kanal soll sauber sein (keine Weichgewebereste).

Eine Einteilung der Wurzelkanalfüllmethoden kann entweder nach der Art der verwendeten Füllmaterialien getroffen werden:

1. Pasten
1.1 weichbleibend (Einlagen),
1.2 erhärtend (definitive Füllungen),
2. plastische Materialien,
3. feste Materialien,

oder nach den angewandten Verfahren, die nach der Unterscheidung, ob die Füllung manuell oder maschinell unterstützt ausgeführt wird, unterteilt werden können:

1. Manuelle Methoden
1.1 Zentral-Stift-Methode
   a) mit genormten Stiften
   b) mit ungenormten Stiften
1.2 Laterale Kondensations-Methode
   a) ohne Wärmezufuhr (klassisch)
   b) mit Wärmezufuhr (ENDOTEC)
1.3 Vertikale Kondensations-Methode
2. Maschinell unterstützte Methoden
2.1 Füllen mit Füllspirale
2.2 Thermomechanische Kondensations-Methode
2.3 Injektionstechnik
   a) Hochtemperatur
   b) Niedrigtemperatur

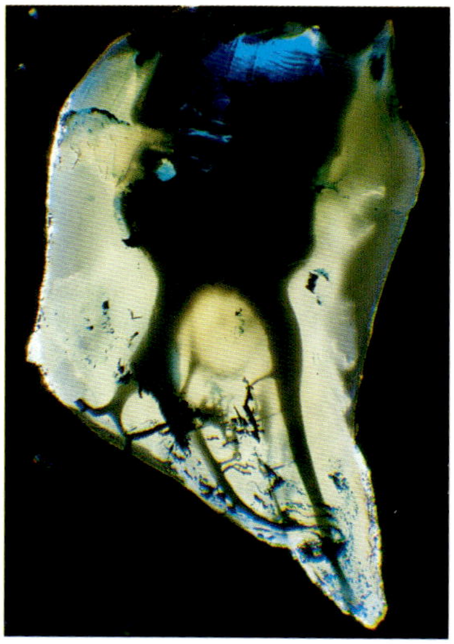

Abb. 9.1 Molar, transparent und mittels blauer Gelatine im Bereich von Kavum und Kanalsystem eingefärbt

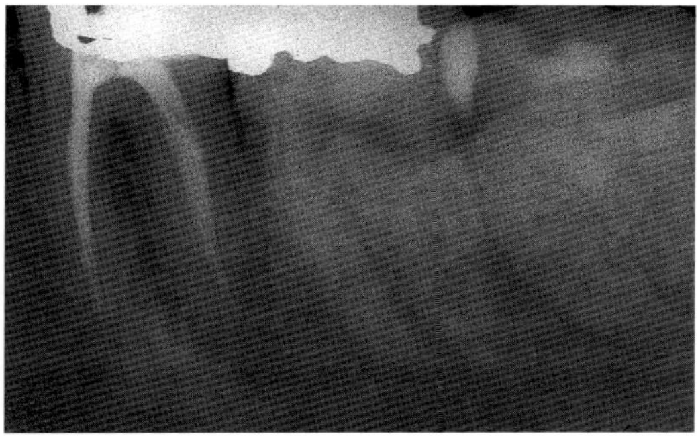

Abb. 9.2 Erfolgreich durchgeführte Wurzelkanalfüllung bei einem unteren Molaren, konische Aufbereitung, Füllung mittels lateraler Kondensation

9.1 Pasten

9.1.1 Pasten als temporäre Wurzelkanalfüllung

Füllpasten können weichbleibend sein, wobei hierunter durchweg Materialien zu verstehen sind, die als Zwischeneinlagen dienen (medikamentöse Einlagen), oder aber Materialien, mit deren Hilfe – so vor allem ältere Vorstellungen zur Behandlung einer apikalen Parodontitis – eine über längere Zeiträume erwünschte Beeinflussung des periapikalen Bereiches beabsichtigt wird. Bekannte Vertreter dieser Gruppe sind Jodoform-Pasten, wie WALKHOFF-Paste oder APIKOFLUX, für die Zwischeneinlage CALXYL, LEDERMIX oder auch N_2-MEDICAL und GANGRAENA-MERZ, ohne an dieser Stelle wertend zu urteilen (weitere Angaben siehe auch DENTAL VADEMEKUM [3]). Heute gelten wäßrige calciumhydroxidhaltige Materialien als das bevorzugte Einlagemedikament.

9.1.2 Erhärtende Pasten

Erhärtende Pasten sind der definitiven Wurzelkanalfüllung vorbehalten. Im wesentlichen gruppieren sich diese in Materialien auf Zink-Oxid-Basis, wie ENDOMETHASONE oder N_2, oder aber auf Materialgruppen, die mittels Kunststoff-Bestandteilen aushärten, wie AH26 oder DIAKET, um nur einige zu nennen (weitere Angaben siehe auch hier DENTAL VADEMEKUM [3]).
An dieser Stelle muß darauf hingewiesen werden, daß Pasten, die Zinkoxid-Nelkenöl/Eugenol oder/und Paraformaldehyd enthalten, seit neuerer Zeit angeschuldigt werden, mit der Kieferhöhlen-Aspergillose in Zusammenhang zu stehen [2, 11]. Ebenfalls existieren Berichte, die den hohen Gehalt an Schwermetallen in diesen Materialien kritisieren (*Geurtsen* 1990).

9.2 Plastische Materialien

Hierzu zählt Guttapercha, die mittels verschiedener Methoden verarbeitet werden kann. Guttapercha kann mechanisch komprimiert werden, wobei dies mit oder ohne Erwärmung geschehen kann. Das Material kann bei Methoden der erhitzten Verarbeitung mit oder ohne Kombination mit einer Paste (Sealer) verwendet werden.

9.3 Feste Materialien

Hierunter fallen Stiftmaterialien, die aus Metall oder neuerdings auch aus Keramik bestehen. Unter den Metallen finden sich in erster Linie Silberstifte, weniger häufig Stifte aus Titan oder seinen Legierungen. Edelmetalle finden selten Verwendung, wenn man von den Formen der Kronenverankerungen absieht. Sämtliche festen Stiftarten erfordern eine Kombination mit Füllpasten (Sealern).

Während vor ca. 30 Jahren die verwendete Füllpaste, die in erster Linie die Wurzelkanalfüllung in Europa ausmachte, den Namen der Methode bestimmte (z. B. N_2-Methode), so ist es heute die angewandte Fülltechnik, die für die Benennung der Wurzelkanalfüllung entscheidend ist [5].

Es erscheint sinnvoll, die Füllungsmethoden danach einzuteilen, ob eine rein manuelle Durchführung oder eine maschinell unterstützte Wurzelkanalfüllungsmethode gewählt wird [6].

Auch für den älteren Patienten können alle oben angeführten Methoden eingesetzt werden. Die Wahl der Technik der Wurzelkanalfüllung ist eher abhängig von der Konfiguration des Wurzelkanals, von Morphologie, Krümmungsradius und ausgeführter Aufbereitungstechnik als vom Alter des Patienten.

Bei körperlicher Labilität oder eingeschränkten geistigen Fähigkeiten ist eine Einschränkung bezüglich des zeitlichen Aufwandes der geplanten Wurzelkanalfüllung sinnvoll. Es muß berücksichtigt werden, daß Methoden wie die vertikale Kondensation oder die laterale Kondensation vor allem im Seitenzahnbereich zeitaufwendige Maßnahmen sind, die den älteren Patienten belasten können. Rascher durchzuführende Wurzelkanalfüllungen wie die Zentralstiftmethode wären dann zu bevorzugen.

9.4 Manuelle Techniken

9.4.1 Zentralstift-Technik (Stift-Zement-Technik)

Nach konischer Aufbereitung des Kanals wird ein der Größe des letzten apikalen Aufbereitungsinstrumentes entsprechender Wurzelkanalstift, ein sogenannter Masterpoint, ausgewählt. Das letzte Aufbereitungsinstrument wird als MAF bezeichnet (= master apical file).

Der Masterpoint soll die Aufbereitungstiefe exakt erreichen und satt im Kanal fixiert sein. Zur Kontrolle wird eine Masterpoint-Röntgenaufnahme als sinnvoll erachtet (Abb. 9.3).

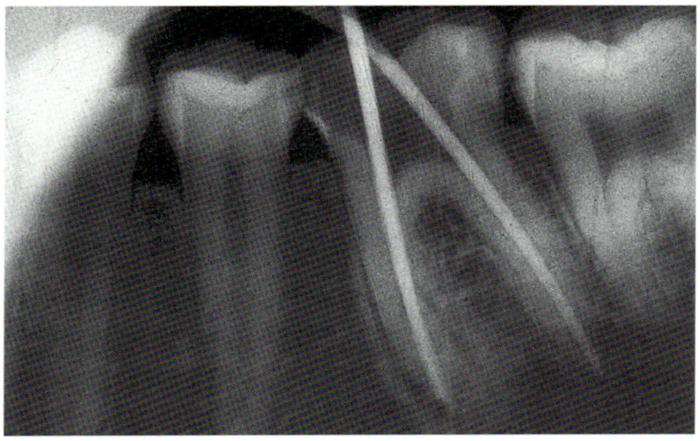

Abb. 9.3 Drei Guttapercha-Stifte zur Aufbereitungskontrolle mittels Masterpoint-Aufnahme

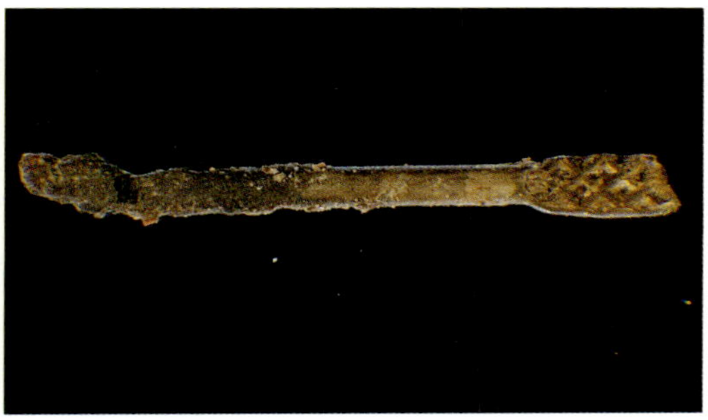

Abb. 9.4 Aus einem Wurzelkanal entfernter Silberstift. Deutliche Korrosionserscheinungen mit Ablagerung von Korrosionsprodukten auf der Oberfläche

Es können genormte Guttapercha-Stifte (Guttaperchapoints) oder Silberstifte als Zentralstift eingesetzt werden. Guttapercha-Spitzen sind allgemein die Stifte der Wahl, Silberstifte können bei gekrümmten engen Kanälen sinnvoll sein.
Ist die Paßform der Stifte überprüft, so werden diese im Kanal zementiert, wobei entweder – dies richtet sich nach der Weite der Aufbereitung im koronalen Bereich (obere ⅔ des Kanals) – mittels Reamer die laterale Kanalwandung beschichtet oder mittels Füllspirale der Kanal mit Zement (Sealer) aufgefüllt wird. Im ersten Falle wird dann der Masterpoint allseits mit Sealer bedeckt im Kanal plaziert, oder im zweiten Falle unbeschichtet mit leicht pumpenden Bewegungen bis zur Aufbereitungstiefe vorgeschoben. Bei der Einführung in den Kanal muß der Masterpoint in Höhe des Referenzpunktes markiert sein, um eine Kontrolle über die Einschubtiefe in den Kanal sicherzustellen.
Auch die Verwendung ungenormter Stifte ist beschrieben worden. Diese stark konischen und dünn auslaufenden Stifttypen weisen Nachteile auf, die klinische Auswirkungen zeigen können (Überpressen).
Nach durchgeführter Füllungskontrolle durch ein Röntgenbild wird der Stift am Kanaleingang abgeschnitten.

Kritik der Technik

Die Methode führt zu guten Füllungsergebnissen, wenn der Kanal durch die Aufbereitung nicht zu stark konisch geraten ist. Je ähnlicher die Kanalform der Stiftform ist, desto weniger Sealermaterial wird benötigt. Bei stark konischen Kanalformen oder ovalen Kanalquerschnitten empfiehlt sich die laterale Kondensations-Technik (siehe dort).
Selten stimmt jedoch die Aufbereitungsform mit der Stiftform überein. Bei der Verwen-

dung von Silberstiften muß sichergestellt sein, daß das Metall allseitig von Sealer umschlossen ist, um die Korrosion der Stifte zu vermeiden, die häufig zu beobachten ist (Abb. 9.4). Ungenormte Guttapercha- oder Silberstifte zu verwenden, birgt die Gefahr des Überpressens von Sealermaterial in sich, bedingt durch die starke Konizität dieser Stiftform. Ebenso ist es leicht möglich, die dünn auslaufenden Enden durch das apikale Foramen zu schieben. Auch das vorherige Auffüllen des Kanals mittels Füllspirale und Nachschieben eines genormten Stiftes erhöht die Gefahr des Überpressens von Sealermaterial.

9.4.2 Laterale Kondensation

Zur Durchführung der Methode werden Spreizinstrumente verschiedener Größen benötigt (Abb. 9.5), sogenannte Spreader. Spreizinstrumente werden in kurzer Instrumenten-Bauweise, ähnlich den Aufbereitungsinstrumenten, als Finger-Spreader, oder in langer Bauweise mit Sondengriffen, der klassischen Spreizerform, angeboten. Letztere ähneln überlangen Sonden in genormten Stärken (Abb. 9.6).
Der Behandlungsablauf beginnt in derselben Art, wie bei der Zentralstifttechnik beschrieben, mit der exakten Auswahl des Masterpoints und der Masterpoint-Röntgenaufnahme. Bei passender Form und Länge wird dieser in Sealermaterial gedreht und im Kanal zementiert (Referenzpunkt beachten).
Das stärkste in den Kanal bis ca. 2 mm vor der Aufbereitungstiefe einführbare Spreizinstrument wird neben dem Masterpoint eingeführt, und mit Druck wird dieser lateral gegen die Kanalwand kondensiert. Somit ist Raum geschaffen für das Einbringen weiterer Guttapercha-Spitzen. Wir verwenden für die folgenden Kondensationsschritte ungenormte Spitzen, die etwas steifer sind als die Norm-Stifte. Im folgenden werden im Wechsel Spreizinstrumente eingesetzt und Guttapercha-Spitzen nachkondensiert (Abb. 9.7). Die Spreizerform und die Spitzen sind gemäß dem immer stärker gefüllten Kanal zunehmend schlanker (absteigende ISO-Größen der Spreader), dringen immer weniger tief in den Kanal vor, bis dieser in gesamter Länge aufgefüllt ist. Zu diesem Zeitpunkt ragt ein ganzes Bündel von Guttapercha-Spitzen-Enden aus dem nun gefüllten Kanal, die am Kanaleingang abgeschmolzen werden (erhitzter Exkavator) (Abb. 9.8).
Eine Röntgenkontrollaufnahme steht wie üblich am Ende des Füllungsvorganges.

Kritik der Technik

Vorteilhaft anzuwenden ist diese Technik bei nicht zu starker Krümmung des Wurzelkanals (< 30 °) und ausgeprägt konischer Aufbereitungsform. Auch bei Vorliegen von ovalen oder nierenförmigen Kanalquerschnitten ist ein guter Füllungszustand zu erwarten. Der eingesetzte Sealer füllt die Zwischenräume zwischen den Stiften und der Kanalwandung dicht aus. Ein Sealermaterial mit langer Abbindezeit sollte bevorzugt werden (z. B. AH26®).
Stark gekrümmte Kanäle bereiten mit den großen Spreizerstärken (ISO 40, ISO 35) Schwierigkeiten bei der Kondensation, die Griffspreizer sind ebenfalls im Seitenzahnbereich schwierig in der Anwendung, Fingerspreizer sind dort vorteilhaft anzuwenden (Abb. 9.9).

Laterale Kondensation mit Wärmezufuhr

Eine Variante der lateralen Kondensation stellt die Verwendung des ENDOTEC-Gerätes dar. ENDOTEC ist ein über Akkumulator erhitztes Spreizinstrument, nach dessen Einsatz jedoch nachfolgend lateral kondensiert wird. Damit ist diese Technik zwischen der lateralen und der vertikalen Kondensation einzuordnen (Abb. 9.10).

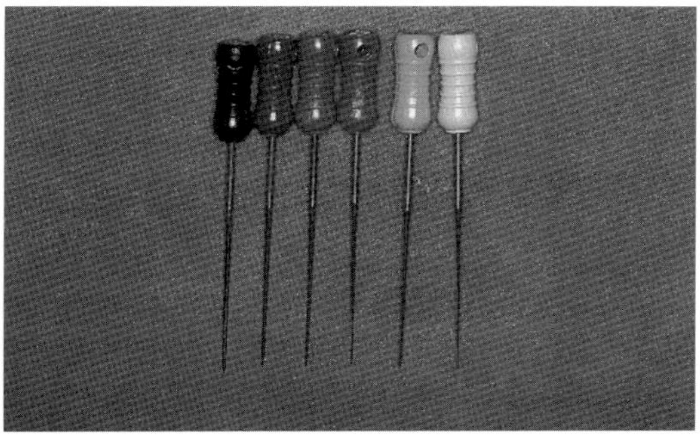

Abb. 9.5 Spreizinstrumente als Hilfsmittel für die laterale Kondensation, in Kleininstrumentenform mit ISO-Farbkodierung

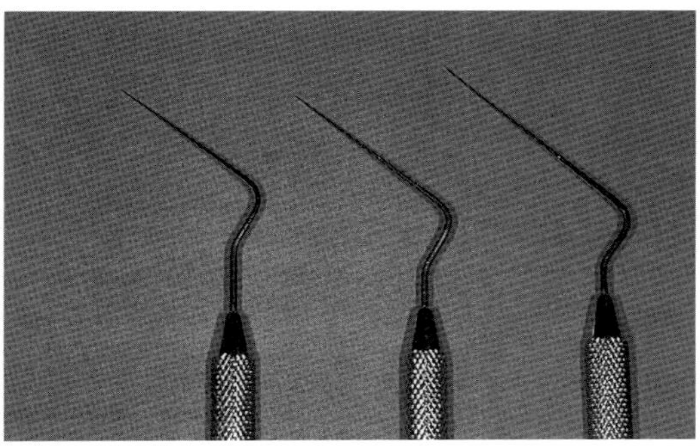

Abb. 9.6 Spreizinstrumente als Hilfsmittel für die laterale Kondensation, in Sondenform gearbeitet, genormte Stärken. Mit diesen Instrumenten läßt sich starker Druck ausüben; Vorsicht ist bei zierlichen Wurzelkonfigurationen geboten

Abb. 9.7 Schematische Darstellung der lateralen Kondensation

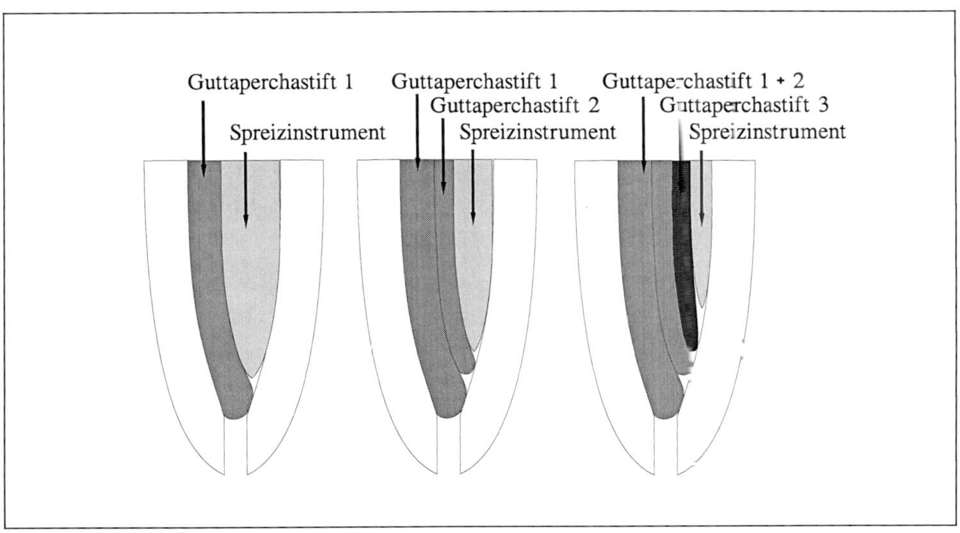

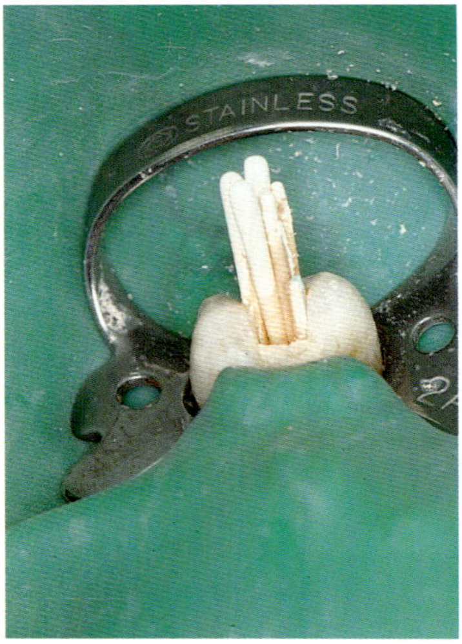

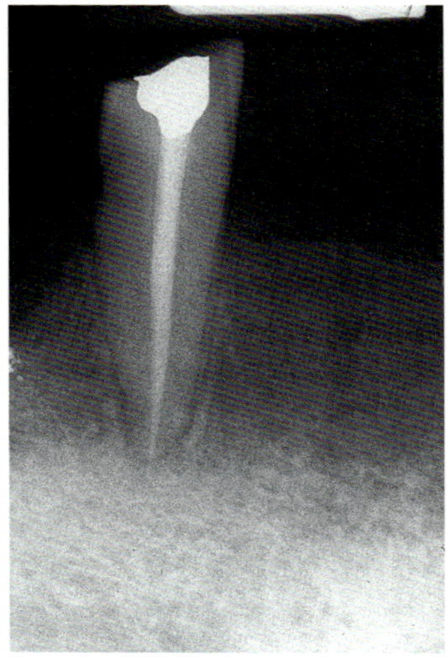

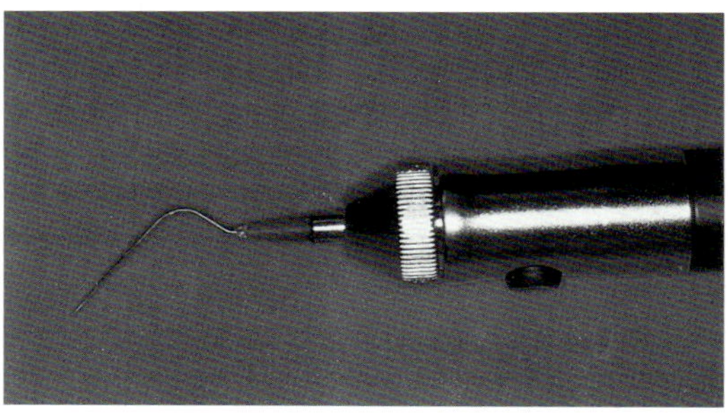

Abb. 9.8 Stiftbündel ragt nach abgeschlossener lateraler Kondensation aus dem behandelten Zahn (hier 25)

Abb. 9.9 Resultat einer Wurzelkanalfüllung mittels lateraler Kondensation an einem Unterkiefer-Eckzahn, der für eine prothetische Weiterversorgung vorgesehen ist

Abb. 9.10 Mittels Batterie oder Akku-System aufheizbares Sondeninstrument (ENDOTEC)

9.4.3 Vertikale Kondensation

Für diese Technik ist ein Instrumentarium erforderlich, das aus einem Wärmeträger (1–2 Größen) und Pluggern (3–4 Größen) besteht. Plugger sind Stopfinstrumente, schmalen überlangen Planstopfern ähnlich, Wärmeträger sind Spreizsonden, die eingebrachte Guttapercha erhitzen sollen (Abb. 9.11 u. 9.12).

Wie bei der Zentralstift-Technik und der Technik der lateralen Kondensation beginnt der Füllvorgang mit der Auswahl, Kontrolle und dem Zementieren eines Masterpoints.

Neben dem Masterpoint wird nun ein glühend erhitzter Wärmeträger eingeführt, der den Stift erweicht. Mit kalten Stopfinstrumenten (Pluggern) wird der Masterpoint nach apikal kondensiert (vertikale Kondensation). Dieser Vorgang wird 2–3 mal wiederholt, bis der Masterpoint auf 2–3 mm oberhalb der Aufbereitungstiefe kondensiert ist. Nach der Beschreibung durch *Schilder* (1967) wird dies erneut mittels Röntgenaufnahme kontrolliert. Der verbleibende Kanal wird nun mit Guttapercha-Stückchen, die abwechselnd erhitzt und kalt kondensiert werden, aufgefüllt, bis der gesamte Kanal verschlossen ist.

Kritik der Technik

Schilder nennt diese Technik die „dreidimensionale Wurzelfüllung“ und glaubt, damit auch sämtliche Seitenkanäle zuverlässig verschließen zu können. Die vertikale Kondensation kann mit und ohne Sealer ausgeführt werden. Der Vorgang des Füllens ist sehr zeitraubend, ganz besonders im Seitenzahnbereich. Das Ergebnis ist eine sehr dichte, u.U. vollständig aus Guttapercha bestehende Wurzelkanalfüllung (Abb. 9.13).

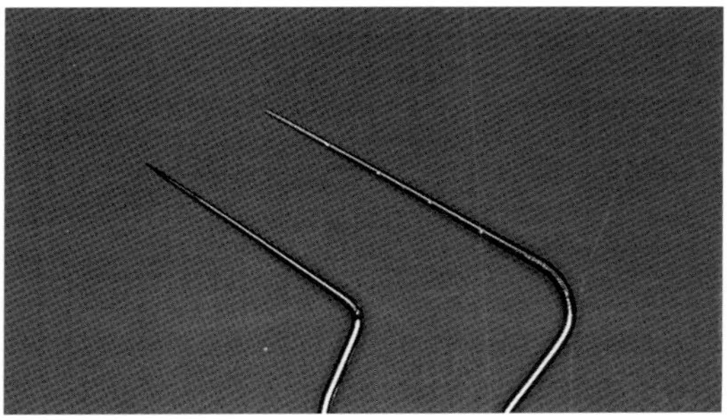

Abb. 9.11 Wärmeträger in Sondenform für die Anwendung bei vertikaler Kondensation. Diese Sonden werden rotglühend verwendet, um Guttapercha im Kanal zu erhitzen, bevor diese dann nach apikal kondensiert wird

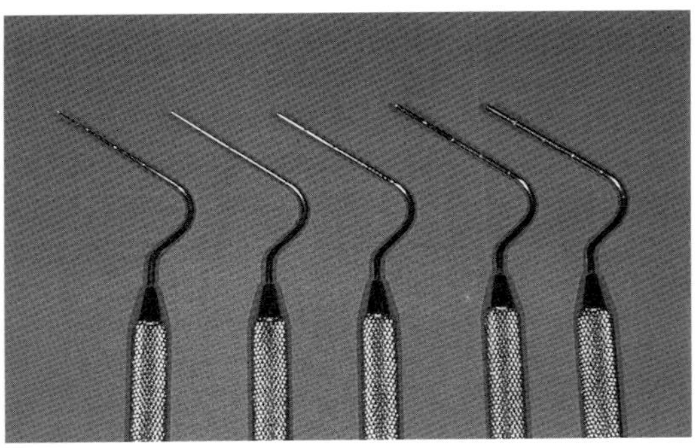

Abb. 9.12 Mittels Plugger, genormten, schlanken Kanalstopfern, wird die über Wärmeträger erhitzte Guttapercha vertikal kondensiert

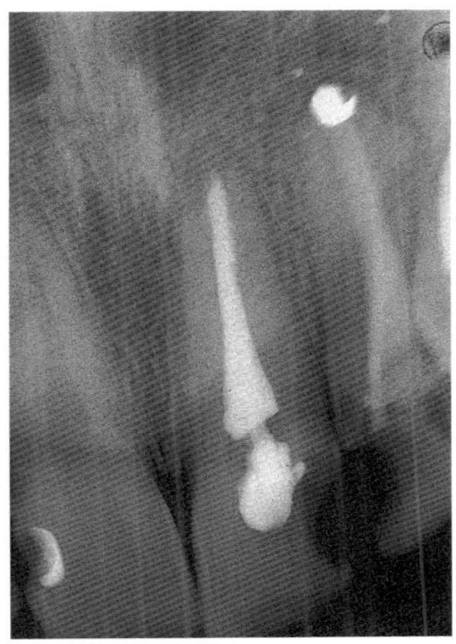

Abb. 9.13 Füllung eines mittleren Oberkiefer-Schneidezahnes in vertikaler Kondensationstechnik

9.5 Maschinell unterstützte Methoden

9.5.1 Füllen mit Füllspirale

Noch immer ist das Füllen des Wurzelkanals ausschließlich mit Wurzelkanal-Zementen oder -Kunststoffen eine häufig angewandte Methode. Hierzu werden im langsam laufenden Winkel- oder Handstück Förderspiralen verwendet, die das Füllmaterial bei Rechtsdrehung im Kanal abladen.
Füllspiralen sind aus drehrundem oder plattem Draht gefertigt.
An der Spirale wird die maximale Eindringtiefe markiert (Arbeitslänge) und zunächst nur die Spitze (2–3 mm) des Instrumentes mit dem gewählten Füllmaterial beschickt und dies eingebracht (Abb. 9.14).

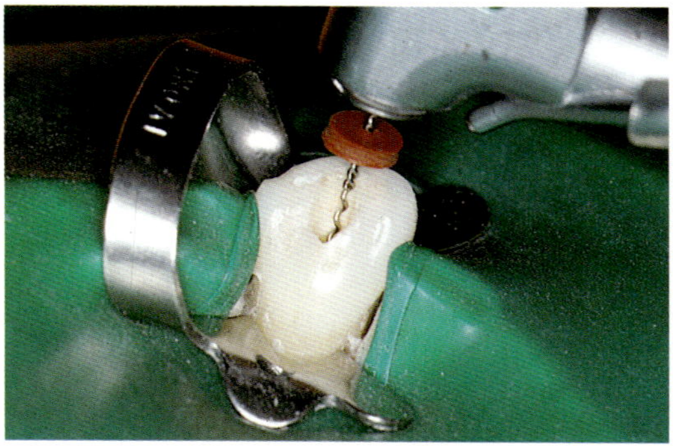

Abb. 9.14 Mittels Füllspiralen (Lentulo, Patéinject) wird Füllpaste in den Kanal eingebracht. Einsatzbereich vorwiegend bei temporären Füllungen oder bei reiner Pastenfüllung und der Zentralstift-Technik

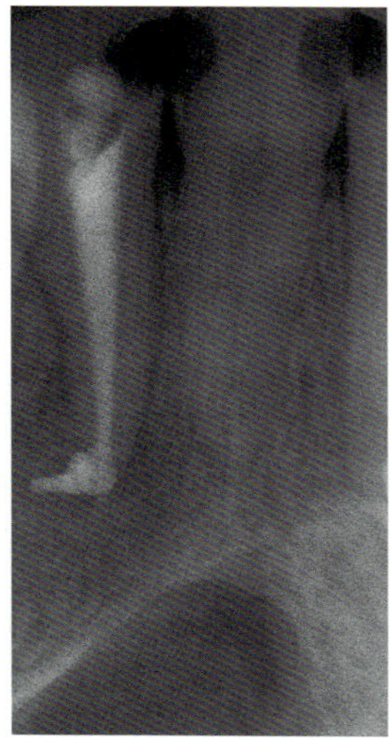

Abb. 9.15 Pastenfüllung eines Kanals mittels Lentulo, Füllung aus Calxyl, apikal überpreßt. Ein Ergebnis, das heute nicht mehr angestrebt wird

Danach wird ein größerer Abschnitt der Füllspirale beschickt, dieser jedoch nicht mehr auf die maximale Arbeitslänge in den Kanal eingeführt. Der Gegendruck des abgeladenen Füllmaterials wird erfühlt, die Eindringtiefe der Füllspirale bei weiteren Füllvorgängen immer weiter reduziert, bis der Kanal vollständig abgefüllt ist.

Kritik der Technik

Die Wurzelkanalfüllung ist in ihrer Randdichtigkeit und anderen physikalischen Werten vollkommen von dem Abbindeverhalten, der Feuchtigkeitsaufnahme, dem Resorbierbarkeit und der biologischen Verträglichkeit des ausgewählten Materials abhängig. Die riesige Variationsbreite an verschiedenen Materialien hatte zu Diskussionen um die bevorzugte Zusammensetzung der Wurzelfüllmaterialien geführt und damit um die verschiedenen beigemischten Medikamente, die z. T.

- Antibiotika,
- Desinfizienzien,
- Kortikoide,
- ätherische Öle

enthielten, deren Einsatz umstritten war. Wurzelkanalzemente werden heute vor allem in Kombination mit Guttaperchamethoden eingesetzt und mit der Bezeichnung „Sealer“ belegt. Da die Hauptmasse der Wurzelkanalfüllung dabei aus Guttapercha besteht, reduziert sich das Problem eventueller medikamentöser Beimengungen auf geringe und vernachlässigbare Quanten. Die Methode der Füllung mit der Füllspirale hat somit heute ihren wesentlichen Einsatzbereich bei der temporären Wurzelkanalfüllung und bei der Zentralstifttechnik (Abb. 9.15).

9.5.2 *Thermomechanische Kondensations-Technik (McSpadden)*

Bei dieser Technik soll die Eigenschaft der Guttapercha genutzt werden, bei höheren Temperaturen zu erweichen. *McSpadden* (1980) versuchte dies zu erreichen, indem er ein Instrument (Kompaktor oder Engine Plugger) (Abb. 9.16) neben den Guttaperchastiften in den Kanal einbrachte und dies bei 8000 bis 10000 U/min rotieren ließ. Dabei reibt die Guttapercha zwischen Kanalwandung und Kompaktor, erhitzt sich und wird durch die spezielle Form des rotierenden Instrumentes nach apikal befördert (Abb. 9.17). Dieses Vorgehen erlaubt das Abfüllen von Wurzelkanälen in Sekunden.

Kritik der Technik

Für das thermomechanische Füllen nach der *McSpadden*-Methode ist es angebracht, einen apikalen Verschluß mit Dentinchips durch eine entsprechende Aufbereitungstechnik zu erzeugen. Damit wird ein Überpressen von Füllungsmaterial zuverlässig verhindert (Abb. 9.18).
Untersuchungen an extrahierten Zähnen und die Anwendung in vivo haben erwiesen, daß diese Technik bei weiten, geraden Kanälen effektiv einzusetzen ist, Schwierigkeiten jedoch im distalen Seitenzahnbereich und bei gebogenen Wurzelkanälen bereitet. Auch wird der apikale Stiftteil nicht immer zuverlässig erweicht und kondensiert.
Ein Nachkondensieren der Wurzelkanalfüllung ist mit der Methode über erneute Erweichung und Kondensation möglich, sollten Lufteinschlüsse im Röntgenbild offenbar werden.
Schädigungen des Parodontiums durch Hitzeentwicklung bei der Kondensation können ausgeschlossen werden, wie *Müller* [14] nachweisen konnte.

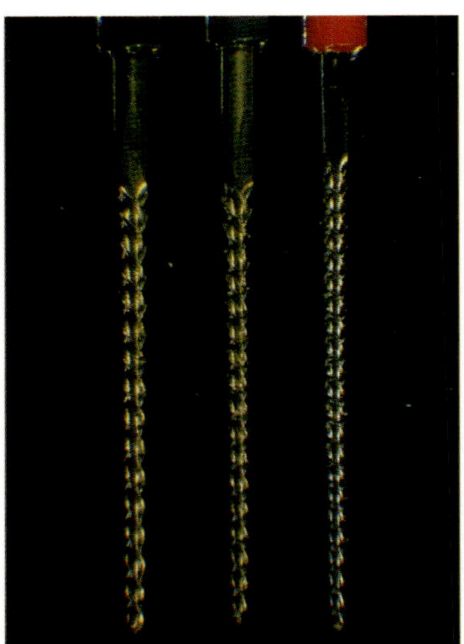

Abb. 9.16 Engine-Plugger verschiedener Größe; diese Instrumente werden ebenso wie Kompaktoren bei der thermomechanischen Kondensation eingesetzt

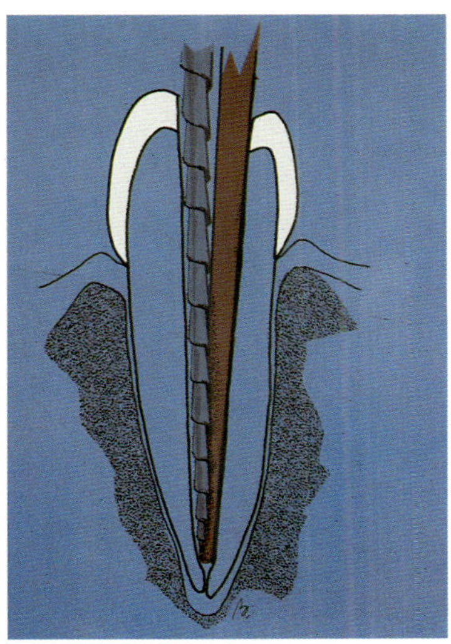

Abb. 9.17 Schemazeichnung eines Kompaktors, der neben dem Guttapercha-Stift in den Kanal eingesetzt ist

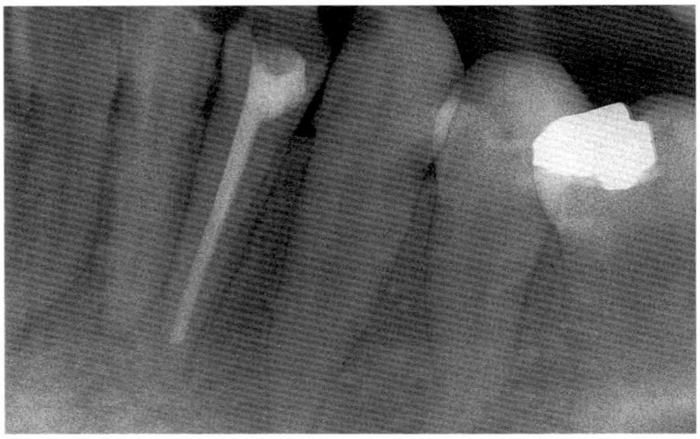

Abb. 9.18 Unterer seitlicher Schneidezahn mittels thermomechanischer Kondensation gefüllt. Dichte Wurzelkanalfüllung über einem zuvor bei der Aufbereitung gesetzten apikalen Verschluß mit Dentinspänen

9.5.3 *Injektionstechnik mit Guttapercha*

Prinzipiell scheint es eine logische Fortentwicklung der Füllmethoden mit Guttapercha zu sein, die Eigenschaft des Materials, unter Temperatureinfluß zu plastifizieren, für eine Injektionstechnik zu nutzen.
So konnten *Yee* und *Marlin* [21] 1977 ein System vorstellen, bei dem unter Erhitzung auf 170 °C der Wurzelkanal mittels Spritzentechnik gefüllt werden kann. Das System ist unter dem Namen OBTURA bekannt geworden (Abb. 9.19 a u. b).
Eine andere, ähnliche technische Variante wurde 1984 von *Michanowicz* und *Czonstkowsky* [13] eingeführt. Hierbei werden vorher erhitzte, mit Guttapercha gefüllte Ampullen in

a

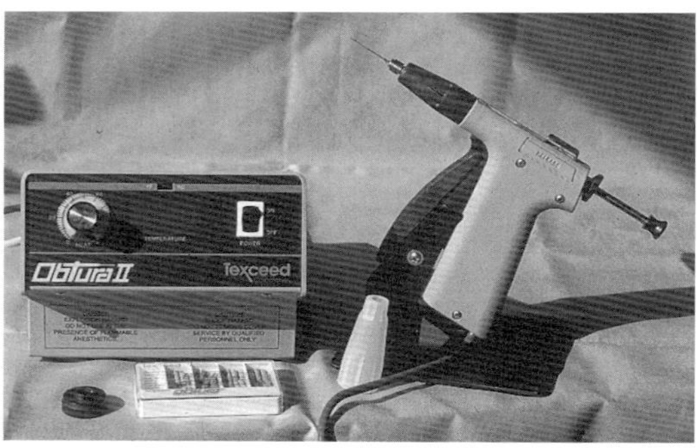

b

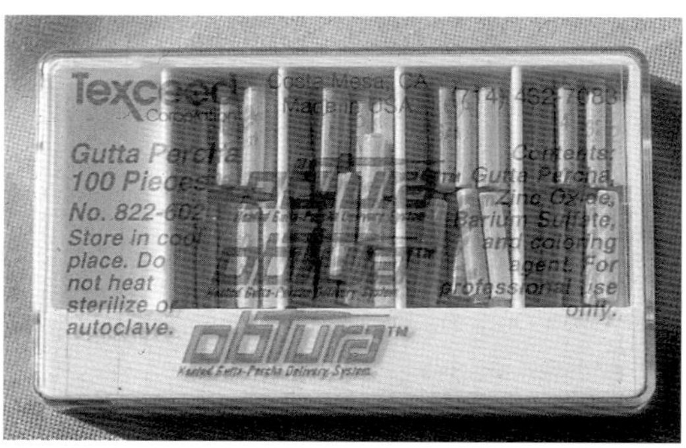

Abb. 9.19 a) OBTURA-II-Gerät, b) Guttapercha-Stücke, die in der Injektionspistole erhitzt und zur Injektion vorbereitet werden

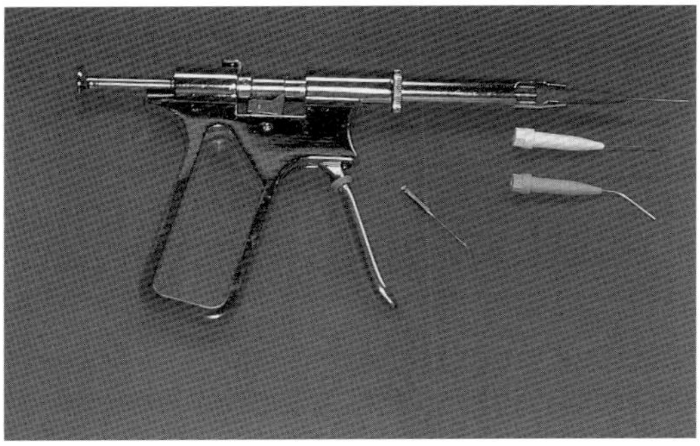

Abb. 9.20 ULTRAFIL-Gerät

einer Vorwärmeinrichtung auf nur 90 °C erhitzt. Dieses System trägt den Namen ULTRAFIL (Abb. 9.20).
Mit beiden Methoden ist es möglich, in Sekundenschnelle den Wurzelkanal abzufüllen. Hierbei muß allerdings berücksichtigt werden, daß für eine solche Füllung

- ein apikaler Verschluß (Dentinchips),
- eine weite Aufbereitung (ca. ISO 70–80),
- ein möglichst gerader Kanal

vorliegen müssen, um eine sichere Abfüllung zu gewährleisten. Gebogene Kanäle und die Füllung im Molarenbereich sind nur unter günstigen Bedingungen zu erzielen. Das System kann mit und ohne Verwendung eines Kanalsealers eingesetzt werden.

9.6 Altersbedingte Probleme bei der Wurzelkanalfüllung

Nach der Beschreibung der verschiedenen möglichen Techniken, die selbstverständlich auch kombiniert eingesetzt werden können, sei auf spezielle Probleme der Wurzelkanalfüllung bei älteren Patienten hingewiesen. Es sind dies zwar Aspekte, die auch im Einzelfall bei anderen Patientengruppen auftreten können, bei älteren Patienten aber eher zu erwarten sind.

1. Durch vermehrte Sekundärdentinbildung im Kavum und den Kanälen sind engere Kanalquerschnittsgrößen zu erwarten [19, 20]. Diese Tatsache schränkt die Anwendung bestimmter oben erwähnter Fülltechniken ein.
   Da häufig nachfolgend eine prothetische Weiterversorgung der betreffenden Zähne zu erwarten ist, sollten die koronalen Abschnitte konsequent sofort mit Kanalerweiterungsbohrern vorpräpariert werden. Der apikale Anteil des Kanals wird jedoch bis zu 6 mm (je nach Arbeitslänge) weiterhin mit Handinstrumenten aufbereitet. Es muß gewährleistet sein, daß der Übergangsbereich nicht mit Dentinabrieb verschlossen wird (Abb. 9.21).
2. Eine bereits vorhandene Kronen- oder Stiftkronenversorgung bereitet Probleme für Aufbereitung und Kanalfüllung. Als Leitlinie sollte gelten, daß die vorhandene Versor-

gung, wenn nicht gerade erst zum Abschluß gekommen, entfernt wird. Bei Einzelkronen ist dies fast immer möglich, bei Einbindung in Brückenverbände oder verblockte Bereiche oftmals eingeschränkt. Vorteilhaft ist die Entfernung vor allem um sicherzustellen, daß auch bei in der Alveole gedrehten Zähnen, deren Stellung prothetisch korrigiert wurde, die exakte Lage von Kavum und Kanaleingängen aufgefunden werden kann (Abb. 9.22).

3. Revision vorangegangener endodontischer Maßnahmen. Bereits vorhandene insuffiziente Wurzelkanalfüllungen stellen den Behandler oftmals vor das Problem, ob für eine geplante Versorgung die Revision durchgeführt werden soll, oder ob der Zustand als tolerabel angesehen wird. Dies gilt in überwiegendem Maße für zu kurz geratene Wurzelkanalfüllungen. Sind mittlerweile apikale Veränderungen eingetreten, ist der Entschluß zu Revision oder endochirurgischen Maßnahmen offensichtlich (Abb. 9.23a u. b).
   Die Hoffnung, eine über Jahre eventuell reizlos bestehende verkürzte Wurzelkanalfüllung erfolgreich revidieren zu können, ist oft genug limitiert durch

   - ohne massiven Hartsubstanzverlust nicht entfernbares hartes Füllungsmaterial,
   - über Jahre bestehende hohe apikale Verbolzung durch Stufenbildung bei der Aufbereitung oder durch Dentinspäne,
   - den parodontalen Zustand oder weitreichende kariöse Zerstörung (Erhaltungsunwürdigkeit).

Beim älteren Patienten sind häufig zur Korrektur bestehender Behandlungsergebnisse endochirurgische Maßnahmen notwendig. Dies mag in der Folge parodontaler Erkrankung der Fall sein oder infolge periapikaler Läsionen oder Kariesneubefalls notwendig werden. Maßnahmen wie

- Wurzelspitzenresektionen,
- Wurzelamputationen,
- Hemisektionen

sind dann Möglichkeiten, einen stark erkrankten Zahn für die bestehenden oder neugeplanten Rekonstruktionen zu retten (Abb. 9.24a u. b, 25a u. b).

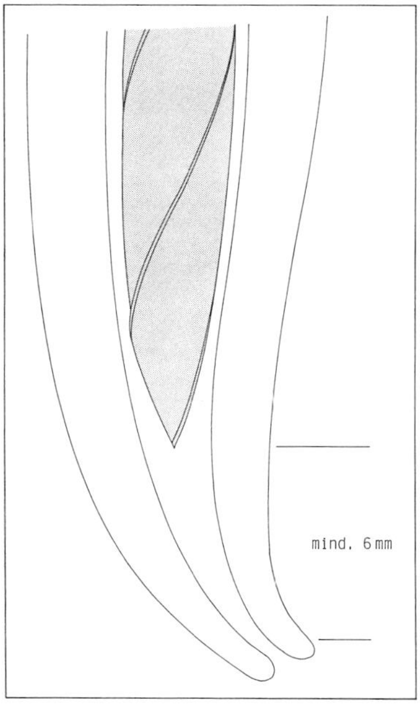

Abb. 9.21

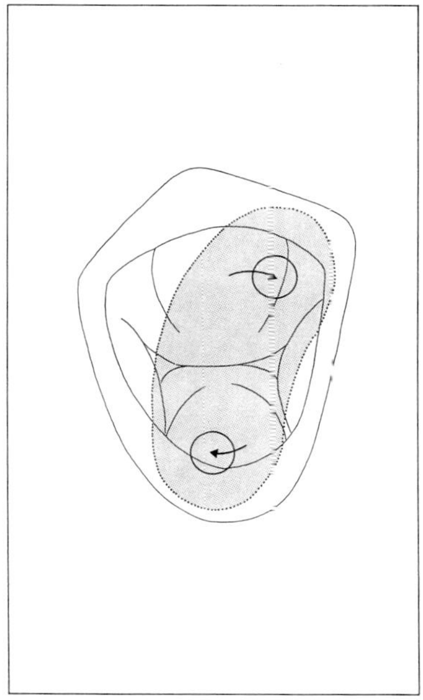

Abb. 9.22

a

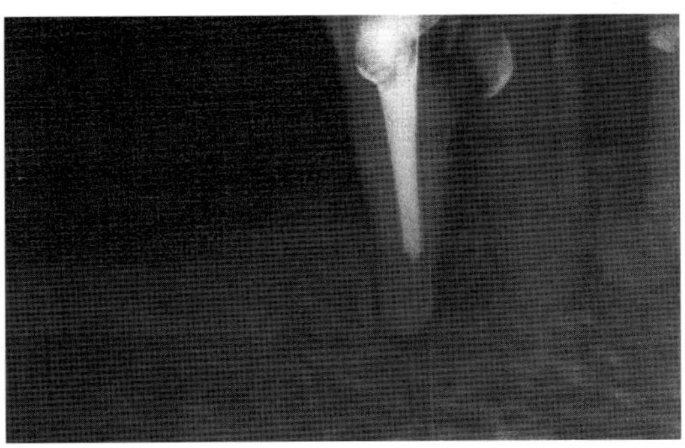

b

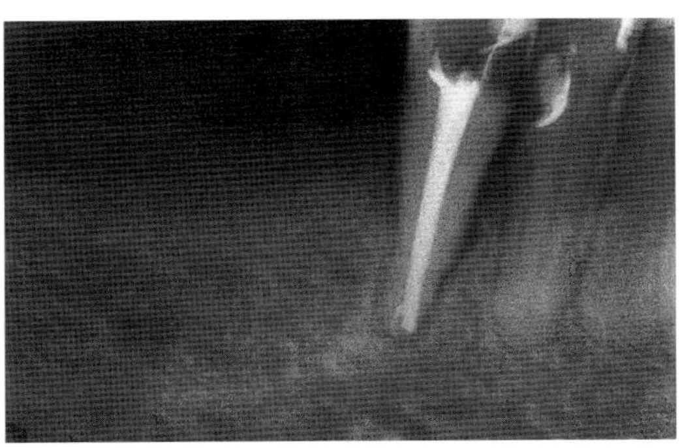

Abb. 9.21 Im geraden oder leicht gekrümmten Kanal kann der koronale Anteil leicht mit PEESO-Bohrern erweitert werden. Der apikale Anteil von mindestens 6 mm soll der Aufbereitung mit Handinstrumenten vorbehalten bleiben.

Abb. 9.22 Es empfiehlt sich, vor der Wurzelkanalbehandlung vorhandene Einzelkronen zu entfernen. Da recht häufig Stellungskorrekturen mittels Überkronung vorgenommen werden, ist die „klassische" Lokalisation der Kanaleingänge dann nicht mehr anhand der Kronenform gegeben. Es besteht die Gefahr der Perforation.

Abb. 9.23 a) Wurzelkanalfüllung zu kurz geraten. Da der Zahn in eine prothetische Konstruktion einbezogen werden sollte, wurde die Wurzelkanalfüllung revidiert.
b) Füllung nach Revision.

a

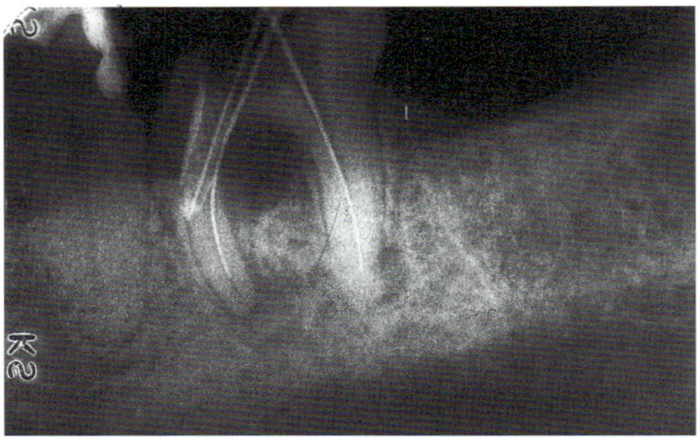

b

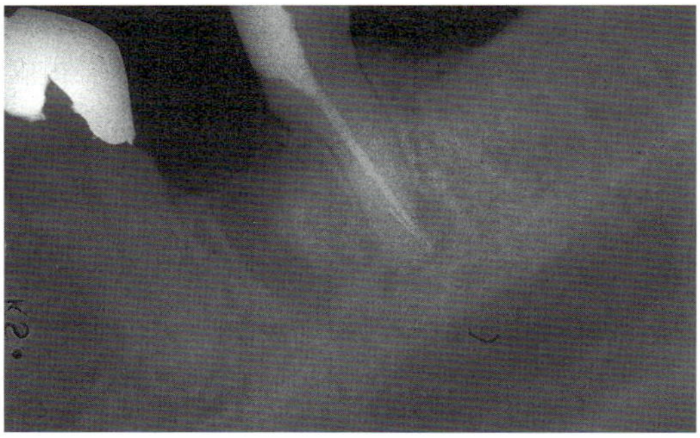

Abb. 9.24 a) Unterkiefer-Molar vor Hemisektion, alte Kanalfüllung entfernt, offene Furkation mit Verbindung zum apikalen Bereich der mesialen Wurzel, Perforationsverdacht in der Furkation. b) Nach Entfernung der mesialen Wurzel. Hier ist eine Brücke von 35 auf die distale Wurzel 36 geplant

a

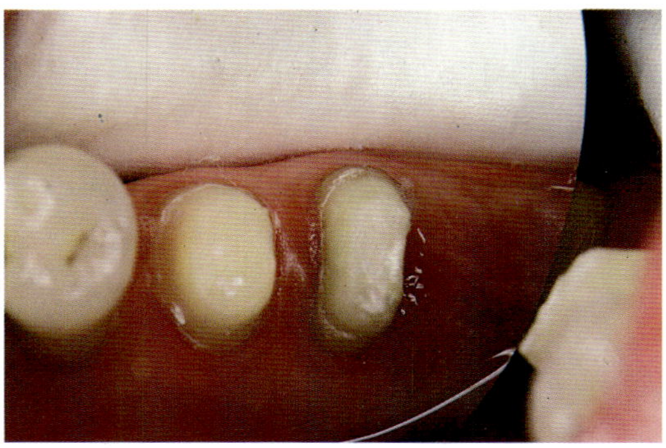

b

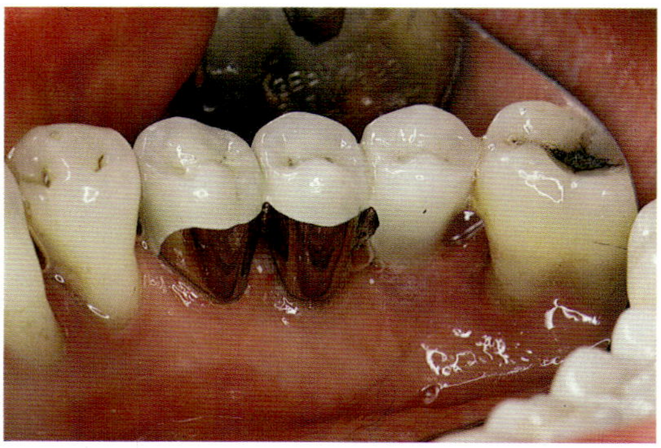

Abb. 9.25 a) Bereits nach Hemisektion präparierte Zähne 35 und mesiale Wurzel 36. b) Eingegliederte Brücke von lingual, der parodontal geschwächte Zahn 37 wurde nicht in eine Brückenkonstruktion einbezogen, durch das Anhängeglied in Prämolarenbreite ist die Lücke geschlossen (Spiegelaufnahme)

10 Die Parodontalbehandlung beim älteren Patienten

Von D. Heidemann

Die Parodontalbehandlung stellt die Therapie des zweiten großen Erkrankungsbereiches der Mundhöhle neben der Kariestherapie dar. Die Erkrankungsinzidenz liegt bei fast 95% der Erwachsenen. Während im Erwachsenen- und im Seniorenalter die Kariesaktivität nachläßt, sind Parodontalerkrankungen bis in das hohe Alter zu beobachten. Im Alter gehen mehr Zähne durch Parodontitis verloren als durch Karies.

Parodontologie und damit die Parodontalbehandlung berühren alle Behandlungsgebiete der Zahnheilkunde, die Füllungstherapie, Endodontie, Prothetik und auch die Kieferorthopädie (Schema 10.1).

Eine restaurative Tätigkeit des Zahnarztes ohne parodontale Vorbehandlung ist ineffektiv und wenig erfolgversprechend. Parodontalbehandlung kann kleine Maßnahmen an einzelnen Parodontien beinhalten oder aber eine sämtliche Gebißabschnitte betreffende, umfangreiche, systematische Parodontaltherapie.

Beim älteren Patienten ist die Parodontalbehandlung häufig eine Behandlung im bereits rekonstruktiv versorgten Gebiß. Dies ist oftmals ein erschwerender Faktor, da nicht selten für den Zahnersatz strategisch wichtige Zähne parodontal geschädigt sind oder möglicherweise auch entfernt werden müssen.

Ziele der Parodontalbehandlung wurden unter anderen von *Lindhe, Socransky* und *Wennström* 1986 definiert.

- Das Erzielen von Verhältnissen, die es dem Patienten erlauben, sein Gebiß vor dem Zusammenbruch zu bewahren.
- Reduktion pathologischer Taschentiefen, um ein günstiges Umfeld zu schaffen, das es bei guter Pflege erleichtert, eine Reinfektion zu verhindern.
- Möglichst verlorengegangenes Attachment zurückgewinnen.

Eine systematische Parodontalbehandlung muß gemäß den Richtlinien beantragt und kann nach Genehmigung eingeleitet werden. Die Bestimmungen des Bundesauschusses der Krankenkassen und der Zahnärzte gemäß § 14 des Bundesmantelvertrages sowie die Anlage 22 des Ersatzkassenvertrages fordern unabdingbar eine Vorbehandlung vor der systematischen Parodontalbehandlung.

Diese ist sehr kurz zu beschreiben als die Entfernung des Zahnsteines, der weichen Beläge und sonstiger Reizfaktoren, sowie die Anleitung des Patienten zu richtiger Mundhygiene. Zwei bis drei Wochen nach Abschluß der Vorbehandlung soll die Entscheidung getroffen werden, ob eine systematische Behandlung noch angezeigt ist. Erst danach darf die Antragstellung erfolgen.

Eine Antragstellung darf nicht erfolgen, wenn

- die Mitarbeit des Patienten nicht ausreichend und deshalb ein Erfolg nicht zu erwarten ist (Abb. 10.1),
- nach Rückgang der entzündlichen Schwellung des Zahnfleisches nur noch Zahnfleischtaschen bis 2 mm Tiefe und keine funktionellen Störungen bestehen (Abb. 10.2).

Besondere Begründungen sind erforderlich bei

- unzureichender Mitarbeit des Patienten,
- Vorliegen von Allgemeinerkrankungen mit ungünstigem Einfluß auf die Abwehrbereitschaft des Organismus und die Regenerationskraft der parodontalen Gewebe (als Beispiel sei hier Diabetes mellitus genannt),
- generalisiertem starkem Lockerungsgrad (III) mit weit fortgeschrittenem Knochenabbau.

Gerade diese zuletzt angeführten Einschränkungen, die vor allem den älteren Patienten betreffen, machen eine gut vorbereitete Vorbehandlung und Diagnostik notwendig, wenn ältere Patienten behandelt werden sollen oder müssen.
Auf der anderen Seite schützen diese Bestimmungen vor dem vorzeitigen und im Einzelfall sinnlosen Einsatz therapeutischer Mittel. Geschieht dies trotzdem, so können

- frustrierende Ergebnisse Patient und Zahnarzt enttäuschen,
- die Arbeitszeit des Arztes,
- die Arbeitszeit von Hilfskräften,
- der Einsatz von Spezialinstrumenten und/oder Geräten vergeblich sein,
- vermehrte Nachbehandlung und Schmerzbehandlung notwendig werden und
- die Wundheilung verzögert werden.

Ganz besonders gilt dies, wenn in der Anamnese versäumt wurde, gravierende Allgemeinerkrankungen zu erfragen (Erkrankungen des Blutes, Hepatitis, HIV-Infektion o. a.).
Aus diesem Grunde sollte gerade bei der Behandlung älterer Patienten die anerkannte Abfolge ärztlichen Handelns eingehalten werden (Schema 10.2) und danach erst der Behandlungsplan folgen.
Hierbei soll vor der zahnärztlichen Anamnese die allgemeine Anamnese intensiv erhoben werden.
Im Vordergrund stehen sicher Erkrankungsformen, die die Durchführung einer Parodontalbehandlung ausschließen, wie

- Leukämie,
- Neutropenien,
- Granulozytopenien

und andere Formen von Blutzelldefekten [27] oder Infektionserkrankungen spezifischer Art (Tuberkulose, Lues, Hepatitis oder HIV-Infektionen).
Besonderes Augenmerk sollte für die Erkrankungen gelten, die direkte Auswirkungen auf die orale Flora nehmen, wie die durch unterschiedliche Ursachen ausgelöste Xerostomie (Medikamente, Bestrahlung o.a.) (Abb. 10.3 und 10.4).
Andere Erkrankungsformen, wie z. B. Altersdiabetes, lassen zumindest konservative Formen der Parodontalbehandlung zu. Ein Fragebogen allein erbringt oftmals nicht die

gewünschte Aufklärung. Gerade bei älteren Patienten ist das persönliche Abfragen von Vorteil, wenn Fehlinterpretationen vermieden werden sollen.
Medikamentöse Therapien sollten eruiert werden, wenn möglich sollte man sich die oft mitgeführten Packungen oder Rezepte zeigen lassen (Abb. 10.5).
Rückfragen bei den mitbehandelnden ärztlichen Kollegen können den Informationsstand komplettieren (Schema 10.3).
Im Bereich der speziellen zahnärztlichen Anamnese ist beispielsweise die Frage nach der Anzahl der Vorbehandler von wesentlicher Bedeutung [21]. Dasselbe gilt für eine geforderte Schilderung der bereits gemachten Behandlungserfahrungen, Gründe für den Wechsel des Zahnarztes und gegebenenfalls der Nachfrage bei Kollegen (Schema 10.4).
Zum Eingangsbefund gehört die genaue Erhebung eines Mundbefundes, der die im Parodontalstatus geforderten Befunde ergänzt und beispielsweise Erkrankungen der Mundschleimhaut, die über Gingivitis und Parodontitisformen hinausgehen, erfaßt, wie Lichen, Pemphigus und andere.
Zur Erstellung einer Diagnose von Parodontalerkrankungen ist das Erheben eines Parodontalstatus, das Anfertigen eines Röntgenstatus (Einzelzahnfilme möglichst in Rechtwinkel-Technik) und von Studien-Modellen des Ober- und Unterkiefers notwendig. Zusätzlich zum Ausfüllen des Statusformulares sollten Indizes erhoben werden, die es ermöglichen, eine Verlaufskontrolle der Mundhygiene zu vollziehen oder die über den aktuellen Entzündungszustand Auskunft geben. Hier haben sich die folgenden Möglichkeiten bewährt:

- Hygiene-Index (Schema 10.5),
- Silness-und-Loe-Index (Schema 10.6),
- Quigley-Hein-Index (Schema 10.7),
- Ramfjord-Index (Schema 10.8),
- Greene-und-Vermillion-Index (Schema 10.9),
- Gingiva-Blutungs-Index (Schema 10.10)

sowie der CPI-TN-Index, der zusätzlich Empfehlungen über den Behandlungsbedarf vermittelt (Schema 10.11).
Auf die für den Parodontalstatus notwendigen Eintragungen soll in diesem Rahmen nicht näher eingegangen werden, sie können als bekannt gelten.
Aufschlußreich können noch Befunde werden, die an im Artikulator montierten Modellen gewonnen werden, sowie aus Fotografien des aktuellen Zustandes vor Behandlungsbeginn.
Aus dem gesamten Formenkreis von Gingivitiden und Parodontopathien sind nicht alle Formen für die Diagnose bei älteren Patienten von Bedeutung.

Gingivitiden (Schema 10.12–10.15):

- Plaquebedingte Gingivitis (Abb. 10.6) (leicht, mittel, schwer),
- Gingivitis ulcerosa, ANUG (Abb. 10.7) (leicht, mittel, schwer),
- medikamentös bedingte Gingivitiden (Abb. 10.8),
- benigne Tumoren begleitende Gingivitiden,
- maligne Tumoren begleitende Gingivitiden,

- Gingivosis, Gingivitis desquamativa, Pemphigoid (Abb. 10.9 und 10.10),
- Gingivostomatitis herpetica,
- Pemphigus vulgaris begleitende Gingivitis,
- Lichen begleitende Gingivitis,
- Leukoplakie begleitende Gingivitis,
- HIV begleitende Gingivitis.

Parodontitiden (Schema 10.16–10.18):

- Erwachsenenparodontitis ca. 95% aller Fälle (Adult periodontitis, AP),
- rasch fortschreitende Parodontitis, ca. 2–5% aller Fälle (rapidly progressive periodontitis, RPP).

Der Ablauf einer geplanten Parodontaltherapie kann in folgenden Abschnitten erfolgen: Nach abgeschlossener Diagnose mit dem Erstellen der Unterlagen und des Antrages beginnt zunächst die Initialbehandlung.

Füllungstherapie   Endodontie

Parodontologie

Kieferorthopädie   Prothetik

Schema 10.1

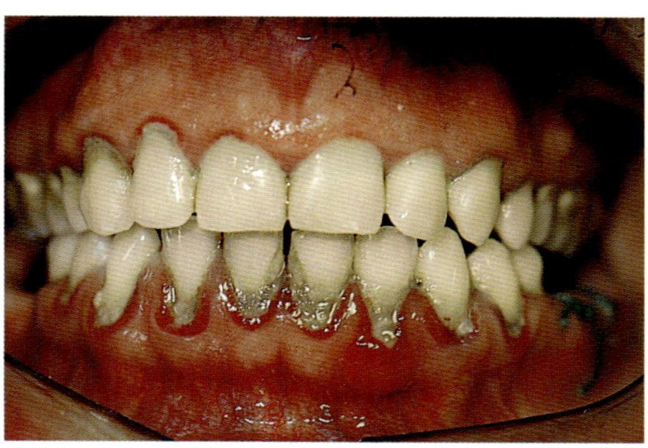

Abb. 10.1 Plaquebedingte Gingivitis/Parodontitis, ca. 6 Tage nach erstem Aufklärungs- und Motivationsversuch sowie Reinigung im linken Oberkieferbereich 21–25

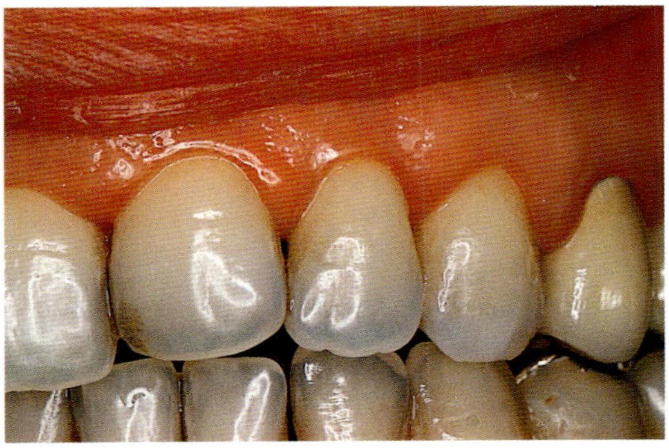

Abb. 10.2 Zustand nach Ultraschallbehandlung, Scaling und Politur nach ca. 4 Monaten

Anamnese

Befund

Diagnose

Schema 10.2

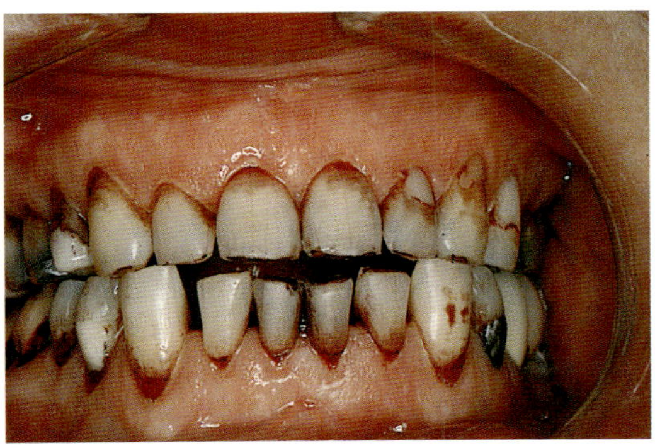

Abb. 10.3 Zustand bei älterem Patienten nach Radiatio und Neck Dissection rechts. Der Radiologe verordnete Lotio Castellani (enthält basisches Fuchsin) als Mundhöhlendesinfizienz, daher die intensive Rotfärbung allen freiliegenden Dentins

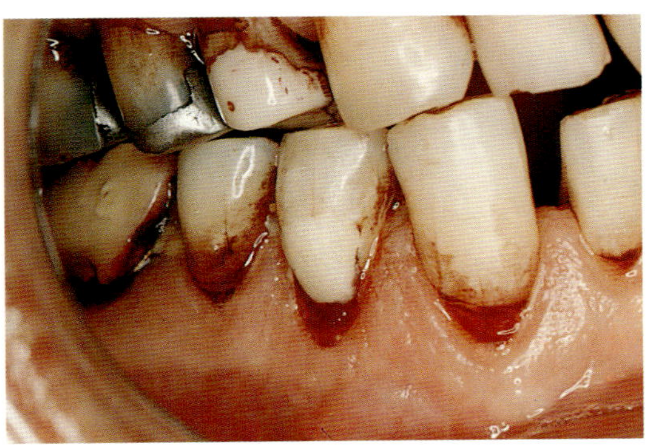

Abb. 10.4 Gleicher Patient wie in Abb. 10.3, Detailaufnahme rechter UK, Wurzeloberflächen liegen frei, Speichelsekretion wieder verstärkt, die starke Rötung der Gingiva zur Zeit der Radiatio ist fast gänzlich der Farbe einer normalen Gingiva gewichen

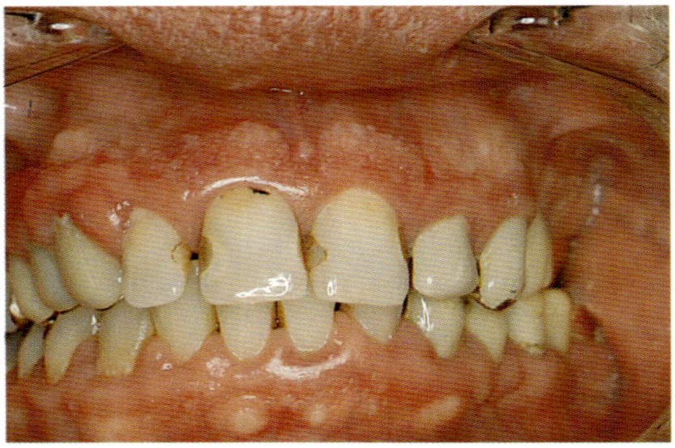

Abb. 10.5 Mäßig ausgeprägte hyperplastische Gingiva bei einem Patienten unter Hydantoin- und L-Thyroxin-Medikation

Allgemeine Anamnese

- Fragebogen
- Besprechung des Fragebogens
- Medikamente
- evtl. Rückfragen bei ärztlichen Kollegen
- evtl. vorzeitiger Ausschluß aus der systematischen PA-Behandlung (Erhaltungstherapie)

Schema 10.3

Zahnärztliche Anamnese

- Zahl der Vorbehandler
- Behandlungserfahrungen
- Gründe für Wechsel
- Stand der Versorgung

↓

Befund

Schema 10.4

Hygiene-Index (HI)

Grad

0 keine Plaque

1 dünner Plaquefilm am Gingivarand, nur erkennbar durch Abstreichen mit Sonde

2 mäßig Plaque entlang dem Gingivarand, Interdentalräume frei, mit dem Auge erkennbar

3 viel Plaque entlang des Gingivarandes, Interdentalräume mit Plaque gefüllt

Schema 10.5

Silness und *Loe* [1964]

0 = keine Plaque

1 = Sonde oder Lupe macht dünne Plaqueschicht sichtbar, oder Lupe

2 = dünne bis mäßig dicke Schicht im Gingivalrandbereich, ohne Lupe

3 = dicke Plaque-Schicht im Sulkusbereich und auf der Fläche oder im Approximalbereich

mit oder ohne Färbung, trockengelegte Zähne, 4 Areale pro Zahn bewertet, 2 bukkal, 2 lingual, Sondenführung

Schema 10.6

Quigley und *Hein* [1962]

0 = keine Plaque

1 = einzelne Plaque-Inseln im Zahnhalsbereich

2 = dünnes Band von Plaque (ca. 1 mm) im Zahnhalsbereich

3 = Band von Plaque breiter als 1 mm aber weniger als $1/3$ der Fläche

4 = mehr als $1/3$, weniger als $2/3$ der Fläche

5 = mehr als $2/3$ der Fläche

Schema 10.7

Ramfjord [1956]
modifiziert von *Schick* und *Ash* [1961]

6 ausgewählte Zähne, bukkale und linguale Flächen

0 = keine Plaque

1 = Plaque approximal oder weniger als $^1/_3$ der Fläche lingual oder bukkal

2 = mehr als $^1/_3$, weniger als $^2/_3$ der Fläche lingual oder bukkal

3 = $^2/_3$ oder mehr der Fläche lingual oder bukkal

Wert: Teilung durch Anzahl der bewerteten Zähne

Schema 10.8

Greene und *Vermillion* [1964]

0 = kein Debris oder Verfärbung

1 = weniger als $^1/_3$ der Zahnoberfläche mit Debris oder Verfärbung

2 = mehr als $^1/_3$ aber weniger als $^2/_3$ der Zahnoberfläche mit Debris oder Verfärbung

3 = mehr als $^2/_3$ der Zahnoberfläche mit Debris oder Verfärbung

ohne Färbemittel, mit Sonde

Schema 10.9

Gingiva-Blutungs-Index (GBI)

Grad

0 normale Gingiva, keine Entzündung, keine Verfärbung, keine Blutung

1 geringe Entzündung, leichte Farbveränderung, geringe Oberflächenveränderung, keine Blutung

2 mäßige Entzündung, Rötung, Schwellung, Blutung bei Sondierung und auf Druck

3 starke Entzündung, starke Rötung und Schwellung, Tendenz zu Spontanblutung, evtl. Ulzeration

Schema 10.10

CPI-TN

0 gesund

1 Reizbluten

2 Zahnstein supra- und subgingival, iatrogene marginale Reize

3 seichte Taschen bis 5 mm

4 tiefere Taschen über 6 mm

I Orale Hygiene-Instruktion

II I+Zahnsteinentfernung/Scaling

III I+II+ komplexe Therapie

Schema 10.11

Gingivitiden

- Plaquebedingte Gingivitis
  leicht
  mittel
  schwer
- Gingivitis ulcerosa (ANUG)
  leicht
  mittel
  schwer

Schema 10.12

Gingivitiden

- Hormonell bedingte Gingivitis
  Pubertätsgingivitis
  „Pillen"-Gingivitis
  Schwangerschaftsgingivitis
  Gingivitis menstrualis
  Gingivitis climacteria
  Epulis (gravidarum)

Schema 10.13

Gingivitiden

- Gingivawucherungen
  medikamentös bedingt (Phenytoin, Dihydropyridin, Cyclosporin)
  benigne Tumoren (Epuliden, Fibrome, Exostosen)
  maligne Tumoren
  Bluterkrankungen (z.B. Leukämie)
- Gingivosis, Gingivitis desquamativa, Pemphigoid

Schema 10.14

Gingivitiden

- Pemphigus vulgaris
- Lichen
- Leukoplakie
- Gingivostomatitis herpetica
- HIV/AIDS

Schema 10.15

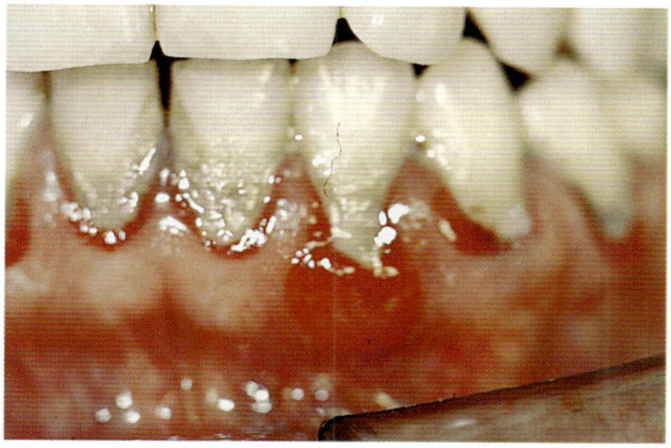

Abb. 10.6 Plaquebedingte Gingivitis (sogenannte „Schmutzgingivitis"). Detailaufnahme des Patienten aus Abb. 10.1, UK-Front und linker Eckzahn- und Prämolarenbereich. Beachtliche Ausdehnung des entzündlichen Bereiches in Regio 32, die hier bereits die mukogingivale Grenze erreicht hat

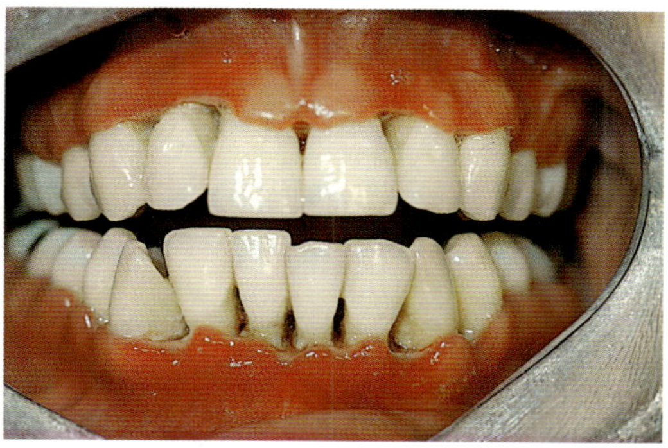

Abb. 10.7 Fall mit ausgeprägter ANUG in Ober- und Unterkiefer, deutlich erkennbar die interproximalen Nischen und das vorhangartige Erscheinungsbild der Gingiva, dies ist bedingt durch die Kontinuitätstrennung der Papillen, die nekrotisch zerfallen sind. Das grau-schmierige zerfallene Gewebe, das die Nischen vormals ausgefüllt hat, ist durch vorangegangene Rivanol/H_2O_2-Spülungen bereits entfernt

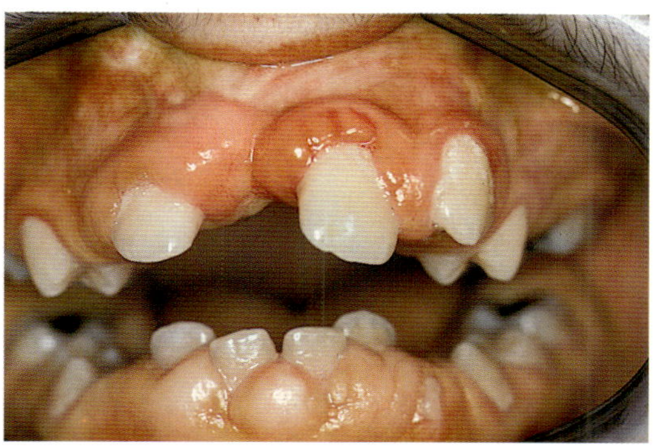

Abb. 10.8 Starke, durch Medikation eines Anfallsleidens bedingte Gingivahyperplasie, offener Biß, reduziertes Restgebiß, die Hyperplasien verdecken fast die Unterkiefer-Schneidezähne

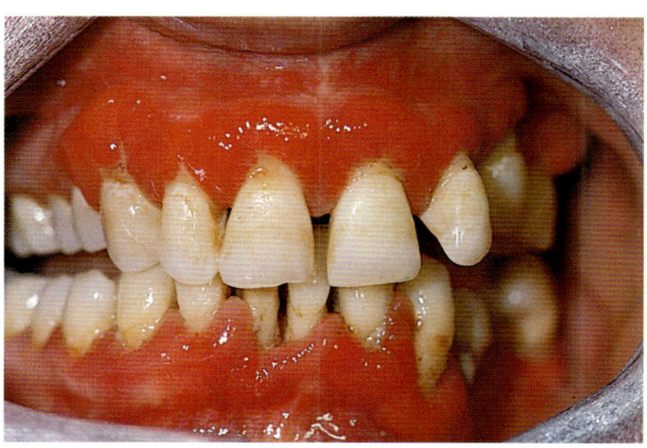

Abb. 10.9 Ausgeprägte Gingivose im Bereich der Frontzähne und Prämolaren

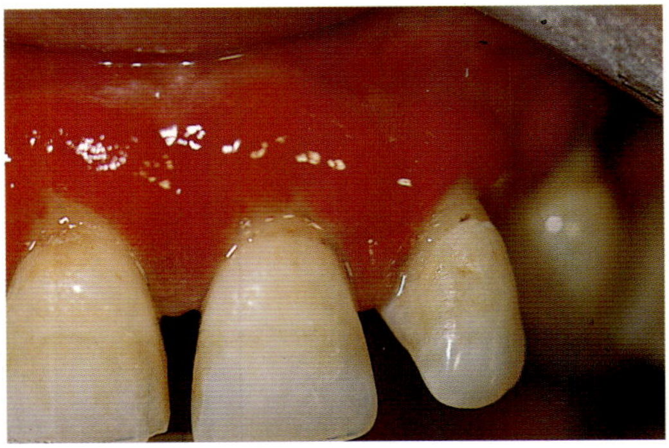

Abb. 10.10 Detailaufnahme des Patienten aus Abb. 10.9; die hochrote Gingiva blutet bereits bei leichter Berührung

Parodontitis

AP (adult periodontitis)
langsam verlaufende
Erwachsenen-Parodontitis

RPP (rapidly progressive periodontitis)
rasch verlaufende Parodontitis,
ungleichmäßig, generalisiert
meist junge Erwachsene

Schema 10.16

AP
adult periodontitis
Erwachsenenparodontitis

ca. 80% aller Erwachsener
ca. 95% aller PA-Fälle (!)

schleppender chronischer Verlauf
meist alle Zähne betroffen
veränderte Gingivamorphologie
Knochendestruktion unregelmäßig
Disposition?

Schema 10.17

RPP

2–5% aller PA-Fälle

rascher Verlauf mit Phasen der
Exazerbation
horizontale oder vertikale
Knochendestruktion

Schema 10.18

10.1 Initialbehandlung

Dieser Abschnitt beinhaltet wesentliche Dinge, die bereits im Kapitel 2 „Mundhygiene beim älteren Patienten" beschrieben wurden.
Die Initialbehandlung kann sinnvoll in mehreren Sitzungen durchgeführt werden, wobei die Zahnmedizinische Fachhelferin intensiv in die Behandlung eingebunden werden kann.

I. Vorliegen sämtlicher Unterlagen (HI oder API),
Blutungsdemonstration (SBI),
Mundhygienedemonstration und praktische Unterweisung (Gebrauch der Zahnbürste) (Abb. 10.11),
Anfangsfotos (Abb. 10.12 u. 10.13).

II. Mundhygienekontrolle (Abb. 10.14 u. 10.15),
weitere Mundhygienedemonstration (weitere Hilfsmittel),
Zahnreinigung mit Ultraschall,
Verschluß kariöser Defekte,
Korrektur insuffizienter Füllungen,
Taschensondierung (Blutungsdemonstration an plaquebelasteten Stellen) (Abb. 10.16),
Politur,
Fluoridierung.

III. Reinstruktion,
evtl. Inhalt Abschnitt II. wiederholen,
Ultraschall-Zahnreinigung,
Scaling,
Politur,
Fluoridierung (Abb. 10.17 u. 10.18).

IV. Wie III,
Scaling (Abb. 10.19 u. 10.20),
erneut Parodontalstatus aufnehmen,
Behandlungsplan erstellen und besprechen,
Einleitung der weitergehenden, chirurgischen Therapie oder sofortige Überleitung in Erhaltungstherapie und Recall (Schema 10.19).
Bei der abschließenden Abschätzung der vorliegenden Erkrankung sind einige orientierende Daten von Bedeutung.

Nach *Ahrens* et al. [1] sind in der Bevölkerungsgruppe der 55- bis 64jährigen etwa 80% an Parodontopathien erkrankt, davon etwa 35% an schweren Formen (Schema 10.20). Nach Untersuchungen der World Health Organisation (Schema 10.21) leiden etwa 57% der 35- bis 44jährigen in den alten, etwa 48% derselben Gruppe in den neuen Bundesländern unter Parodontitiden, davon jeweils 15% bzw. 7% unter schweren Formen. Interessant ist in diesem Zusammenhang auch, daß die Mundhygiene gemessen an der Häufigkeit häuslicher Putztätigkeit im Alter deutlich nachläßt [12].

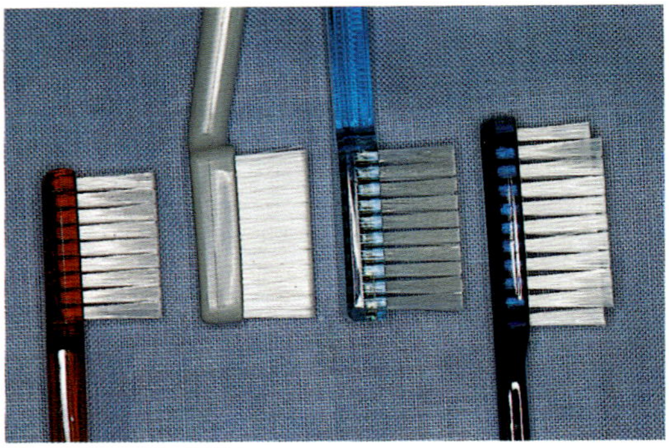

Abb. 10.11 Die Demonstration verschiedener Bürstenformen sollte dem Patienten helfen, eine „richtige" Zahnbürste zu erkennen

Ablauf Initialbehandlung

I. Allgemeine und spezielle Anamnese
Allgemeiner und spezieller Befund
Röntgenbefund
Mundhygienestatus
Mundhygienedemonstration (kurz, Zahnbürste)
Anfangsfotos

II. (Anfangsfotos)
Kontrolle – Mundhygiene
Mundhygienedemonstration (Zahnbürste, andere Hilfsmittel)
Zahnreinigung (Ultraschall)
Versorgung kariöser Defekte
Politur (Fluoridierung)
Taschen sondiern (Überblick)

III. Falls Mundhygiene nicht ausreichend
Sitzung II. wiederholen
Falls Mundhygiene verbessert
Scaling, Politur
Fluoridgel

IV. Kontrolle wie oben
Scaling, Politur
Abformung OK und UK
PA-Status erstellen
Behandlungsplan erstellen und besprechen

Schema 10.19

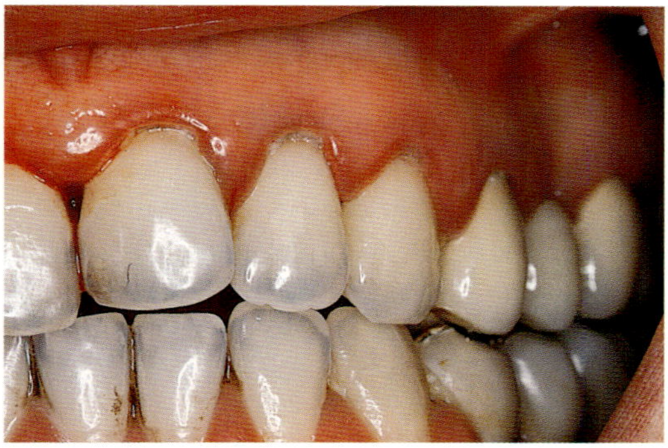

Abb. 10.12 Es ist häufig von großem Wert, den Anfangszustand vor Behandlungsbeginn zu dokumentieren. Derselbe Fall wie in Abb. 10.2, jedoch vor Behandlung

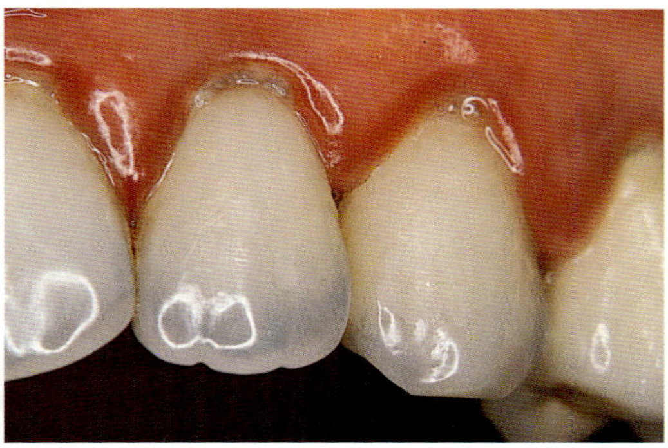

Abb. 10.13 Detailaufnahme des obigen Patienten, deutlich erkennt man auch harte Ablagerungen subgingival sowie die begleitende Rötung der marginalen Gingiva

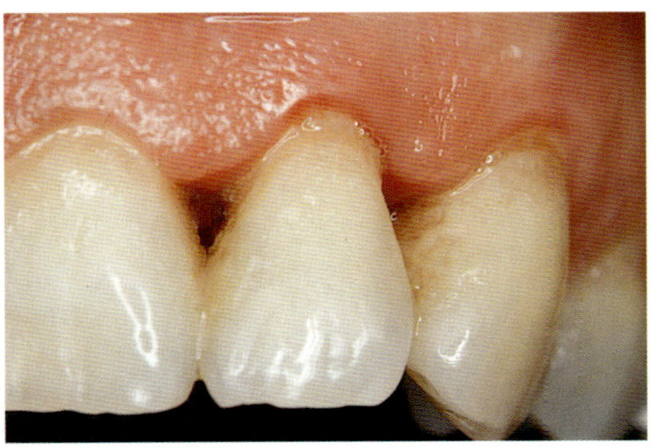

Abb. 10.14 Die vorhandene Plaque ist für den Patienten nicht deutlich sichtbar

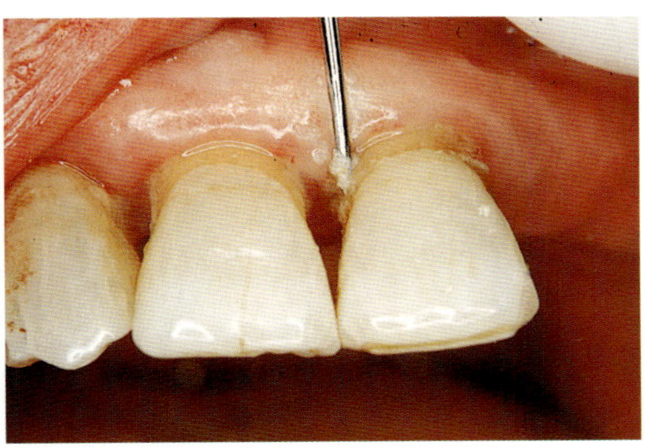

Abb. 10.15 Das Abschaben von Plaque verdeutlicht dem Patienten, daß eine Verbesserung der Mundhygiene notwendig ist

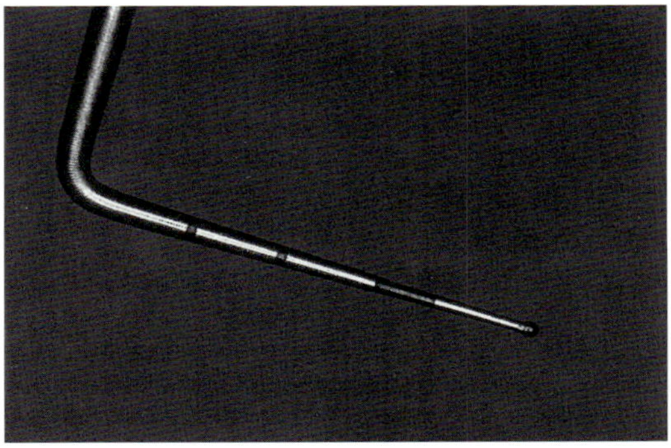

Abb. 10.16 Die WHO-Sonde (HU-FRIEDY) ist ein Hilfsmittel, um nach Vorbehandlung die Taschentiefen zu reevaluieren

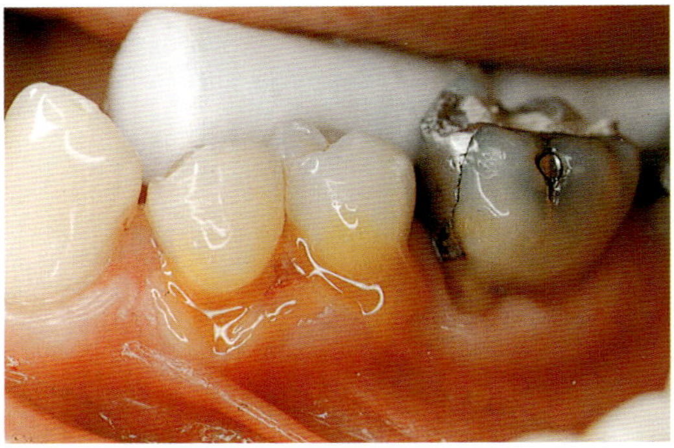

Abb. 10.17 Nach erfolgter Politur werden die Wurzeloberflächen fluoridiert

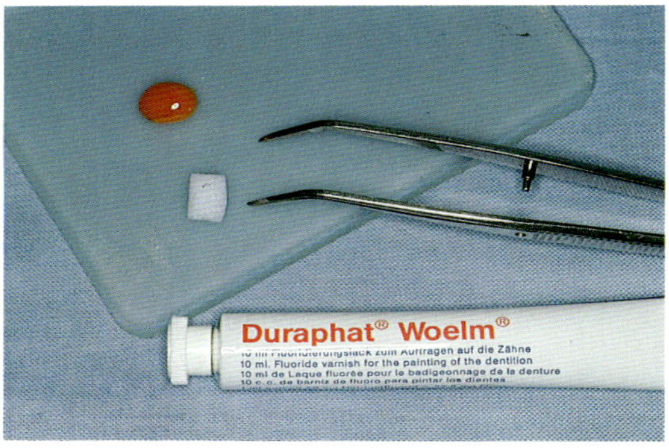

Abb. 10.18 Ein geeigneter Fluoridlack zur Nachbehandlung der gereinigten Zahnoberflächen ist Duraphat®-Lack (WOELM)

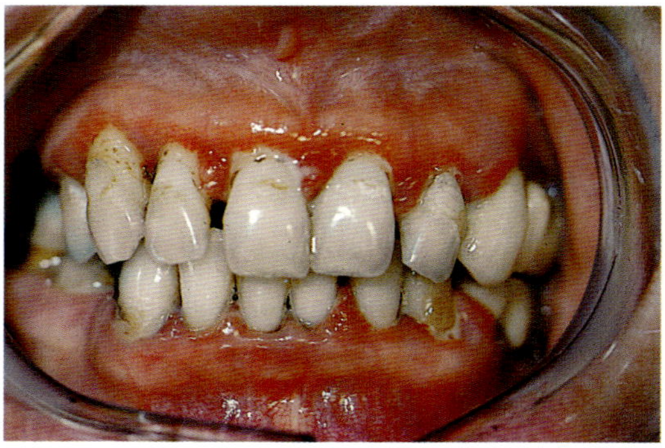

Abb. 10.19 Zustand vor Beginn einer Initialbehandlung. Massive Gingivitis/Parodontitis mit starker Rötung, Blutung und frischen Granulationen. Der Patient hat „Angst" vor dem Zähneputzen wegen der dann ausgelösten starken Blutung, massive Plaqueansammlungen

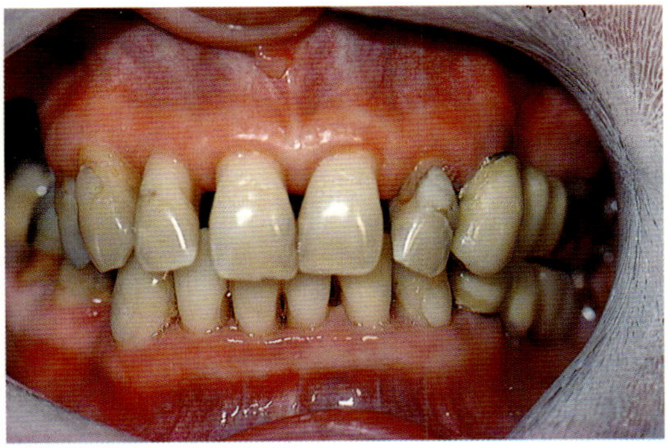

Abb. 10.20 Nach mehreren Vorbehandlungssitzungen in der beschriebenen Form sind sämtliche Anzeichen einer akuten Entzündung verschwunden. Farbe und Form der Gingiva haben sich insbesondere im Oberkieferbereich normalisiert. Im Bereich der Unterkieferfront bestehen immer noch deutliche Abweichungen von der „normalen" Gingivaform. Jetzt ist der Zeitpunkt für eine Reevaluation und die Planung der weiteren Therapie gegeben

Schema 10.20

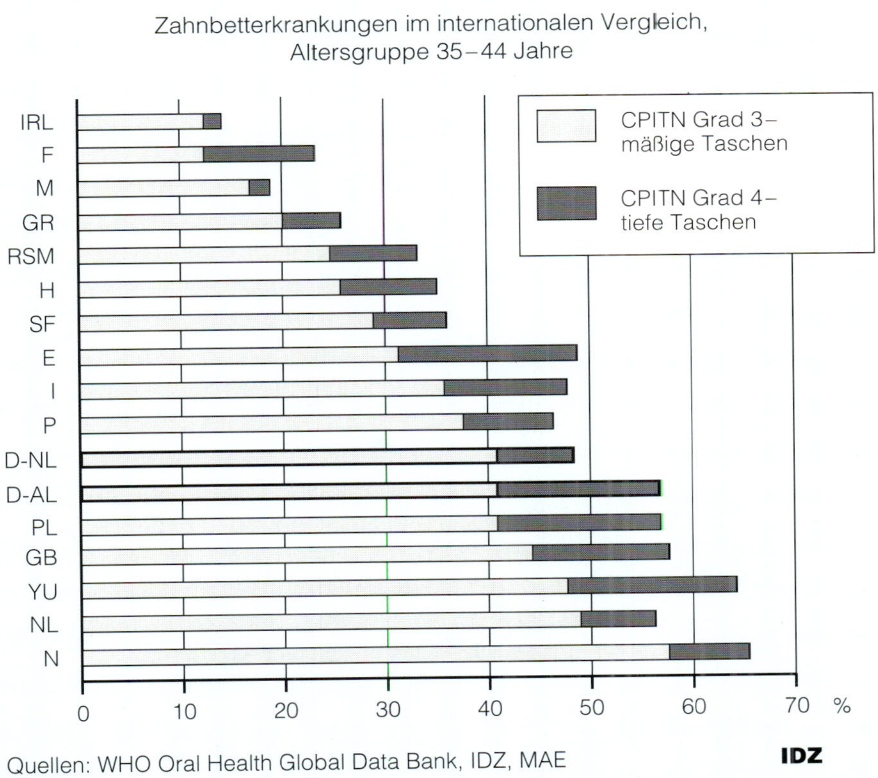

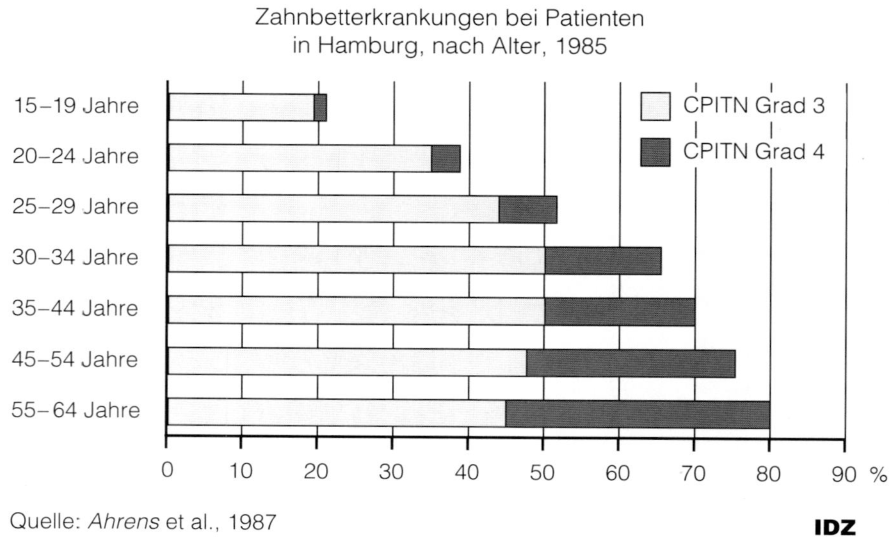

Schema 10.21

10.2 Chirurgische Therapie

Wenn nach ausgedehnter Vorbehandlung noch immer chronisch-entzündliche Veränderungen zu diagnostizieren sind, kann eine chirurgische Therapie notwendig werden.
In früheren Jahren war die sondierbare Taschentiefe die wesentliche Indikationsschwelle zur chirurgischen Therapie. Nachdem klar wurde, daß die gemessene Taschentiefe selten mit dem realen Fortschreiten der Entzündung korreliert, kann erst nach Abheilen der Entzündung aus den noch vorhandenen Meßtiefen eine Indikation zum chirurgischen Eingriff gestellt werden. Andere Indikatoren wie Blutung nach Sondieren und Exsudation sind ein feinerer Maßstab für das Ausmaß der Entzündung. Als weitere Entscheidungshilfen müssen ungünstige Gingivaformen gelten oder das Ziel, verlorengegangenes Attachment wiederzugewinnen.
Häufig hat die vorangegangene Initialbehandlung bereits zu massiver Reduktion der Taschentiefen, die Entfernung von Plaque und Konkrementen zum Abklingen eines Begleitödems geführt und damit bereits eine chirurgische Weiterbehandlung überflüssig gemacht (Abb. 10.21 u. 10.22). Eine parodontale Resttasche von 5 mm Sondierungstiefe, die keine Exsudation oder Blutung nach Sondieren zeigt, muß beispielsweise bei guter oraler Hygiene nicht unbedingt chirurgisch weiter reduziert werden.
In diesem Zusammenhang wird nicht detailliert auf den Ablauf verschiedener chirurgischer Behandlungsabläufe eingegangen. Hierzu sind spezielle Werke über die chirurgische Parodontalbehandlung zur weiteren Information zu konsultieren.
Das Ziel der chirurgischen Maßnahmen sollte es sein, das erkrankte Gebiß an den Stellen zu behandeln, die der bisherigen Therapie nicht zugänglich waren, um diese ebenfalls

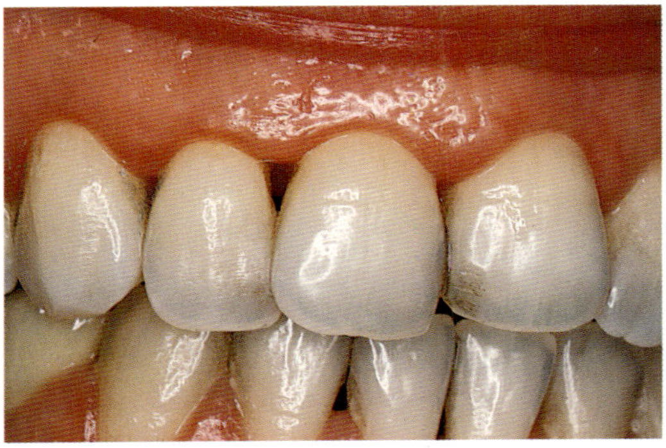

Abb. 10.21 Zustand vor initialer Behandlung des Patienten aus Abb. 10.12 und 10.13

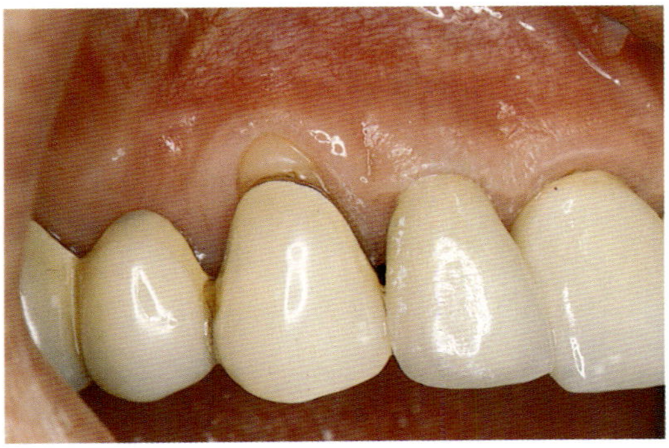

Abb. 10.22 Nach initialer Behandlung zeigt sich ein gesunder entzündungs- und blutungsfreier Zustand. Keine weitere Behandlung notwendig. Die mangelhafte Paßgenauigkeit der Krone an 13 erschwert die Mundhygiene

hygienefähig zu machen. Hierzu kann Entfernung von Gewebe notwendig sein, das chirurgische Freilegen von Wurzeloberflächen und marginalem Knochen oder der Einsatz von Hilfsmitteln, um die Regeneration der Gewebe zu unterstützen. Die Veränderungen chirurgischer Art im Bereich der mukogingivalen Grenze werden heute sehr viel zurückhaltender beurteilt als in den vergangenen Jahren.

Korrigierend kann chirurgisch der Bereich der Furkationen angegangen werden, sowie ungünstige Knochenränder im Bereich massiver Abbauvorgänge. Bei den Formen der hypoplastischen Veränderungen kann auch allein die Gingiva der Korrektur bedürfen.

10.2.1 Wurzelscaling, Wurzelglättung, Kürettage

Hierbei ist durchaus in Diskussion, ob eine eigentliche Weichgewebskürettage nach vorausgegangenem Scaling noch notwendig ist. Oftmals ist die Therapie nach der Wurzelglättung bereits abgeschlossen, wenn sämtliche Ablagerungen entfernt und nekrotisches Zement abgetragen sind und damit die Ausschaltung des Entzündungsreizes auch die Umformung des Gewebes bedingt hat.

Oftmals sind leichtere Erkrankungsformen damit kausal therapiert und bedürfen keiner weiteren Behandlung (Abb. 10.23).

War eine restlose Entfernung von Ablagerungen auf den Wurzeloberflächen nicht möglich, so muß mit dem „Vehikel“ chirurgischer Maßnahmen die Therapie weitergeführt

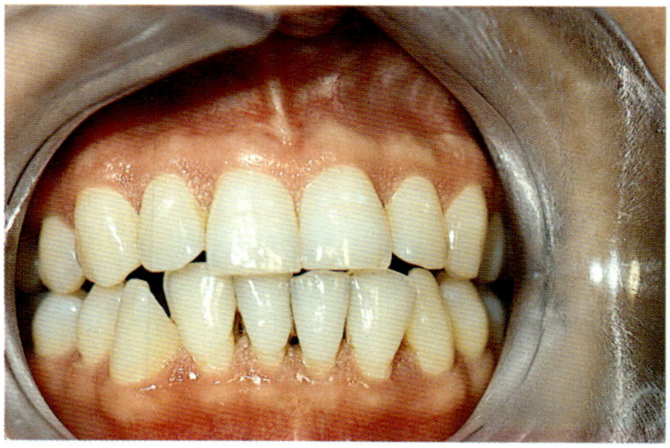

Abb. 10.23 Nach mehrfacher Vorbehandlung und Wurzelglättung erreichter Zustand, 7 Monate nach Diagnose der ANUG, siehe Abb. 10.7

werden. So können unter Umständen erst resektive Maßnahmen (z. B. Gingivoplastik/ Gingivektomie) zu einer abschließenden Depuration führen oder aber Lappenoperationen, die die gesamte Wurzeloberfläche zugänglich machen.

10.2.2 Gingivektomie, Gingivoplastik

Gegenüber der Einschätzung in den Anfängen der Parodontalchirurgie hat diese Form der resektiven Maßnahmen erheblich an Bedeutung verloren. Die Indikation wird vor allem bei Vorliegen hyperplastischer Gingivitiden gesehen, die aufgrund hormoneller oder medikamentöser Cofaktoren entstanden sind. Hier soll in erster Linie die Form der Gingiva verändert werden. Die überschießende Gewebsbildung kann die Mundhygiene erheblich erschweren oder die Depuration unmöglich machen. Als kontraindiziert wird diese Form des Eingriffes angesehen, wenn das Entfernen der Gewebsmassen die mukogingivale Grenze überschreitet (Abb. 10.24 u. 10.25).

10.2.3 Lappenoperation

Verschiedene Varianten der Lappenoperationen ermöglichen den übersichtlichen Zugang zu den Wurzeloberflächen und dem marginalen Knochen. Während dieser Eingriffe sind offene Furkationen zugänglich, Knochenkorrekturen möglich und tiefe Knochentaschen darstellbar und therapierbar (Abb. 10.26 u. 10.27). Begleitend sind hiermit Regenerationstherapien durchführbar, und es ist möglich, eine ausreichende befestigte Gingiva zu erhalten.

Insgesamt wird die häusliche Mundhygiene für den Patienten nach chirurgischen Eingriffen besser möglich sein:

- Der Gingivarand wird aus dem Bereich von Füllungs- oder Kronenrändern herausverlagert.
- Ungünstige, plaquefördernde Oberflächen sind korrigiert.
- Furkationen sind zugänglich, z. B. nach Entfernung von Zahnteilen wie Hemisektion, Wurzelamputation (Abb. 10.28).

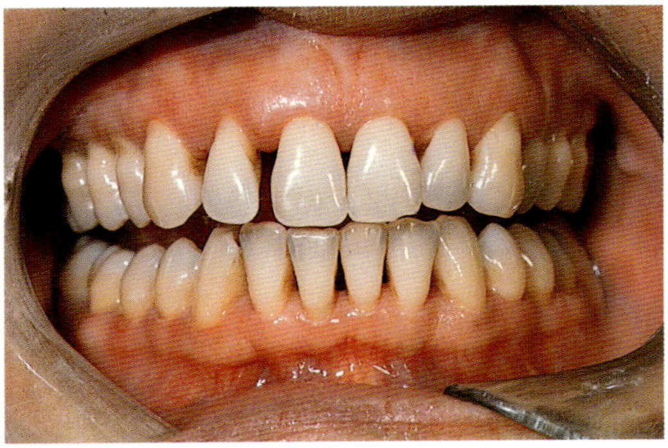

Abb. 10.24 Zustand nach Gingivektomie, ca. 1 Jahr postoperativ

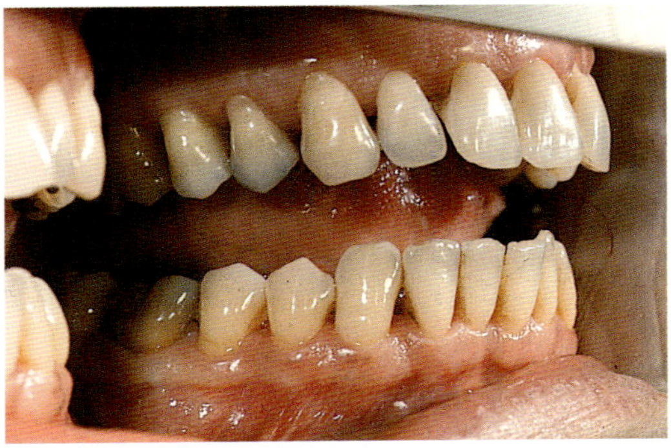

Abb. 10.25 Zustand nach Gingivektomie, ca. 1 Jahr postoperativ. Spiegelaufnahme im Seitenzahnbereich links

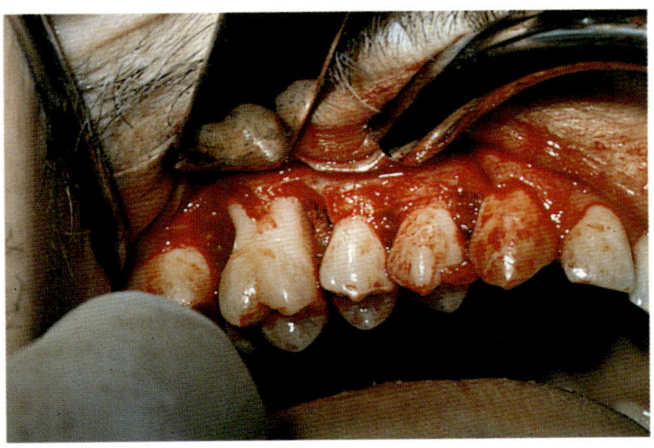

Abb. 10.26 Intraoperativer Zustand nach Abheben eines Lappens, Knochentaschen noch mit Granulationsgewebe gefüllt

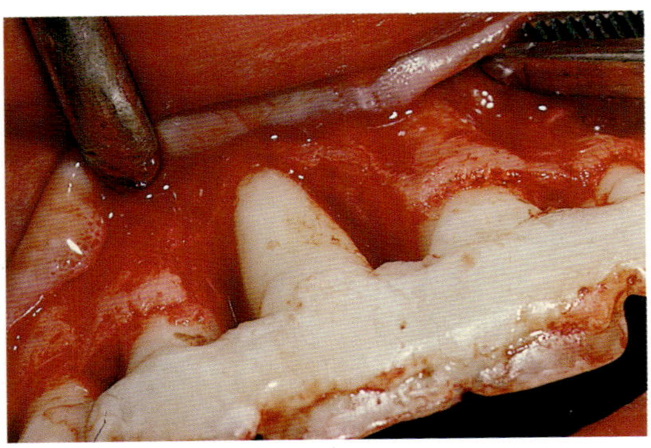

Abb. 10.27 Lappenoperation einer Oberkiefer-Front mit starkem Einbruch bei 11, Op nach vorangegangener Kunststoffschienung und Korrektur der okklusalen Verhältnisse. Ein solch tiefgreifender Defekt ist mittels konservativer Maßnahmen nicht therapierbar

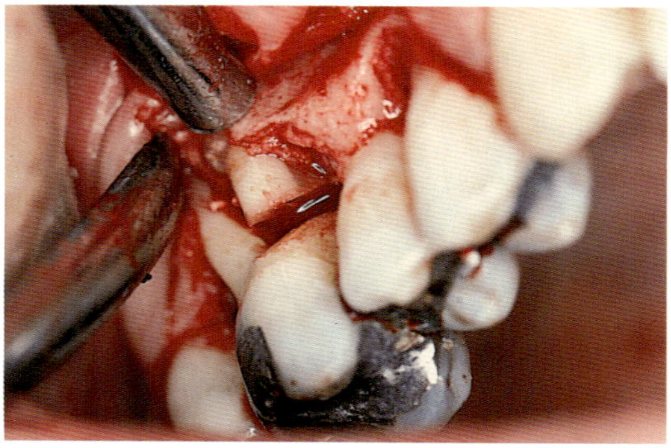

Abb. 10.28 Lappenoperation im Rahmen der Amputation der mesialen Wurzel eines Zahnes 16 unter Belassung des Kronenanteiles

10.2.4 Eingriffe am Stützknochen

Mit der Opferung parodontalen Knochens sollte zurückhaltend umgegangen werden (Abb. 10.29). Eine Einebnung sämtlicher Knochenränder entspricht nicht mehr dem heutigen Erkenntnisstand. Scharfkantige Knochenränder, die die Heilungsvorgänge stören können, sollten jedoch umgeformt und geglättet werden. Das Durchführen von Knochenregenerationsverfahren mittels spezieller Folien ist noch nicht zum Standardverfahren geworden und auf wenige Indikationen beschränkt.

Im Vordergrund muß bei allen parodontalchirurgischen Verfahren stehen, daß eine optimale Mundhygiene seitens des Patienten gewährleistet werden kann, um die erreichten Resultate auf Dauer sicherzustellen.

Erfolge nach chirurgischer Parodontaltherapie haben viele klinische Studien nachgewiesen, eine optimale Nachbehandlung im Sinne der immerwährenden Plaquekontrolle vorausgesetzt.

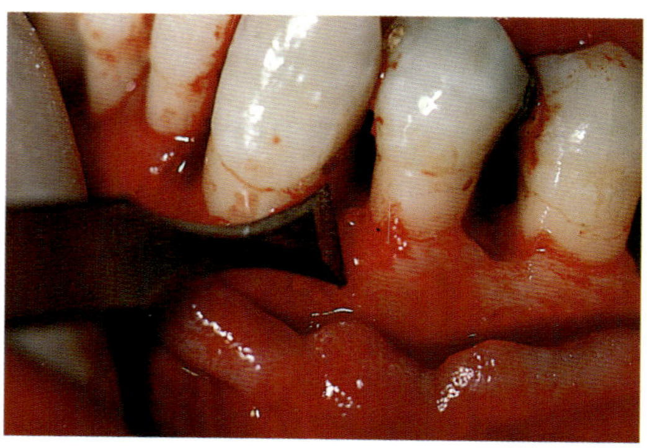

Abb. 10.29 Glättung des marginalen Knochenrandes mittels eines Knochenmeißels nach *Ochsenbein* (HU-FRIEDY)

10.3 Erhaltungstherapie

Der Begriff der Erhaltungstherapie (maintenance care) ist nicht nur bei Patienten nach abgeschlossener systematischer Parodontaltherapie mit chirurgischen Eingriffen anwendbar, er sollte auch auf jene Patientengruppe zutreffen, bei der nach erfolgter Initialtherapie kein chirurgischer Eingriff in Frage kam. Solche Patienten, die einfach nicht imstande sind oder waren, eine suffiziente Mundhygiene zu gewährleisten, sollten direkt nach Initialtherapie in die Erhaltungstherapie überführt werden.
Im Rahmen der Jahrestagung 1988 der Deutschen Gesellschaft für Parodontologie war die Mitarbeit des Patienten und der Erfolg von Nachsorgeprogrammen ein Vortragsschwerpunkt.
Im wesentlichen können die beiden Gruppen folgendermaßen beschrieben werden.

1. Gruppe
Patienten, die zwar willig sind, ihre Mundhygiene zu verbessern, hierzu aber nicht in der Lage sind. Wahrscheinlich sind gerade in dieser Gruppe viele ältere oder behinderte Patienten zu finden, bei denen aus verschiedenen Gründen keine chirurgischen Maßnahmen in Erwägung gezogen wurden.

2. Gruppe
Patienten nach systematischer (auch chirurgischer) Parodontalbehandlung. Bei dieser Gruppe war die gute Mitarbeit bereits vor Beginn weitergehender Therapieschritte Voraussetzung.
Der Begriff Erhaltungstherapie ist eng verknüpft mit dem Begriff Recall. Immer wieder muß der Patient die Praxis aufsuchen, um den Behandlungszustand im Status quo festzuhalten.
In diesem Behandlungsabschnitt ist der Erfolg von folgenden Faktoren abhängig:

- Art der Vorbehandlung (Gruppe 1 oder 2)
  mit/ohne prothetische Versorgung,
- Recall-Frequenz
  mit/ohne Unterstützung durch Medikamente,
- Zweit-Eingriffe,
  ja/nein, erfolgversprechend, Alter,
- nachfolgende Extraktionen,
  prothetische Neuversorgung.

Ziele der Erhaltungstherapie müssen sein, entweder Weichgewebs- und Knochenlevel im gegenwärtigen Zustand zu erhalten (vorwiegend Gruppe 1) oder die Voraussetzungen für möglichen Zugewinn an Attachment zu gewährleisten (vorwiegend Gruppe 2).
Voraussetzung für die Festsetzung von Recall-Terminen ist eine vorangegangene Einschätzung der erzielten klinischen Resultate. Nach *Caton* et al [7] soll dies 4–6 Wochen nach Abschluß der Korrekturphase, nach *Badersten* [3, 4] erst 6–9 Monate nach Abschluß der Behandlung geschehen, da erst nach diesem Zeitraum entscheidende Verbesserungen des parodontalen Status zu erwarten sind.
Gemäß *Lindhe* et al. [17] werden die Patienten nach 4–6 Monaten in ein Recall-Programm eingeschleust.

Unabhängig davon, ob mit oder ohne chirurgische Therapie ein Recall-System als notwendig erachtet wird, können die Patienten nach den Bedürfnissen in verschiedene Recall-Klassen aufgeteilt werden.

Recall-Klasse A
Gutes Behandlungsergebnis,
gute häusliche Mundhygiene ohne bzw. mit wenig Plaquebefall,
keine bis geringe harte Ablagerungen,
unkomplizierte Prothetik (z. B. Einzelkronen),
wenig Remotivation nötig,
Recall-Zeit: 6 Monate bis 1 Jahr.

Recall-Klasse B
gutes Behandlungsergebnis,
mäßige häusliche Mundhygiene bei unkomplizierten Voraussetzungen,
unkomplizierte Prothetik (z. B. Einzelkronen, kleine Brücken),
Remotivation notwendig,
Recall-Zeit: 3 Monate.

Recall-Klasse C
Gutes Behandlungsergebnis, Patient hat Probleme mit einem oder mehreren Negativfaktoren, deswegen nur mäßige Mundhygiene.

Negativfaktoren:

- inkonsequentes Mundhygieneverhalten mit Plaque und harten Ablagerungen,
- komplizierte Prothetik (größerer festsitzender oder herausnehmbarer Ersatz, Kombinationen),
- blutende Resttaschen,
- freiliegende Furkationen,
- Wurzeloberflächenkaries,
- inzwischen eingetretene Systemerkrankungen,

Recall-Zeit: 3 Monate mit lokaler Nachbehandlung.

Recall-Klasse D
Anfangs gutes Behandlungsergebnis mit nachlassender Motivation und häuslicher Mundhygiene, unregelmäßiger Reinfektionsschub, dauernd erforderliche Remotivation;

- nicht durchgeführte, eigentlich notwendige chirurgische Behandlung aus medizinischen, psychologischen oder anderen Gründen,
- bereits zu weit fortgeschrittene Erkrankung bei Nichtakzeptanz von Extraktionen und/ oder umfangreicher prothetischer Behandlung,
- behinderte und schwer kranke Patienten, alte, nicht systematisch behandlungswillige Patienten.

Recall-Zeit: 1–2 Monate bei ausschließlicher Depuration.

Es ist zwar nachgewiesen, daß nicht die Recall-Frequenz, sondern das Ausmaß und der Umfang der Plaque-Kontrolle der entscheidende Faktor für die Stabilisierung der Behandlungsergebnisse ist, doch ermöglicht eigentlich nur die dauernde Kontrolle, den Patienten immer wieder zu remotivieren, um das gesetzte Ziel zu erreichen [15]. Trotzdem muß auch bei konsequentem Recall immer wieder mit vereinzelten Reinfektionen gerechnet werden, die sogar zum Zahnverlust führen können.

In den folgenden Recall-Sitzungen steht die Kontrolle supra- und subgingivaler Plaque im Vordergrund. Die Anfärbung der Plaque vor Behandlungsbeginn soll das Ausmaß der häuslichen Mundhygiene darstellen. Die Entfernung der vorhandenen Plaque muß danach von professioneller Seite stattfinden. Hierzu werden spezielle Küretten und evtl. das EVA-System eingesetzt. Eine anschließende gründliche Politur der Zahnoberflächen soll eine rasche erneute Plaqueanlagerung verhindern. Die Fluoridierung der behandelten Zahnoberflächen schließt die Maßnahmen ab.

Einen Ablauf der Erhaltungstherapie soll das folgende Beispiel zeigen und dann im einzelnen die entstehenden Probleme aufführen.

Der Patient war zu Behandlungsbeginn 50 Jahre alt, und die Befunde ergaben die Diagnose Erwachsenenparodontitis (Adult periodontitis nach der neueren Nomenklatur). Der Patient war interessiert an der Parodontalbehandlung, und nach Abschluß der Initialbehandlung wurde er als geeignet für eine systematische Parodontaltherapie eingeschätzt.

Zum Zeitpunkt der Eingangsuntersuchung fehlten im Oberkiefer die Zähne 18, 12, 11, 21, 22, 28 und im Unterkiefer die Zähne 35, 36, 37, 38. Als extraktionsreif wurden die Zähne 17, 15 sowie 47, 48 eingeschätzt (Abb. 10.30–10.33). Die Abbildungen 10.34 und 10.35 zeigen die Verteilung des Restgebisses im Ober- und Unterkiefer nach Extraktion. Die Zähne 13 und 23 waren zu diesem Zeitpunkt bereits überkront. Die Mundhygiene war mäßig und durch einzelne Negativfaktoren erschwert, wie freiliegende sondierbare Furkationen, mangelhafte Kronenränder und Einziehungen an einzelnen Wurzeloberflächen (z. B. 24), wie die Abbildungen 10.36–10.39 zeigen.

In der Folgezeit wurde mehrfach und abschnittsweise eine gründliche Zahnreinigung durchgeführt; dem Patienten wurden Mundhygiene-Unterweisungen erteilt.

Nach diesem Behandlungsabschnitt war der Patient mit einer chirurgischen Therapie einverstanden.

Durchgeführt wurden:

Lappenoperation Regio 23–27 (apically repositioned flap, apikaler Verschiebelappen),
Lappenoperation Regio 13–16 (apically repositioned flap, apikaler Verschiebelappen),
Lappenoperation Regio 43–46 (repositioned flap, replazierter Lappen),
Scaling und Wurzelglättung Regio 42–34, 33–34 als offene Kürettage.

Nach 3 Monaten zeigte sich distal 27 weiterhin eine Blutung beim Sondieren, und in dieser Region beklagte der Patient einen schlechten Geschmack und Exsudation. Daraufhin wurde die Gingiva distal 27 mittels Gingivektomie über dem Alveolarkamm abgetragen. Hier stellt sich die Frage, zu welchem Zeitpunkt und bei welcher Symptomatik einzelne Parodontien nachbehandelt werden müssen. Nach den Gedanken von *Listgarten* [18] wäre hier eine Untersuchung der bakteriellen Flora im Bereich 27 angezeigt. Andererseits muß man sich darüber im Klaren sein, daß noch keine enge Verknüpfung bestimmter Erreger mit speziellen Symptomen bei der chronischen Parodontitis nachgewiesen ist.

Ramfjord (1986) postuliert als Indikation für offene Eingriffe vorwiegend klinische Symptome wie

- Blutung nach Sondieren,
- Rötung,
- Exsudation/Pus,

- gesteigerte Lockerung,
- nach erfolgtem Scaling weiter bestehende Blutung,
- Furkationsbefall.

Zurück zum beschriebenen Patientenfall. Der Patient wurde in 3 Monatsintervallen einbestellt und eine supra- und subgingivale Plaquekontrolle durchgeführt. Eine prothetische Versorgung wurde wegen persönlicher Kontakte beim Hauszahnarzt angestrebt. Die Versorgung erfolgte kombiniert festsitzend und herausnehmbar. (Abb. 10.40–10.42) Diese Versorgung war weder nach den damaligen Vorstellungen noch nach den heutigen Kriterien als besonders gut hygienefähig zu bezeichnen. Kunststoffverblendete, bauchige und zum Teil die Interdentalbereiche einengende Kronen erschwerten die Mundhygiene. Der Patient bemühte sich jedoch intensiv um eine konsequente Plaque-Kontrolle, die er bei den gegebenen Verhältnissen erstaunlich gut durchführte (Abb. 10.43 und 10.44).
2 Jahre nach Abschluß der systematischen Therapie zeigten Röntgenkontrollaufnahmen eine massive Aufhellung im Wurzelbereich der Zähne 31 und 32. Bei Palpation der Region zeigte sich eine Fistel mit Austritt von Pus, die dem Patienten bisher entgangen war (Abb. 10.45). Die Zähne 41, 42, 32, 31 erwiesen sich als vital. Die Sondierung zeigte weder bukkal noch oral pathologische Tiefen (Abb. 10.46 und 10.47).
Mittels eines kleinen, trapezförmigen Lappens wurde der betroffene Bereich freigelegt und ausgeräumt (Abb. 10.48). Die Kontrolle des entfernten Gewebes zeigte entgegen der Verdachtsdiagnose (eosinophiles Granulom) lediglich den Befund „unspezifisches Granulationsgewebe“. Bereits nach 3 Monaten ergab sich eine komplette Auffüllung des Defektes mit Spontanverschluß des Fistelganges (Abb. 10.49).
Etwa 1 Monat später exazerbierte eine Tasche im Bereich distal 45, die Kontrollaufnahme offenbarte einen fast bandförmigen Knochenabbau (Abb. 10.50 und 10.51).
Auch hier erfolgte regional eine chirurgische Nachbehandlung mittels Lappenoperation mit Reinigung und Glättung der Wurzeloberflächen. Hierbei wurden kleine inselförmige Konkrementablagerungen gefunden und entfernt. Nach 3 weiteren Monaten war eine weitgehende Auffüllung des Defektes zu konstatieren (Abb. 10.52).
Im Zusammenhang mit der Behandlung der beiden neu aufgetretenen Defekte ergab sich auch von seiten des Patienten die Frage nach der Indikation einer antibiotischen Behandlung. *Slots* [29] und *Ciancio* [9] konnten nachweisen, daß der Einsatz von Antibiotika lediglich kurzfristig eine gute Unterstützung der instrumentellen Therapie ergeben kann. Langzeitresultate werden durch Antibiotika jedoch nicht verbessert. Wenn eine kurzfristige Gabe (7 Tage) als notwendig erachtet wird, so sind Tetrazykline vorzuziehen.
Ebenso kann zur Nachbehandlung der Einsatz von chemischen Plaquehemmern über kurze Fristen sinnvoll sein [2]. Ebenso wirkungsvoll, auch auf längere Sicht, erscheint der Einsatz von Spraystrahlgeräten (*Horning* 1987). Diese Geräte können die Reinigung mit der Bürste jedoch nicht ersetzen.
Für weitere 4 Jahre blieb der Patient dann von Komplikationen verschont. Am Ende dieser Periode wechselte die mitbetreuende hauszahnärztliche Praxis vom Vater auf den Sohn, der eine Neuversorgung in prothetischer Hinsicht plante. Im Zuge diese Maßnahme wurde Zahn 16 extrahiert (Grund nicht bekannt); sämtliche Kronen und der herausnehmbare Ersatz wurden erneuert.
Erfreulich war hierbei die wesentlich parodontalfreundlichere Gestaltung der Kronen und deren keramische Verblendung. Die Mundhygiene des Patienten ist unverändert gut geblieben, was aus den Abbildungen 10.53 bis 10.56 deutlich zu ersehen ist.

Interessant in diesem Zusammenhang ist die Tatsache, daß der Patient bei Behandlungsbeginn 10 Jahre zuvor in zwei Praxen dahingehend beraten wurde,

a) eine alternierende Extraktionstherapie und
b) eine vollständige Extraktionstherapie ins Auge zu fassen.

Die systematische parodontale Behandlung wurde als frustran eingeschätzt.
Auch weitere zwei Jahre später zeigte der Patient einen unverändert guten parodontalen Zustand (Abb. 10.57 und 58).
Anhand des geschilderten klinischen Beispiels wird deutlich, daß die Plaquekontrolle durch häusliche Mundhygiene, unterstützt durch viertel-, später halbjährliche professionelle Unterstützung den Langzeiterfolg sichern kann. Einzelne akut aufflammende Reinfektionen sind durch konventionelle Therapien beherrschbar.
Loe stellte 1978 fest, daß ein Patient, der einmal an einer Parodontitis erkrankt war, immer wieder anfällig für den Verlust parodontaler Strukturen sein wird. Ebenso bestätigte *Ramfjord* 1982, daß vollständige parodontale Gesundheit ein Wunschziel bleiben wird, solange Bakterien in der Mundhöhle existieren (Abb. 10.59 u. 10.60).
Selbst Zähne, die nach einer Therapie Resttaschen mit sogenanntem „langem epithelialem Attachment" aufweisen, sind bei Entzündungsfreiheit nicht prädisponiert für eine pathologische Taschenbildung, wie *Barrington* [5] vermutete, sondern können unter Kontrolle über lange Zeiträume kontrolliert „gesund" gehalten werden [6, 11, 20, 25].
Die konsequente Erhaltungstherapie mit festem, geplantem Recall ist die Gewähr für ein erfolgreiches Langzeitergebnis, das die Mühe, die Patient und Behandler in die systematische Parodontalbehandlung investiert haben, lohnend erscheinen läßt.

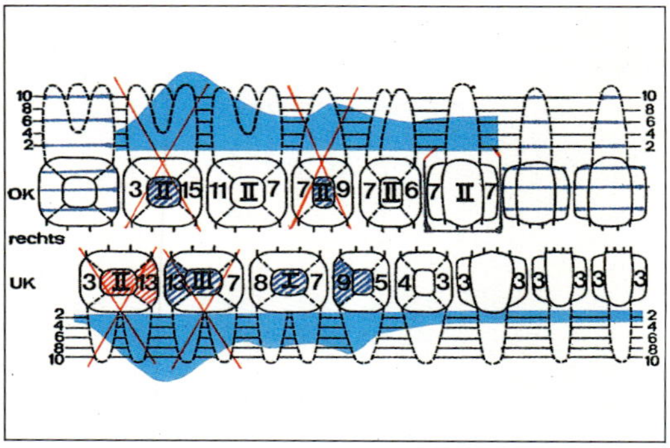

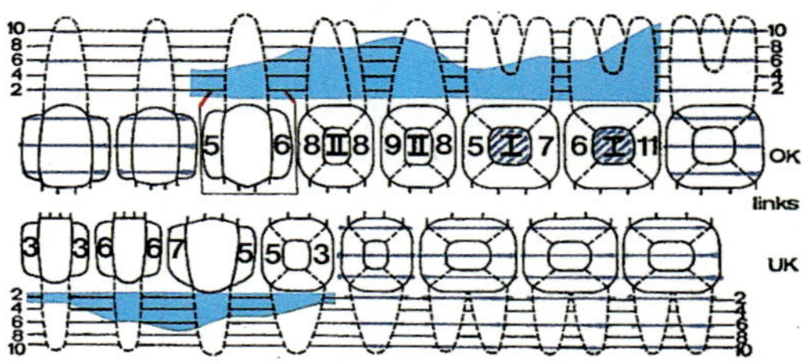

Abb. 10.30 und 10.31 Parodontalstatus des Patienten H. G., männlich, Alter 50 Jahre

Abb. 10.31

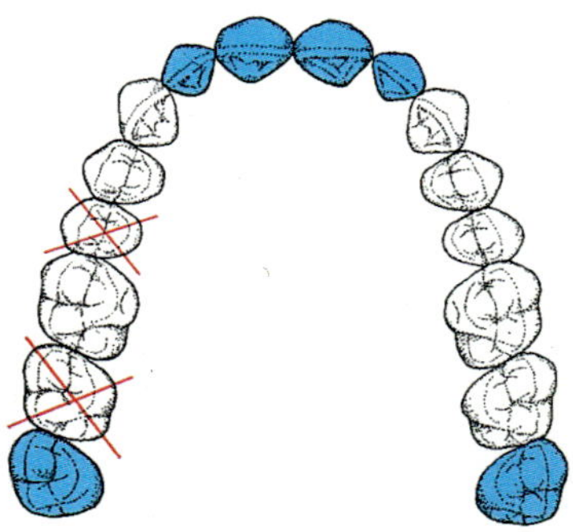

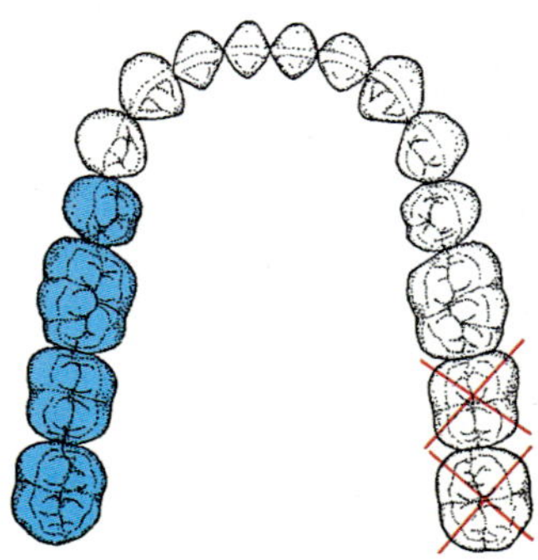

Abb. 10.32 und 10.33 Geplante Extraktionen nach Ablauf der Initialbehandlung

Abb. 10.33

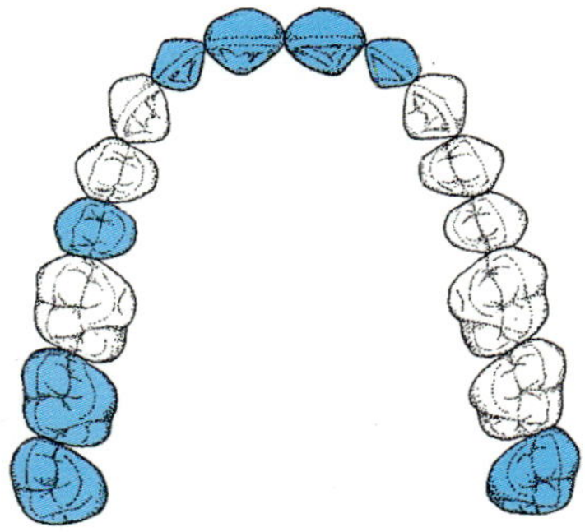

Abb. 10.34 und 10.35 Restbezahnung nach Extraktion der Zähne 15,17,47,48; es ist zunächst ein Interimsersatz notwendig, bis die Parodontalbehandlung abgeschlossen ist

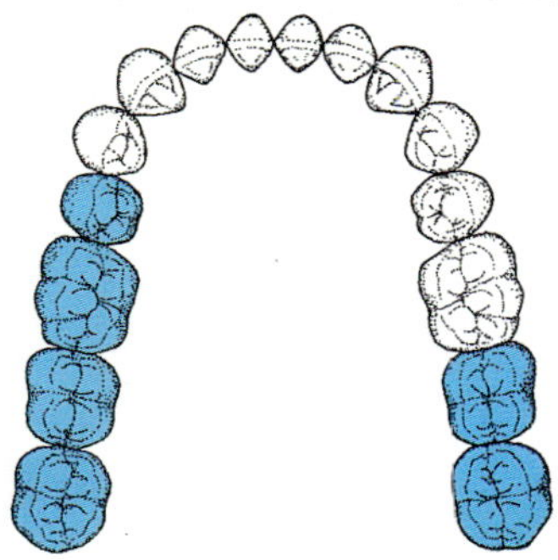

Abb. 10.35

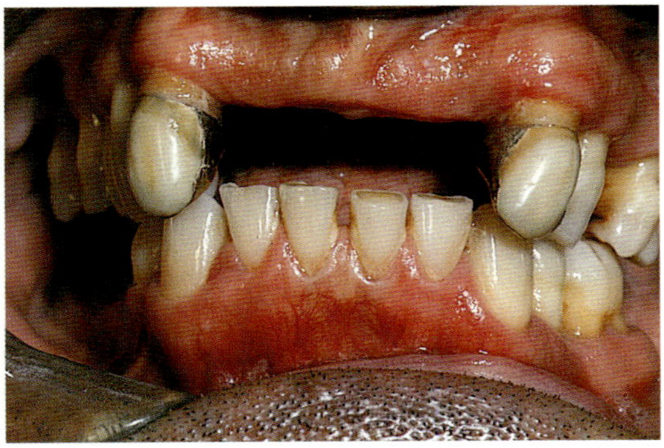

Abb. 10.36 Frontalansicht vor Behandlungsbeginn. Die mangelnde Mundhygiene wird auch ohne Anwendung von Plaquerevelatoren deutlich. Die Kronenränder der Zähne 13 und 23 sind nicht zufriedenstellend

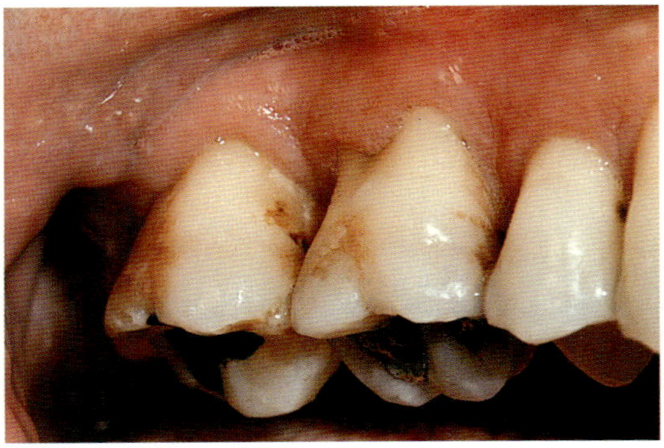

Abb. 10.37 Zustand der Oberkiefermolaren links, Anteile der Wurzeloberflächen liegen frei, bei 26 ist der Furkationseingang zu erkennen; die Furkation ist jedoch nicht durchgängig sondierbar

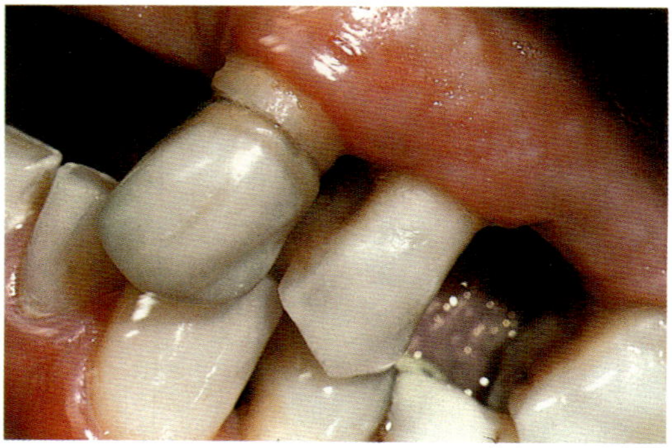

Abb. 10.38 Die Krone an 23 deckt den Präparationsbereich nicht ab, Zahn 24 weist mesial die für obere erste Prämolaren typische Einziehung auf

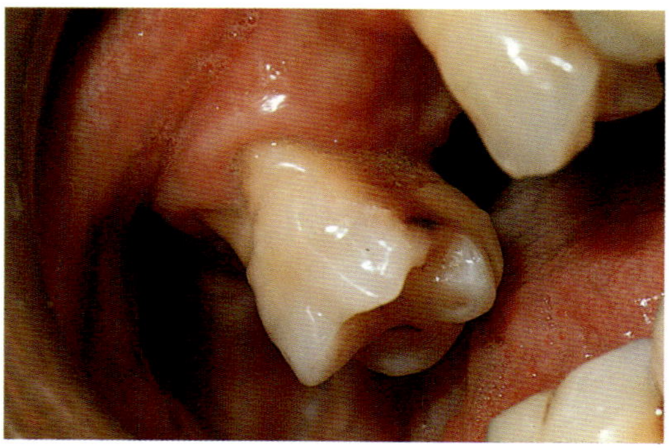

Abb. 10.39 An Zahn 16 ist der Furkationseingang sichtbar, hier ist die Furkation nicht durchgängig sondierbar

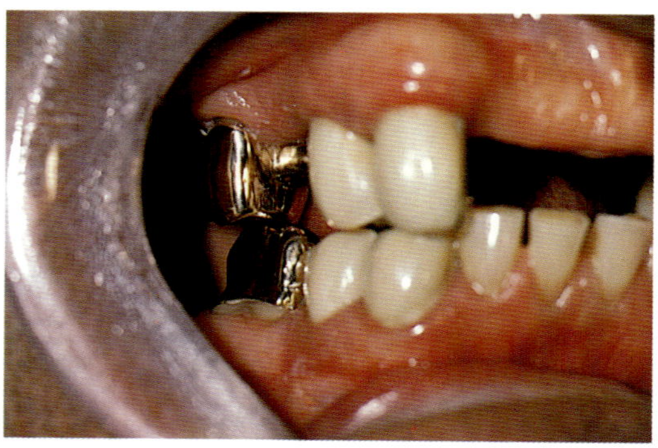

Abb. 10.40 bis 10.42 Prothetische Versorgung durch den Hauszahnarzt. Die Interdentalräume zwischen den verblockten Kronen sind nur schwer zu reinigen. Trotzdem säubert der Patient seine Zähne gut. Festsitzender Versorgungsteil

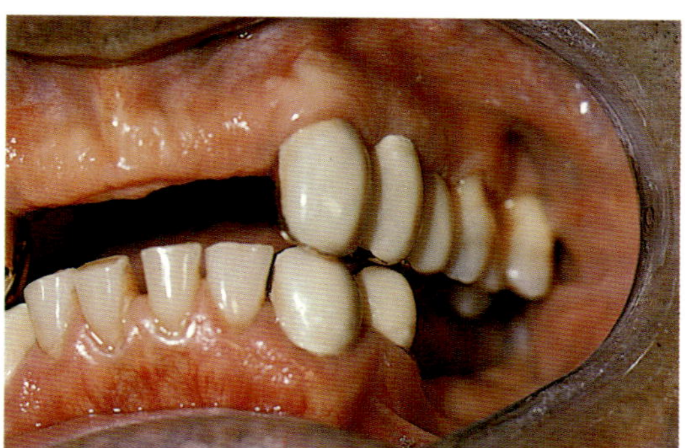

Abb. 10.41

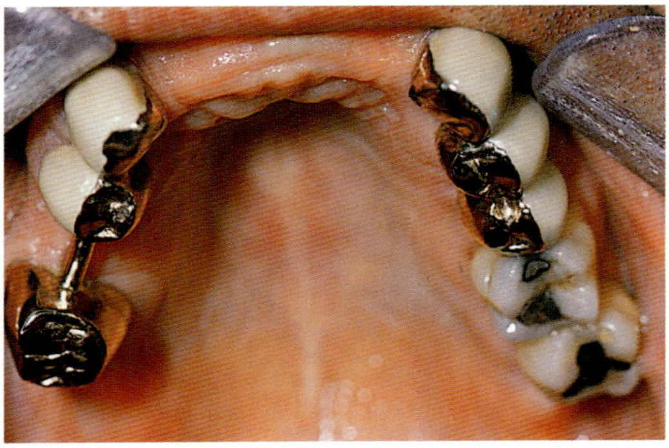

Abb. 10.42

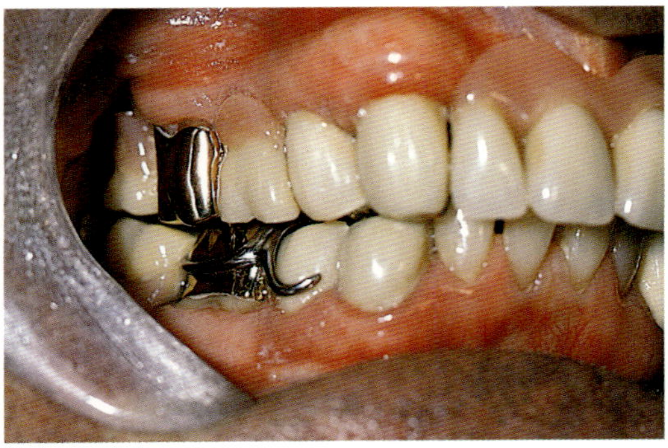

Abb. 10.43 und 10.44 Der herausnehmbare Ersatz ist eingegliedert

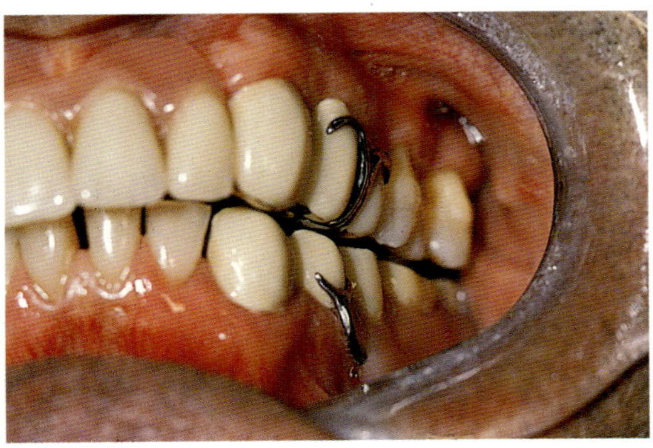

Abb. 10.44

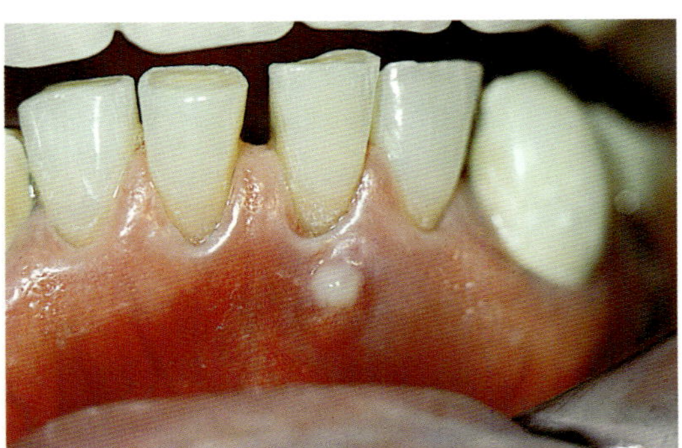

Abb. 10.45 Fistelöffnung mit Austritt von Pus

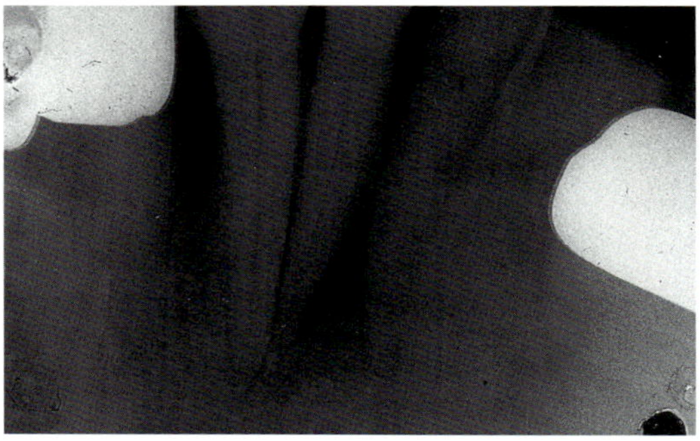

Abb. 10.46 Knochendefekt zwischen 31 und 41 deutlich erkennbar

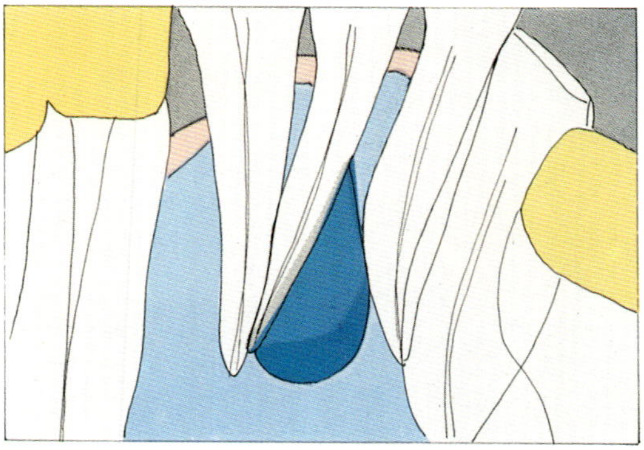

Abb. 10.47 Nachzeichnung der Röntgenaufnahme zur Verdeutlichung. Der Prozeß hat zur Verdrängung der Radices geführt

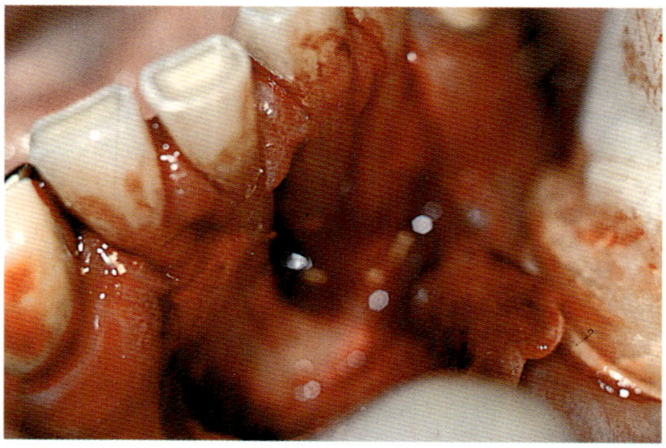

Abb. 10.48 Intraoperativer Situs. Knochenumgrenzter Defekt mit Denudation der Wurzel von 31

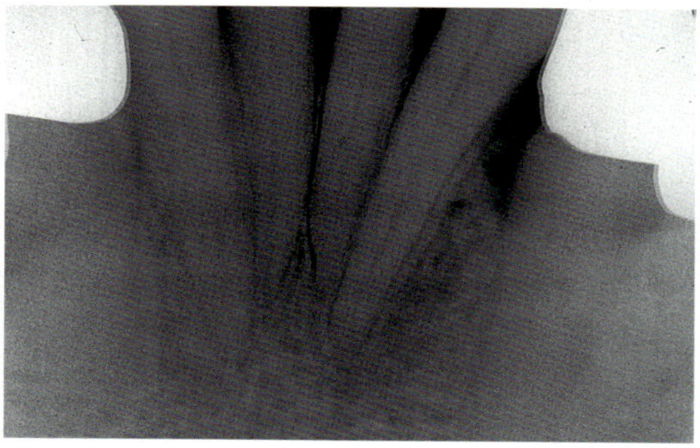

Abb. 10.49 Kontrollaufnahme nach 3 Monaten. Der Defekt ist vollkommen knöchern ausgeheilt

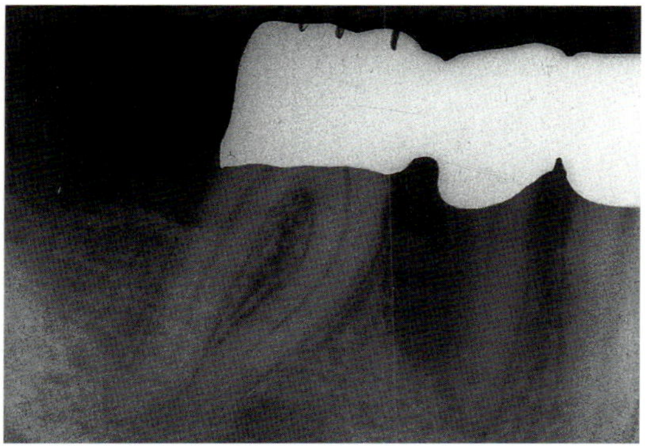

Abb. 10.50 Die Kontrollröntgenaufnahme offenbart einen bandförmigen Knochenabbau distal von Zahn 45

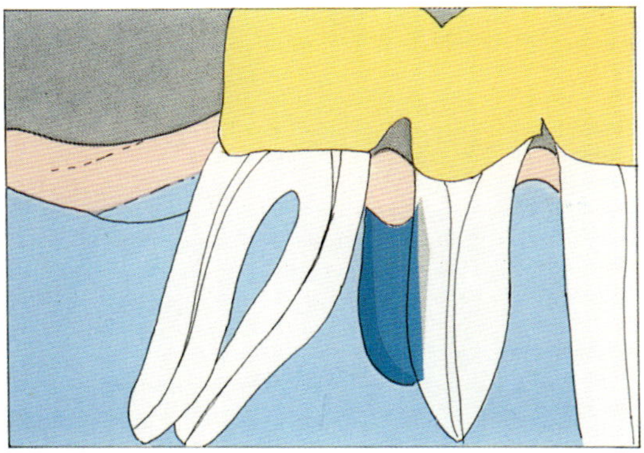

Abb. 10.51 Nachzeichnung der Röntgenaufnahme zur Verdeutlichung des Defektes

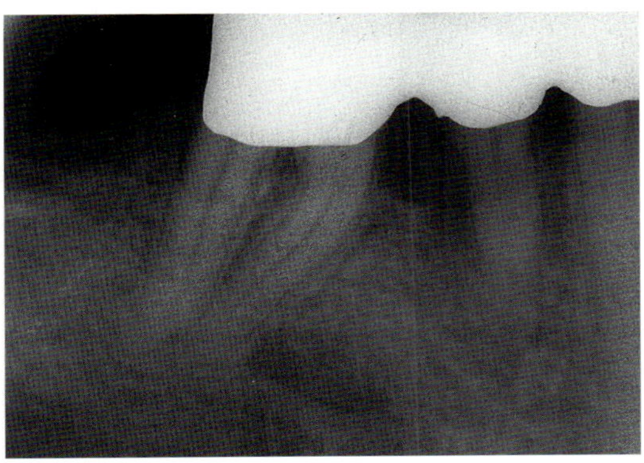

Abb. 10.52 Nach bereits 3 Monaten ist die knöcherne Regeneration des Defektes weit fortgeschritten, wenn auch noch nicht abgeschlossen. Korrektur der okklusalen Verhältnisse

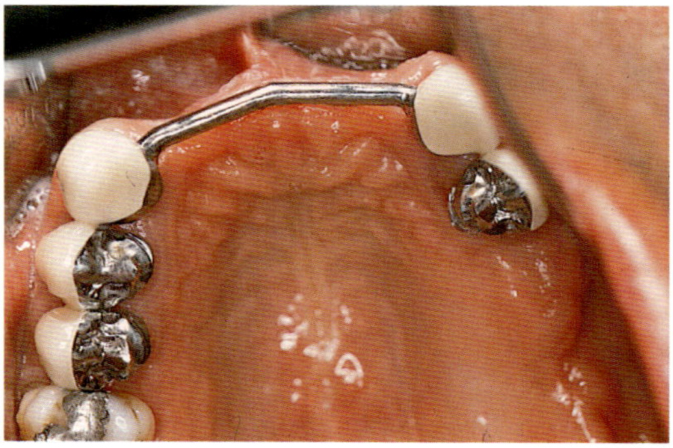

Abb. 10.53 bis 10.56 Zweite prothetische Versorgung, wesentlich parodontalfreundlicher gestaltet. Verblendungen nun aus keramischen Materialien, Mundhygiene unverändert gut

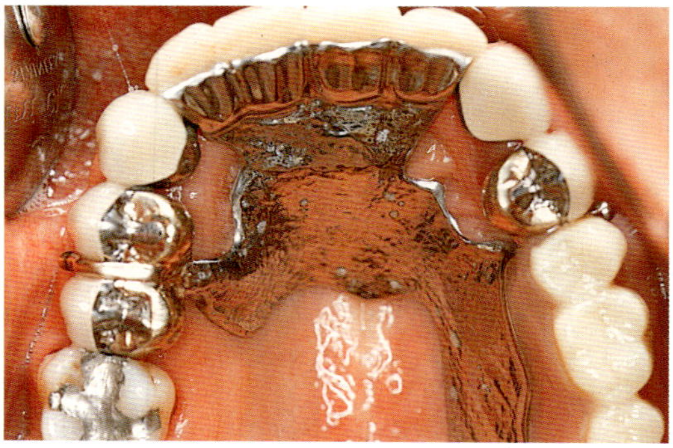

Abb. 10.54

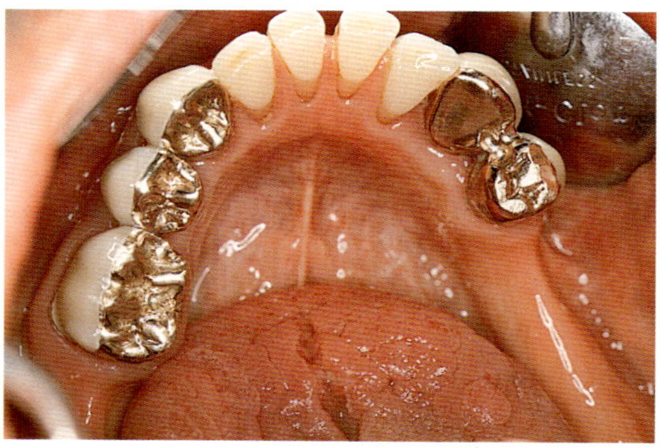

Abb. 10.55

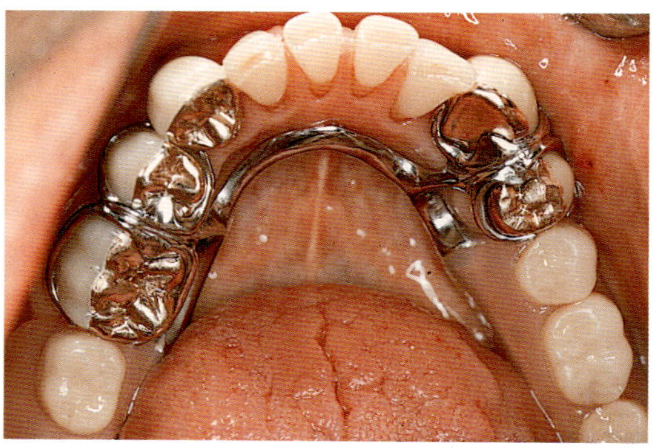

Abb. 10.56

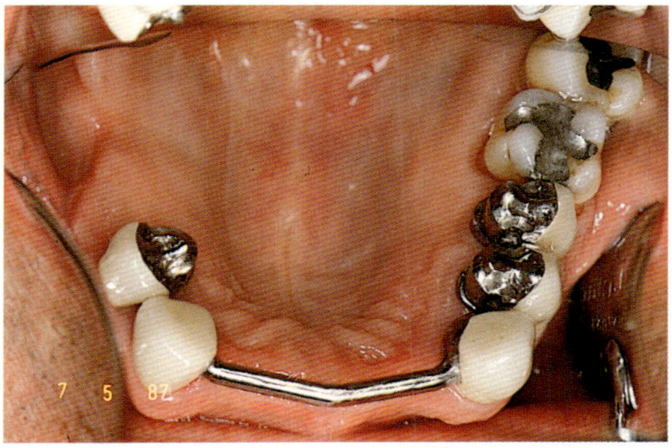

Abb. 10.57 und 10.58 Zustand nach weiteren 2 Jahren, Mundhygiene ist unverändert gut, Patient ist rezidivfrei. Die Abbildungen zeigen den Patienten nach nunmehr 10 Jahren Recall

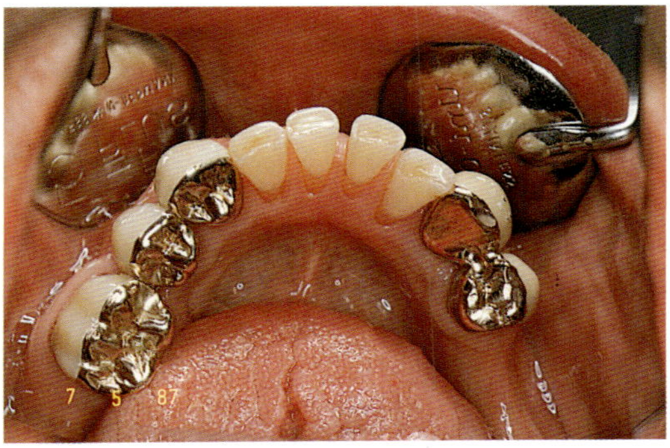

Abb. 10.58

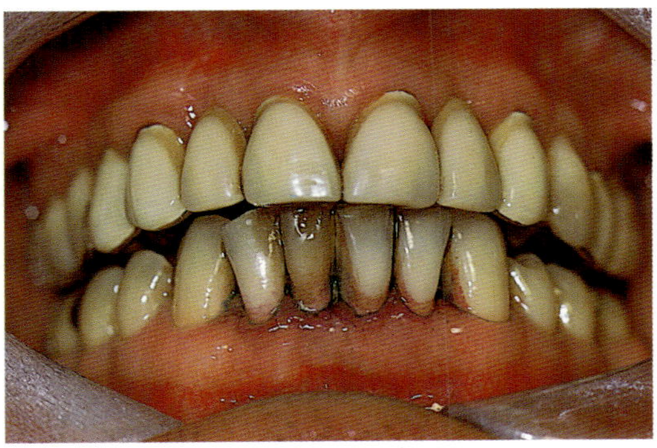

Abb. 10.59 Zustand bei einem Patienten 2 Jahre nach operativer Parodontalbehandlung und prothetischer Versorgung (Nichtanlage 12,22). Die Mundhygiene ist vernachlässigt. Nachbehandlung und intensive Remotivation waren notwendig

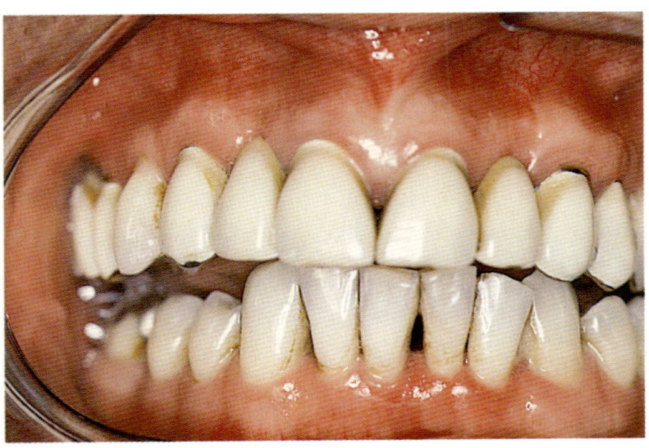

Abb. 10.60 Nach weiteren 3 Jahren hat sich der Hygienezustand deutlich verbessert. Ein Beispiel für die Notwendigkeit eines Recall-Systems und die sich lohnende Remotivation, aber auch für Compliance von seiten des Patienten.

11 Die Behandlung von kombinierten endodontal-parodontalen Erkrankungen

Von W. Geurtsen

11.1 Einleitung

Kombinierte endodontale und parodontale Läsionen treten mit zunehmendem Alter der Patienten häufiger auf. Sie können große therapeutische Probleme aufwerfen. Entscheidend für den Behandlungserfolg ist eine möglichst frühzeitige Diagnose, wobei die Ermittlung der Primärursache der kombinierten Erkrankung eine äußerst wichtige Rolle für die Therapiewahl und die prognostische Einschätzung spielt [12, 17].
Pulpa und Parodontium sind durch mehrere Kanalsysteme eng miteinander verbunden. Im Wurzelspitzenbereich besteht durch das Foramen apicale bzw. das in vielen Fällen vorhandene apikale Delta mit mehreren akzessorischen Foramina eine ausgeprägte Wechselbeziehung zwischen diesen beiden Strukturen (Abb. 11.1 a,b). Im koronaleren Abschnitt (speziell in der Bi- oder Trifurkation von Molaren) verbinden Seitenkanäle, die zum Teil auch Pulpagewebe und Blutgefäße enthalten, das Zahnbett mit dem Zahnmark [6, 8, 10, 16, 18, 22].
Eine weitere Verbindung kann über Dentintubuli bestehen. *Dongari* und *Lambrianidis* [8] beschreiben mehrere Ursachen, die zu einer Exposition von Dentinkanälchen an der Wurzeloberfläche und damit zu einer Kommunikation zwischen Endodontium und Parodontium führen: Häufig fehlt im koronalen Bereich der Wurzeloberfläche eine das Dentin abdeckende Zementschicht. Dies ist besonders dann der Fall, wenn durch eine Wurzelglättung das Zement teilweise oder ganz entfernt wurde. Ferner konnte nachgewiesen werden, daß im zellulären Zement Kanalikuli, Fissuren und Hypokalzifikationen in Dentintubuli übergehen. Aber auch traumatisch bedingte Infraktionen können zu deren Exposition führen. Diskutiert wird zudem eine Verbindung von Pulpa und Parodontalligament über die Sharpey-Fasern. Diese werden im Laufe des Lebens durch die Zementapposition mineralisiert. Allerdings wird hiervon häufig nur der periphere Anteil der Fasern betroffen, während der innere Teil nicht verkalkt. Werden nun diese lediglich teilweise mineralisierten Fasern zerstört, so entsteht dadurch eine poröse Wurzeloberfläche mit zahlreichen Kanälchen, über die dann pathogene Mikroorganismen via Tubuli zur Pulpa penetrieren können.
Die vielfältigen mikroskopischen und makroskopischen Verbindungen sorgen zum einen über die Blutgefäße und durch Diffusion für einen intensiven Austausch von Substanzen, die für den Stoffwechsel wichtig sind bzw. als dessen Produkte entstehen. Andererseits ist es natürlich auch möglich, daß sich über die Kanäle auch Infektionen bzw. Mikroorganismen und deren Toxine ausbreiten können.
Der Bedeutung dieser Problematik entsprechend wurde eine Reihe von Untersuchungen durchgeführt. Unbestritten ist heute, daß eine Infektion der Pulpa auf das apikale und

marginale Parodontium übergreifen kann. Dementsprechend können toxische Verbindungen aus zahnärztlichen Materialien und Therapeutika, die in das Pulpakavum eingebracht wurden, in das Parodontium eindringen. Zu nennen wären hier besonders biologisch inkompatible Substanzen aus Wurzelkanalfüllungsmaterialien und devitalisierenden Medikamenten (Cave: Paraformaldehyd) oder naszierender Sauerstoff, der im Rahmen einer unsachgemäß ausgeführten internen Bleichungstherapie aus H_2O_2 bzw. Natriumperborat freigesetzt wird und dann über Dentintubuli im Zahnhalsbereich in das marginale Parodontium gelangt [5, 12, 14, 22, 24]. Neben den natürlichen Verbindungen kann auch eine iatrogene Kanalperforation (Via falsa) (Abb. 11.2 u. 11.3), der Durchbruch eines internen Granuloms (Abb. 11.4a u. b) oder ein Trauma (Abb. 11.6a-d) zu einer kombinierten Läsion „primär endodontalen" Ursprungs führen [9, 10].

Der umgekehrte Weg, nämlich die Entzündung der Pulpa nach und aufgrund einer primär bestehenden Parodontitis, wird dagegen kontrovers diskutiert, es sei denn, diese hat das Foramen apicale erreicht („Retrograde Pulpitis"). Während *Bender* und *Seltzer* [2] meinen, ein Übergreifen einer Infektion vom Parodontium auf die Pulpa festgestellt zu haben, berichten andere Autoren wie *Czarnecki* und *Schilder* [7,4], daß auch eine schwerwiegende Parodontitis nicht zu einer Erkrankung der Pulpa führt. Eine dritte Gruppe von Forschern vertritt dagegen den Standpunkt, daß die Pulpa auf eine marginale Parodontitis weniger entzündlich reagiert, sondern vielmehr degeneriert (Atrophie, diffuse Verkalkungen, Dentikel, Obliteration des Kanallumens) (Abb. 11.10b) [8, 19].

Eine dritte, allgemein akzeptierte Möglichkeit schließlich, die der Existenz einer kombinierten pulpalen und parodontalen Läsion zugrunde liegen kann, ist die unabhängige und gleichzeite Entwicklung einer marginalen Parodontitis und einer Pulpitis (Abb. 11.11, 11.12) [8, 21, 24].

a

b

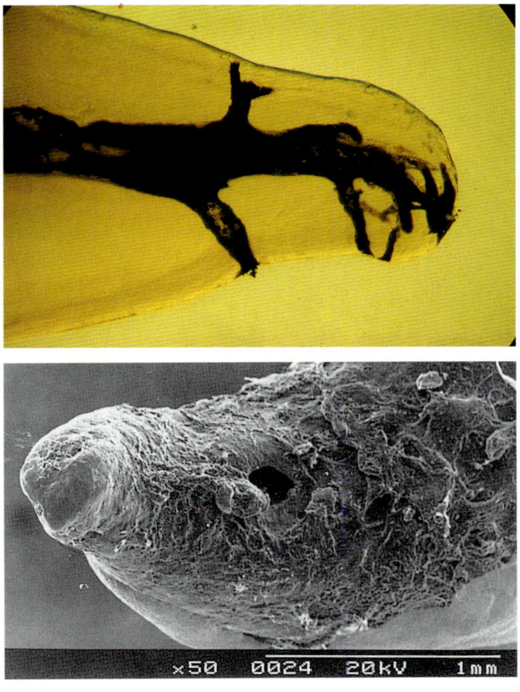

Abb. 11.1 a) Oft bestehen im apikalen Drittel einer Wurzel durch die deltaförmige Aufspaltung des Kanals zahlreiche Verbindungen zwischen Endodontium und Parodontium (Sammlung Dr. *P. Fitzwalter*). b) Mündung eines Seitenkanals im apikalen Drittel einer Wurzel. REM, Originalvergr. 50x, µ-Marker: 1 mm

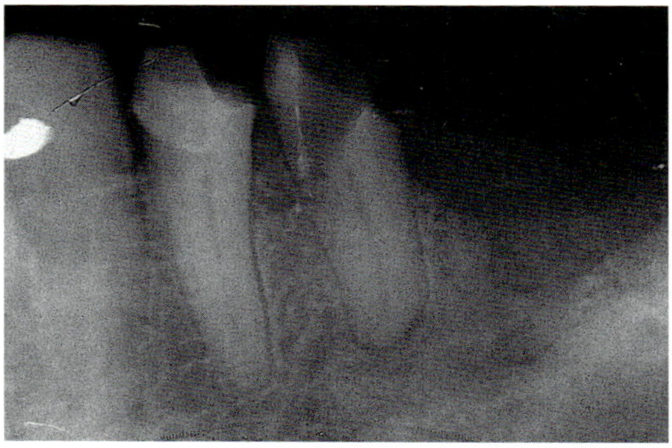

Abb. 11.2 Zahn 45 eines 55jährigen Patienten. Beim Versuch einer Wurzelkanalbehandlung wurde alio loco eine massive Via falsa mit Perforation in das Parodontalligament geschaffen

Abb. 11.3 a) Parodontitis marginalis am avitalen Zahn 25 einer 57jährigen Patientin. b) Durch fehlerhafte Plazierung des im übrigen viel zu kurzen Stiftes wurde die Wurzel perforiert

Abb. 11.4 a) Zahn 43 eines 56jährigen Patienten. Die Sensibilitätsprüfung war negativ, im Sulkus tritt Pus aus. b) Das Röntgenbild zeigt ein internes Granulom mit Perforation der Wurzel und massiver Destruktion des Zahnhalteapparates. Dieser Zahn muß extrahiert werden (kombiniert endodontal-parodontale Läsion pulpalen Ursprungs der Klasse C)

a

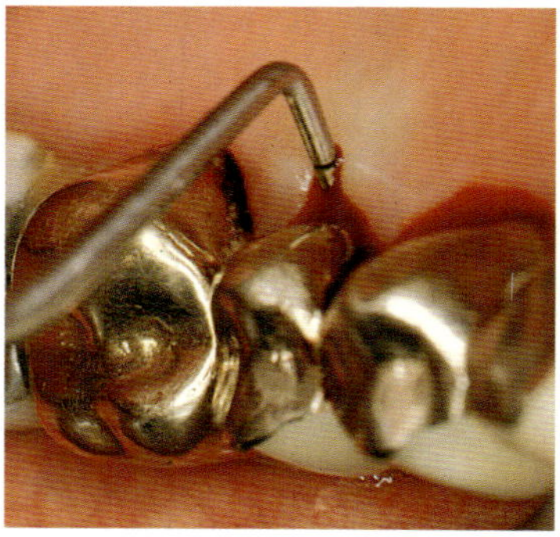

b

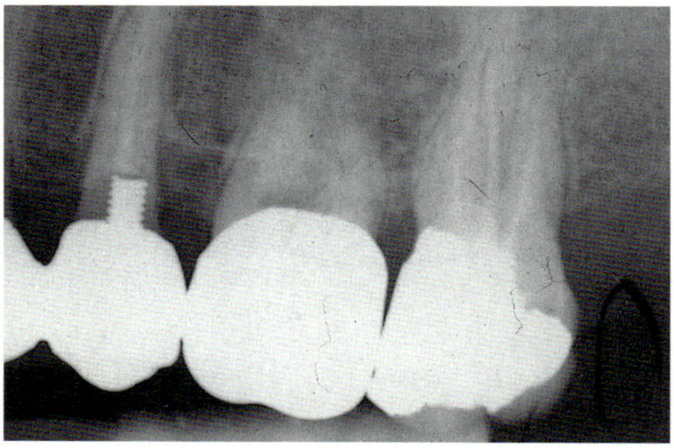

a

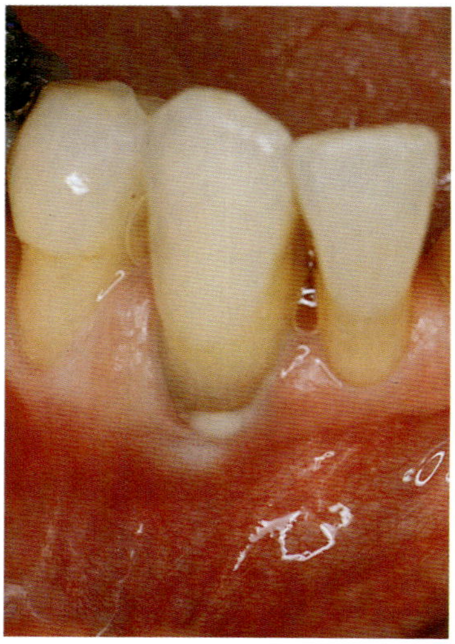

b

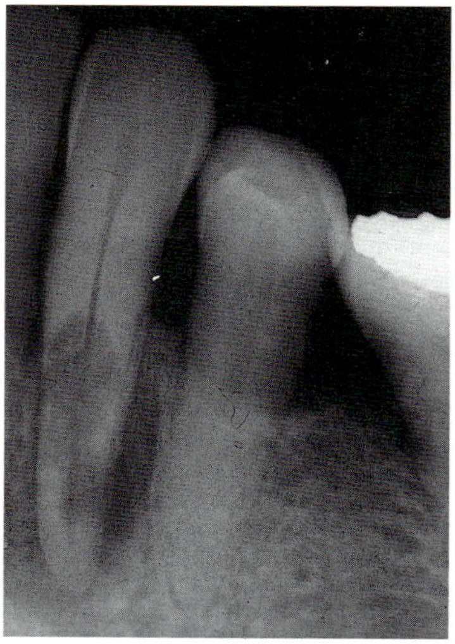

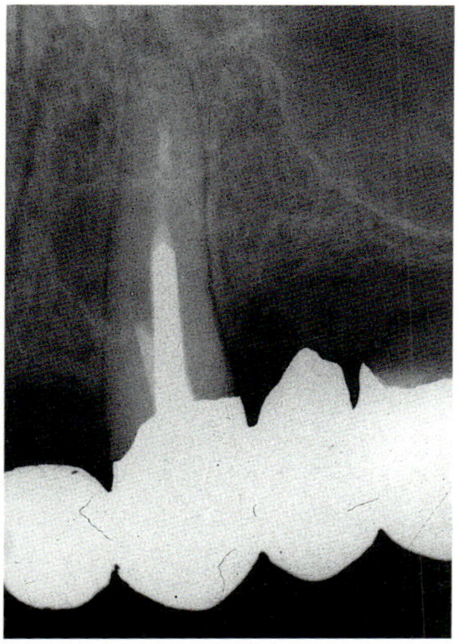

Abb. 11.5 Zahn 23 eines 56jährigen Patienten, vermutlich bedingt durch ein Seitenkanälchen im koronalen Abschnitt des gefüllten Kanals hat sich eine laterale Parodontalläsion gebildet (Sammlung Priv.-Doz. Dr. *Günay*)

Abb. 11.6 a) Endodontal verursachte kombinierte Läsion an Zahn 21 einer 54jährigen Patientin, der Zahn erlitt vor 3 Monaten ein Trauma, Sensibilitätsprüfung negativ. Bukkal in Regio 21/22 ist eine Fistelöffnung zu erkennen (Pfeil), es hat sich ein Parodontalabszeß gebildet. b) Die sondierbare Taschentiefe beträgt 12 mm. c) Die Röntgenaufnahme zeigt einen gravierenden Knochenabbau an 21 distal. d) Zweite diagnostische Röntgenaufnahme mit Stift. Der durch die Fistel eingeschobene Stift endet distal an 21, im Gegensatz zur Aufnahme von Abb. 11.5 c erkennt man nun deutlich einen horizontalen Bruchspalt an 21

a

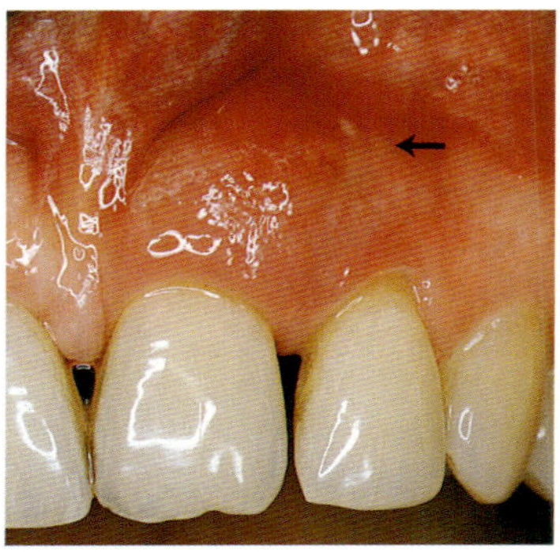

b

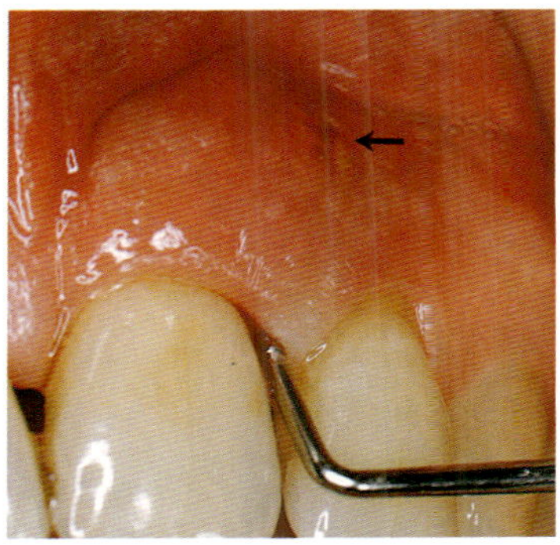

c

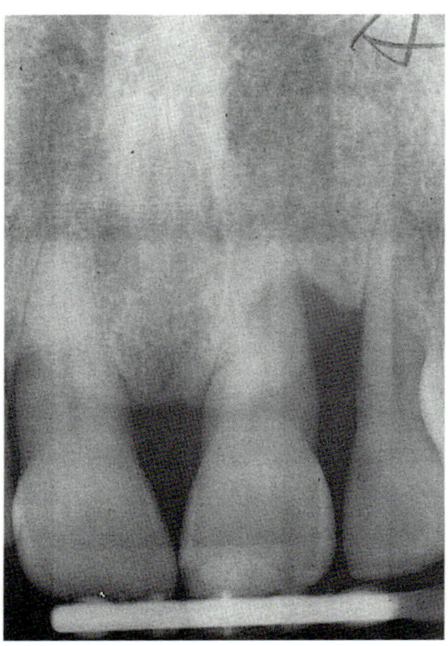

d

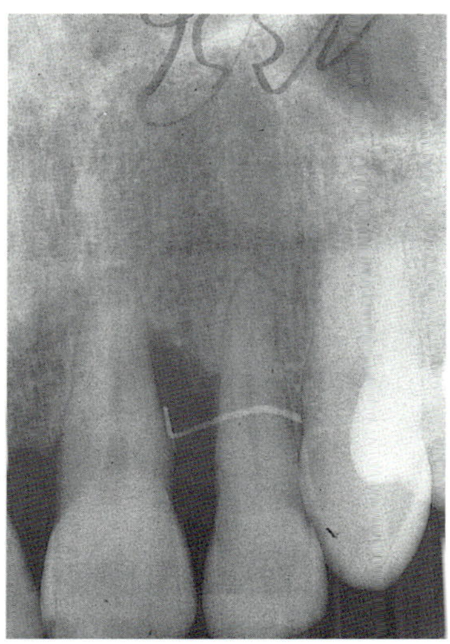

11.2 Klassifikation

Basierend auf der Ätiologie wurden von verschiedenen Autoren Klassifikationen vorgeschlagen. *Mutschelknauss* [20] bzw. *Guldener* [15] schlugen folgende Einteilung vor:

Klasse I:
Primär endodontale Erkrankung mit sekundärer parodontaler Läsion

Klasse II:
Primär parodontale Erkrankung mit nachfolgender pulpaler Beteiligung

Klasse III:
Kombinierte Läsion aufgrund einer unabhängig voneinander entstandenen Pulpitis und marginalen Parodontitis.

Ein besonderes Problem der kombinierten Läsionen ist die oft schwierige Bestimmung der Primärursache. Häufig ist dies sogar unmöglich, so daß eine Zuordnung zu obiger Klassifikation und der sich daraus ableitenden Therapie nicht möglich ist.
Aufgrund dieser Diskrepanz empfiehlt sich deshalb unserer Meinung nach bei gleichzeitiger Pulpa-Avitalität und marginaler Parodontopathie folgende therapiebezogene Klassifikation [12]:

Klasse A:
Kombinierte Läsionen, die nur eine Wurzelkanalbehandlung erfordern und somit prognostisch relativ günstig beurteilt werden können (marktoter Zahn, mäßig ausgeprägte Parodontitis marginalis, in der Regel primär endodontalen Ursprungs) (Abb. 11.7 u. 11.8)

Klasse B:
Kombinierte Erkrankungen, die eine endodontische und parodontale Therapie erfordern. Diese sind prognostisch ungünstiger zu bewerten als Klasse-A-Läsionen (avitale Pulpa, fortgeschrittene Parodontitis marginalis, primär endodontal oder parodontal bedingt) (Abb. 11.9, 11.10)

Klasse C:
Kombinierte Defekte mit sehr ungünstiger Prognose (Zahn marktot, Parodontitis marginalis profunda mit sehr weit fortgeschrittenem Knochenabbau oder ungünstigen anatomischen Voraussetzungen, primär endodontalen und/oder parodontalen Ursprungs) (Abb. 11.11, 11.12)

a

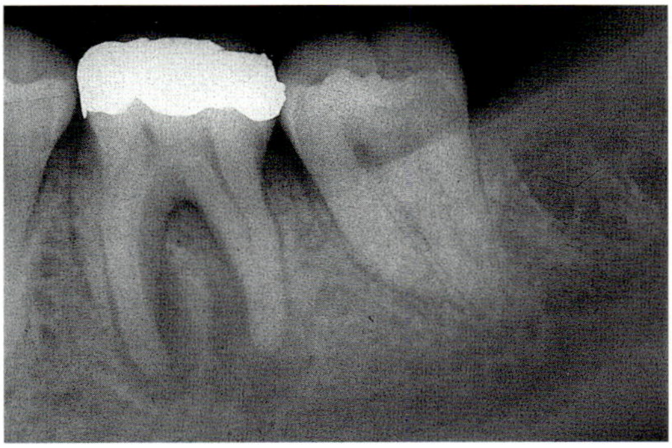

b

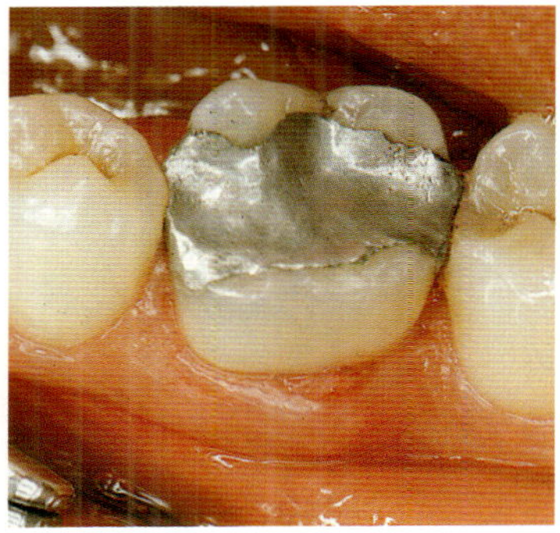

c

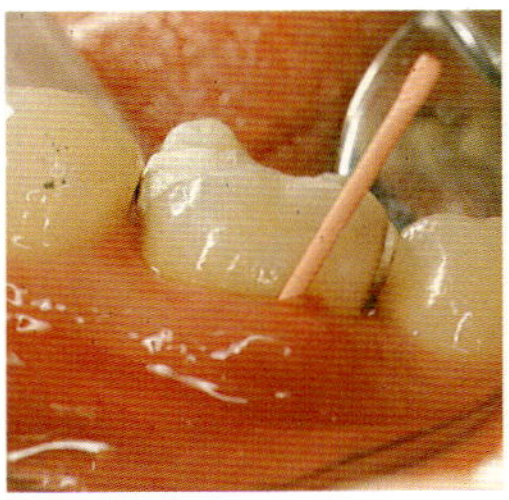

d

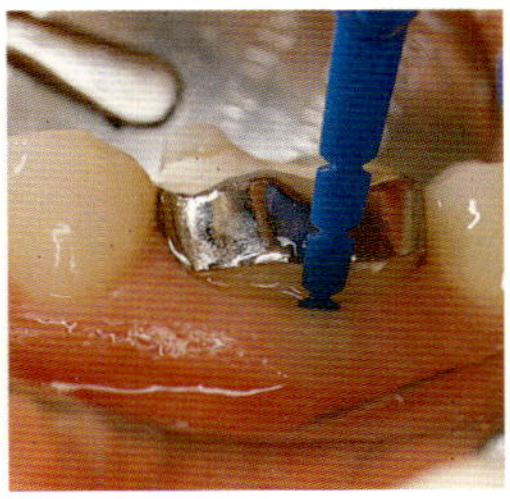

e

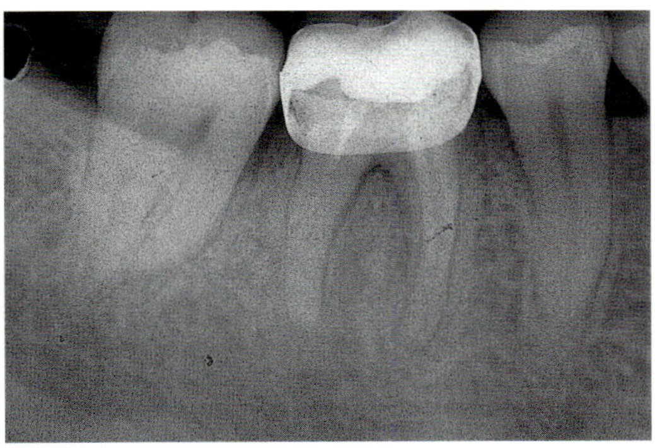

f

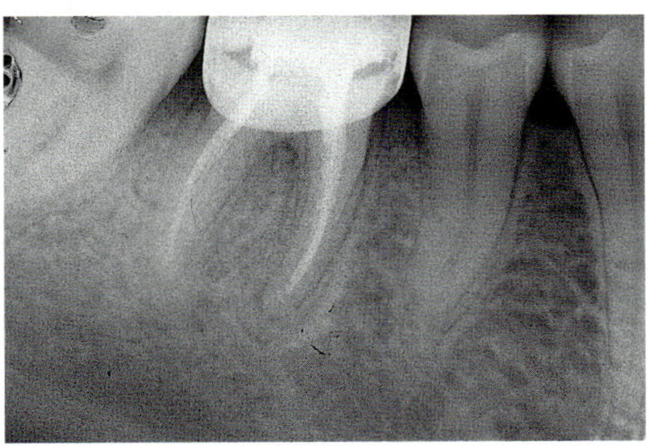

Abb. 11.7 a, b) Kombinierte primär endodontale Läsion am avitalen Zahn 46 einer 49jährigen Patientin; möglicherweise führte eine Kroneninfraktion aufgrund der sehr breiten MOD-Amalgamfüllung zur Devitalisierung des Zahns. Röntgenologisch erkennt man einen ausgeprägten Knochenabbau zwischen beiden Wurzeln, während das Niveau des Limbus alveolaris mesial und distal normal ist. c) Der Guttaperchastift ist bukkal 15 mm tief in die Fistel eingeschoben; mesial, distal und lingual beträgt die sondierbare Taschentiefe maximal 2,5 mm. Dies ist typisch für eine primär endodontale Läsion. Ein solcher Defekt ist der Klasse A zuzuordnen, so daß zunächst nur endodontisch behandelt wird. Nach der gründlichen chemischen und mechanischen Reinigung und Aufbereitung wird der Kanal provisorisch mit einem weichbleibenden Kalziumhydroxid-Präparat (z. B. Calxyl®) gefüllt. Eine Überfüllung der Kanäle ist nicht erforderlich! d) 4 Wochen nach Beginn der Wurzelkanalbehandlung ist die Fistel verschwunden, die sondierbare Taschentiefe beträgt nunmehr auch bukkal 2,5 mm. Um den Zahn zu stabilisieren und damit eine vollständige Fraktur der Krone zu verhindern, wurde ein kieferorthopädisches Stahlband befestigt. e) 12 Monate nach Beginn der Therapie hat sich der Knochen intrafurkal fast vollständig regeneriert. f) Nach 13 Monaten ist die Heilung abgeschlossen, die Kanäle können definitiv gefüllt werden

a b c d

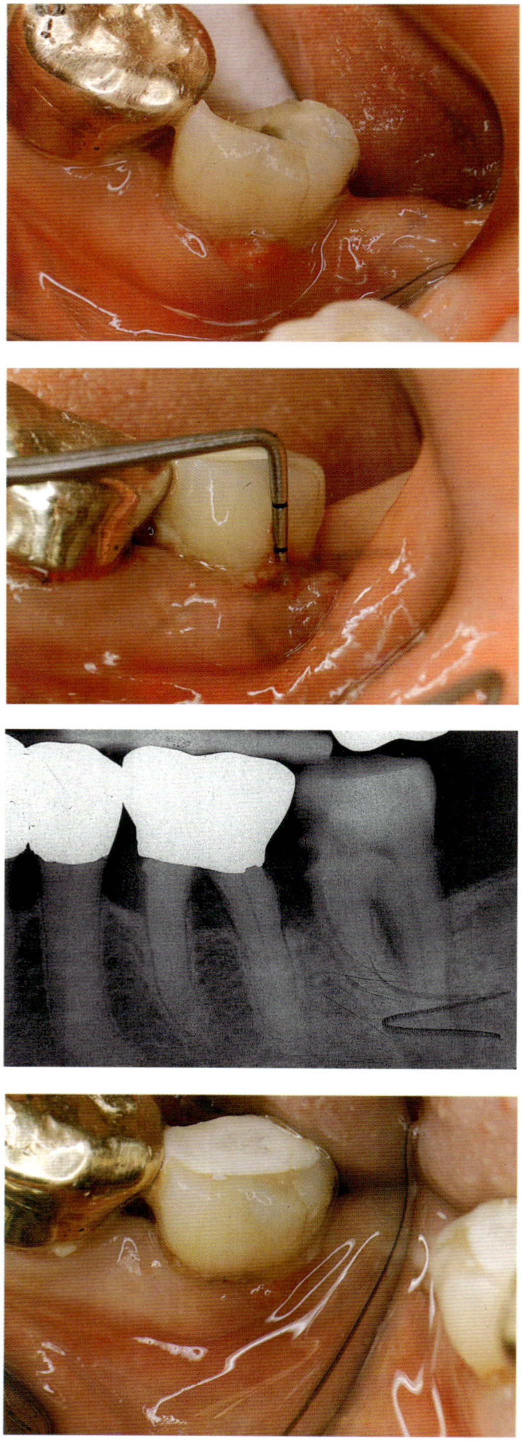

Abb. 11.8 a) Avitaler Zahn 47 einer 65jährigen Patientin, im Sulkus mündet bukkal eine Fistel. Der Zahn wurde durch die ausgedehnte mesial-okklusale Karies devitalisiert. b) Die sondierbare Taschentiefe beträgt etwa 8 mm. c) Röntgen- und Parodontalstatus zeigen eine generalisierte Parodontitis marginalis profunda. In diesem Fall läßt sich nicht definitiv feststellen, ob die kombinierte Läsion primär endodontal bedingt ist oder ob es sich hier um eine „echte" kombinierte Erkrankung handelt. d) Zustand 4 Wochen nach Beginn der endodontischen Therapie und temporärer Füllung der Kanäle mit Kalziumhydroxid. Die Fistel ist verschwunden, die sondierbare Taschentiefe beträgt nurmehr 3 mm.

e

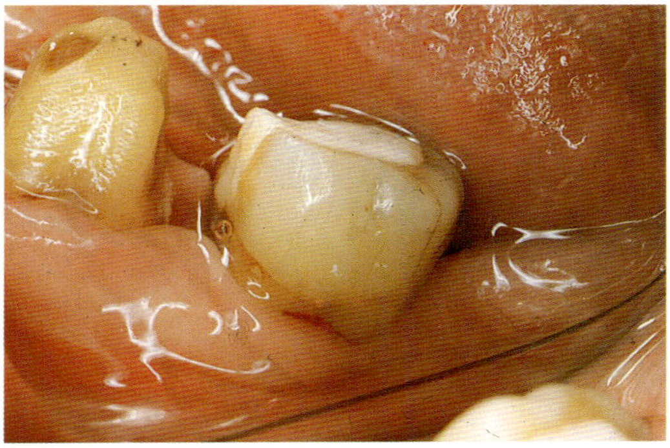

f

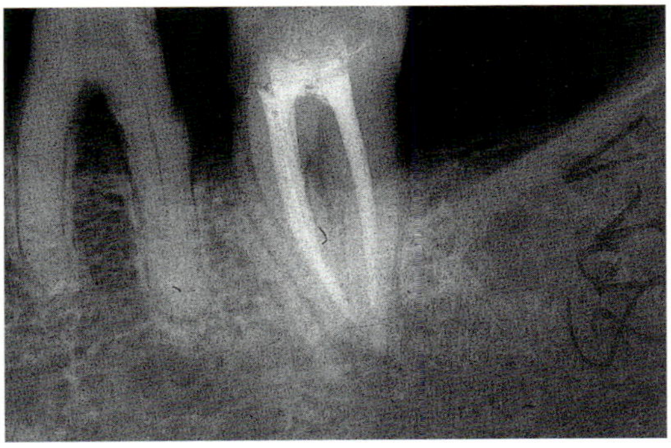

Abb. 11.8 e) Nach 3 Monaten läßt sich noch eine 2,5 mm tiefe Tasche sondieren, der Zahn war während des gesamten Zeitraums schmerzfrei. f) Definitive Wurzelkanalfüllung 3 Monate nach Beginn der Behandlung

a

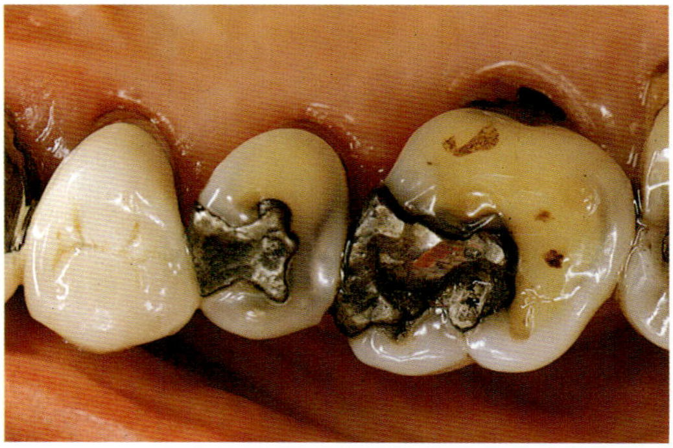

b

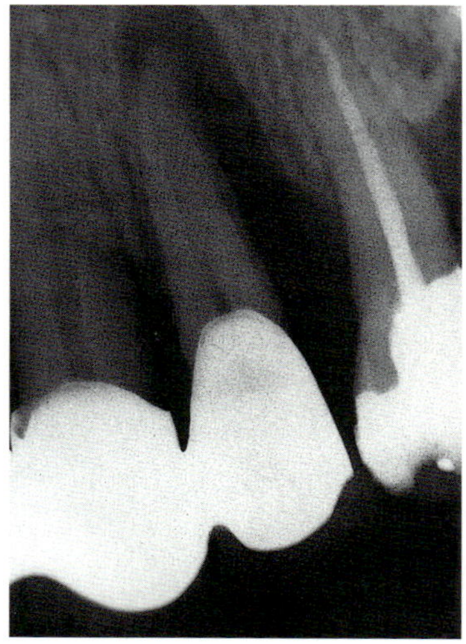

c

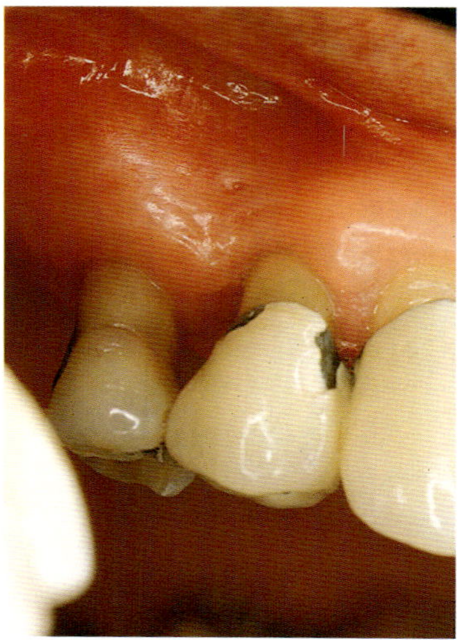

Abb. 11.9 a) Zahn 24 bis 26 einer 46jährigen Patientin, Zahn 24 ist avital. Die Patientin leidet an einer massiven Parodontitis marginalis profunda. Die Taschentiefe an Zahn 24 beträgt distal 10 mm, an Zahn 25 bis zu 8 mm. b) Der Aspekt von 24 deutet auf eine retrograde Pulpitis aufgrund der tiefen Tasche distal und der generalisierten Parodontitis marginalis hin. Dies wäre somit eine kombinierte Läsion, die primär parodontal bedingt ist. Die Prognose dieser Klasse-C-Läsion ist sehr fraglich. c) Zustand 15 Monate nach Beginn der Behandlung. Die Zähne 26,27 wurden extrahiert. An Zahn 24 wurde eine Wurzelkanalbehandlung sowie eine offene Wurzelglättung vorgenommen

a

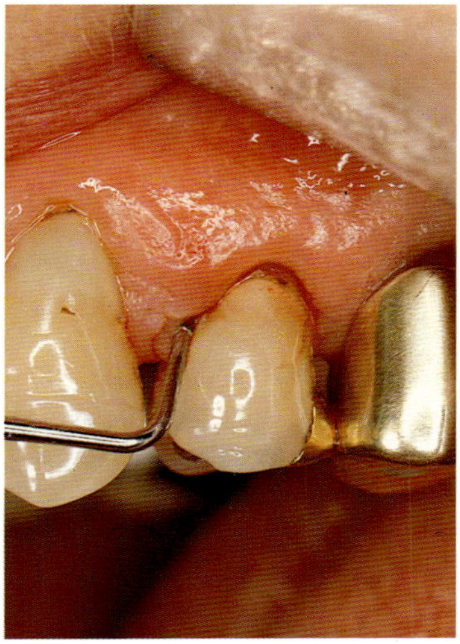

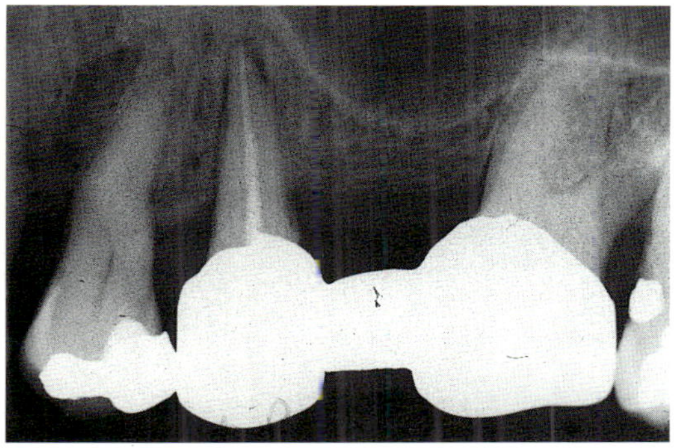

b

Abb. 11.10 a) An der mesialen Seite des Zahns 24 dieser 65jährigen Patientin mit einer Parodontitis marginalis beträgt die sondierbare Taschentiefe 12 mm. Der Zahn reagiert auf Kälte negativ, die elektrische Sensibilitätsprüfung deutet dann jedoch auf ein vitales Zahnmark hin. b) Röntgenologisch erkennt man eine tiefe mesiale Knochentasche bis zum Apex, die jedoch nicht zur Devitalisierung der Pulpa geführt hat. Die Kanäle des Zahns sind weitgehend kalzifiziert, möglicherweise als Ausdruck einer durch die Parodontitis marginalis profunda induzierten Degeneration des Zahnmarks.

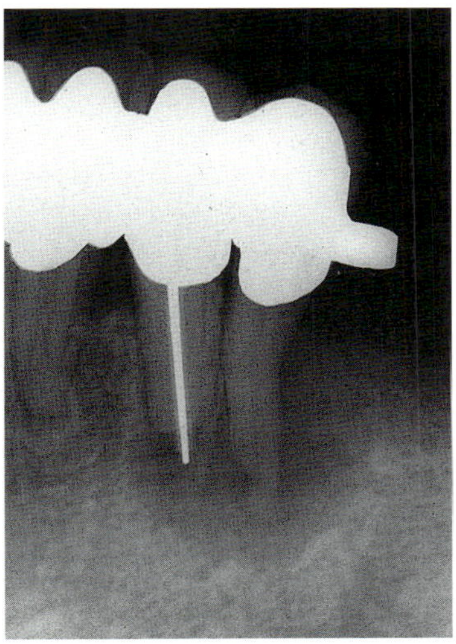

Abb. 11.11 Echte kombinierte Läsionen bei einem 58jährigen Patienten an 33 und 32. Beide Zähne müssen extrahiert werden

a

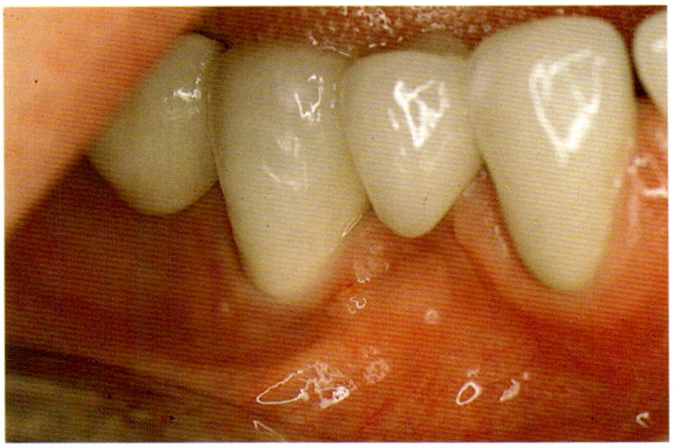

b

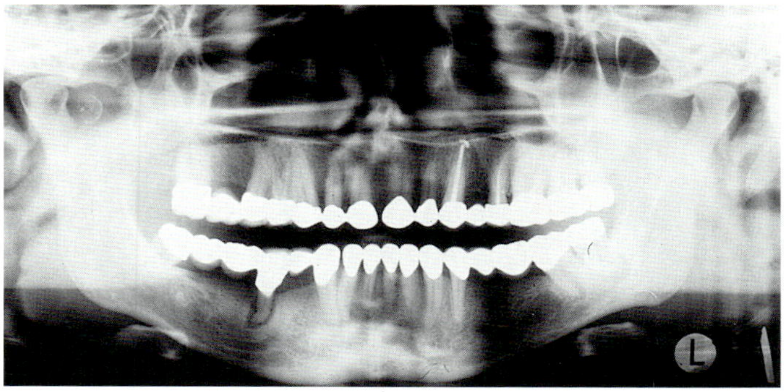

c

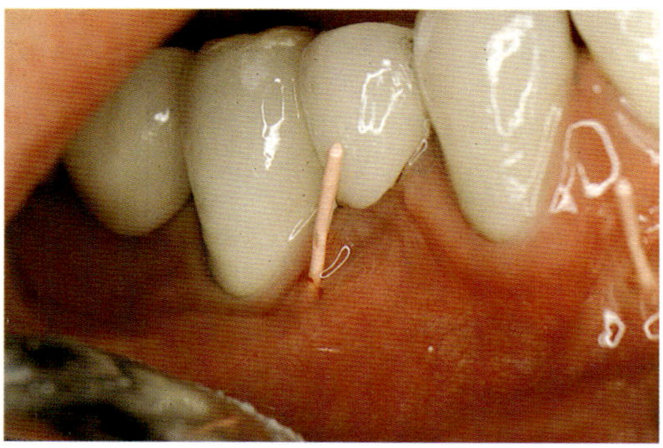

d

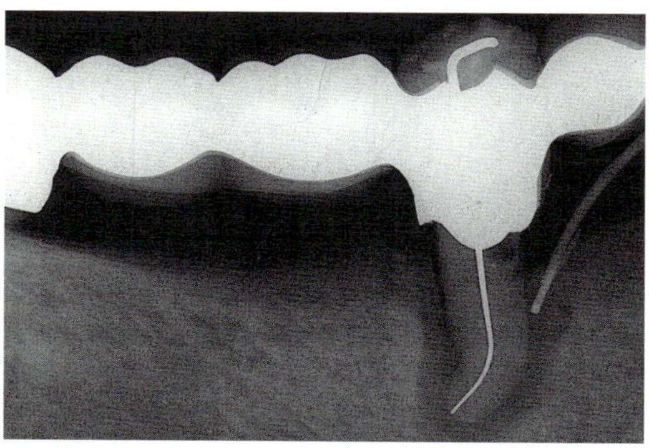

Abb. 11.12 a) An der mesio-bukkalen Seite des überkronten, marktoten Zahns 45 der 47jährigen Patientin erkennt man eine Fistelöffnung. b) Das OPG zeigt die ausgeprägte kombinierte Läsion, der Unterkiefer ist durch eine 16gliedrige Brücke versorgt. Zahn 45 ist ein sehr wichtiger Pfeiler der Konstruktion im rechten UK-Bereich. c) In den Wurzelkanal und in die Fistel wurde ein Stift eingeschoben. d) Das Röntgenbild zeigt deutlich, daß die Fistel von der Parodontaltasche ausgeht. Es handelt sich hier um eine echte kombinierte Läsion der Klasse C

11.3 Diagnose und Therapie

Während die kombinierte endodontal/periapikale Erkrankung eindeutig von einer Infektion und nachfolgenden Nekrose der Pulpa ausgeht, ist die Primärursache bei gemeinsamen Läsionen des Zahnmarks und des marginalen Zahnhalteapparates oft schwierig zu ermitteln.
Vermutet man an einem Zahn eine kombinierte endodontal-parodontale Problematik, ist eine genaue Überprüfung der Pulpa und des Parodontiums erforderlich. Dies beinhaltet eine sorgfältige Sensibilitätsprüfung, möglichst thermisch und elektrisch, um so die Gefahr eines falsch positiven oder negativen Ergebnisses zu minimieren. Unbedingt notwendig ist ferner ein vollständiger Parodontalbefund des gesamten Gebisses [12, 17, 21, 24].
Wertvolle Informationen im Hinblick auf die Differentialdiagnose liefert ein diagnostisches Röntgenbild mit einem Guttaperchastift (Größe ISO 25), der in die Parodontaltasche oder eine eventuell vorhandene Fistel (Sinus Trakt) eingeschoben wird (Abb. 11.12c u. d) [11].
Der Guttaperchastift hat gegenüber einem Silberstift zwei gravierende Vorteile: Aufgrund seiner Flexibilität läßt er sich auch in einen gewundenen Fistelgang einführen und bis zu dessen Ausgangspunkt vorschieben. Wird der Guttaperchastift während der Röntgenaufnahme verschluckt, besteht im Gegensatz zum Silberstift nicht die Gefahr von Verletzungen im Magen-Darm-Trakt.

11.3.1 Die primär endodontale Erkrankung

Einer primär pulpalen Läsion liegt immer ein avitaler Zahn zugrunde. Klinisch findet man sehr häufig eine Fistel, deren Öffnung nicht selten im Sulkus liegt (Abb. 11.7a u. 11.8a). Zur Verifizierung der Diagnose empfiehlt sich eine Röntgenaufnahme mit einem in den Fistelgang eingeschobenen Guttaperchastift, der im Fall einer primär endodontischen Problematik am Apex (Hauptforamen) oder an einem akzessorischen Foramen (Seitenkanal) endet (Abb. 11.7c u. 11.12d). Nur gelegentlich stellt sich ein entlang der Wurzel in vertikaler Richtung bis zum Sulkus verlaufender Fistelgang als linienförmige Aufhellung im Röntgenbild dar [11, 12].
Typisch für die kombinierte Läsion endodontalen Ursprungs an einem Molaren ist eine intrafurkale Aufhellung bei intaktem Limbus alveolaris mesial und distal des Zahns. Die Infektion des Zahnmarks hat sich in diesen Fällen über die oft in der Bi- oder Trifurkation bestehenden Pulpa-Desmodont-Kanäle (59% der Molaren) [8] auf das Parodontium ausgedehnt und dort die Sekundärläsion induziert (Abb. 11.7b u. 11.8c).
Die Behandlung einer primär endodontal verursachten kombinierten Läsion beschränkt sich bei nur mäßigem Parodontalbefall (Klasse A unserer Einteilung) auf eine Wurzelkanalbehandlung [9, 12, 14, 17]. Wichtig dabei ist in allererster Linie die gründliche chemische Reinigung (vorzugsweise mit 2%igem NaOCl) und mechanische Aufbereitung des Pulpakavums bis zum physiologischen Foramen [9]. Zunächst werden die gereinigten Kanäle nur provisorisch mit einem weichbleibenden Kalziumhydroxidpräparat gefüllt. Das Pulpakavum wird erst nach der vollständigen Regeneration der Parodontaltasche (Weichgewebs- und Knochentasche) definitiv gefüllt (Abb. 11.7e, f u. 8f).

Insgesamt ist die Prognose für die Erhaltung eines Zahns mit einer Klasse A-Komplikation relativ günstig (Abb. 11.7a–f u. 11.8a–f). Sollte die Tasche bzw. Fistel trotz der gründlichen Kanalreinigung nicht innerhalb weniger Monate heilen , ist eine zusätzliche Parodontalbehandlung erforderlich. Möglicherweise verhindern dann natürliche, eine Parodontalerkrankung prädisponierende Lokalfaktoren (z. B. Schmelzperle, -projektion) eine Regeneration des Zahnhalteapparates. Eine solche Läsion wäre der Klasse B zuzuordnen, deren Prognose deutlich ungünstiger ist.

11.3.2 Die primär parodontale Läsion

Auch bei der primär parodontal verursachten kombinierten Läsion wird zunächst eine Wurzelkanalbehandlung mit gründlicher chemisch-mechanischer Reinigung und provisorischer Kanalfüllung wie oben beschrieben vorgenommen. Die Abgrenzung von der primär endodontal bedingten Erkrankung erfolgt in der Regel durch den Paradontalbefund des gesamten Gebisses. Diagnostiziert man eine generalisierte Parodontitis marginalis, spricht dies sehr für eine primär parodontale Läsion (Abb. 11.9a, b u. 11.10a, b) (Klasse B). Im Anschluß an die zunächst erfolgte endodontische Behandlung ist natürlich immer eine Parodontaltherapie erforderlich, die aufgrund der tiefen Tasche in der Regel eine Lappenoperation in Verbindung mit einer Wurzelglättung umfaßt. Auch hier erfolgt die endgültige Wurzelkanalfüllung erst nach zufriedenstellender Heilung des Parodontiums. Als Klasse-B-Läsion ist die primär parodontale Erkrankung prognostisch ungünstig einzustufen.

11.3.2 Die „echte“ kombinierte Läsion

In recht seltenen Fällen führen eine gleichzeitig entstandene endodontale und parodontale Erkrankung zu einer „echten“ kombinierten Läsion. Differentialdiagnostisch läßt sich diese kaum von einer primär endodontalen oder parodontalen Läsion abgrenzen, wenn es bei diesen bereits zu einem weit fortgeschrittenen Knochenabbau gekommen ist. Diese zur Klasse C gehörenden Läsionen sind prognostisch äußerst ungünstig zu bewerten (Abb. 11.11). Ein Therapieversuch ist nur dann sinnvoll, wenn der betroffene Zahn strategisch besonders wichtig ist und auch ein nur mittelfristiger Erhalt vorteilhaft ist (Abb. 11.12a–d). In solchen Fällen wird stets endodontisch und parodontal therapiert. Besonders gefährdet für eine echte kombinierte Läsion sind Zähne mit natürlichen prädisponierenden Lokalfaktoren wie die bereits erwähnten Schmelzperlen oder -projektionen sowie vor allem auch Oberkieferschneidezähne mit einer sog. palatinal-gingivalen Furche [12, 13, 17, 21, 23, 24].

11.4 Zusammenfassung

Kombiniert endodontal-parodontale Komplikationen entwickeln sich aus der Primärerkrankung erst relativ spät. Das bedeutet, daß das Endodontium oder das Parodontium trotz vielfältiger Verbindungen nicht zwangsläufig von einer Läsion des anderen Gewebes befallen werden (Abb. 11.10a u. b). Demnach sind diese beiden Strukturen zu ausgeprägten Abwehrleistungen fähig.
Prognostisch am günstigsten zu bewerten sind primär endodontale Erkrankungen der Klasse A, die sich in vielen Fällen rein endodontisch therapieren lassen. Klasse-B-Läsionen erfordern dagegen immer eine kombinierte Therapie. In der Regel entscheidet dabei der Verlauf der Parodontalbehandlung über den Erfolg der Therapie und damit den Erhalt des Zahnes. Aufgrund der ausgeprägteren Schädigung des Zahnhalteapparates weist die Behandlung einer solchen Läsion eine deutlich geringere Erfolgsrate auf. Klasse-C-Erkrankungen führen fast immer zum Verlust des Zahnes. Unter Umständen kann man versuchen, strategisch wichtige Zähne durch eine Kombination aus Wurzelkanalbehandlung und Parodontaltherapie zumindest mittelfristig zu erhalten oder durch eine Resektion (Wurzelamputation, Hemi- bzw. Trisektion) einen Teil des Zahnes zu retten.

Literatur

1 Einleitung

[1] Institut der Deutschen Zahnärzte (IDZ) (Hrsg.): Dringliche Mundgesundheitsprobleme der Bevölkerung im vereinten Deutschland. Köln 1991

[2] World Health Organization (WHO): Global Oral Health Data Bank, Genf 1990

2 Die Mundhygiene beim älteren Patienten

Literatur siehe
10 Die Parodontalbehandlung beim älteren Patienten, S. 220f.

3 Regressive und altersbedingte Veränderungen der Zähne

[1] *Azaz, B., Michaeli, Y., Nitzan, D.*: Aging of tissues of the roots of nonfunctional human teeth (impacted canines). Oral Surg 43, 572 (1977)

[2] *Bennet, G., Kelin, E. E., Biddington, W. R.*: Age changes of the vascular pattern of the human dental pulp. Archs Oral Biol 10, 995 (1965)

[3] *Bernick, S.*: Age changes in the blood supply to human teeth. J Dent Res 46, 544 (1967)

[4] *Bernick, S.*: Effect of aging on the nerve supply to human teeth. J Dent Res 46, 694 (1967)

[5] *Bernick, S., Nedelman, C.*: Effect of aging on the human pulp. J Endodont 3, 88 (1975)

[6] *Bhussry, B. R.*: Modification in the dental pulp organ during development and aging. In: *Finn, S. B.* (Hrsg.): Biology of the dental pulp organ. University of Alabama Press 1986, S. 146

[7] *Donath, K., Breuner, G.*: A method for the study of undecalcified bones and teeth with attached tissues. The Säge-Schliff (sawing and grinding)-technique. J Oral Pathol 11, 318 (1982)

[8] *Fisher, F. M., El-Kafrawy, A., Mitchell, D. F.*: Studies of tertiary dentin in monkey teeth using vital dyes. J Dent Res 49, 1537 (1970)

[9] *Fröhlich, E.*: Altersveränderungen der Pulpa und des Parodontiums. Dtsch Zahnärztl Z 25, 175 (1970)

[10] *Fronstad, L.*: Optical and microradiographic appearance of intact and worn human coronal dentine. Arch Oral Biol 17, 847 (1972)

[11] *Geurtsen, W.*: Klinik der Kompositfüllung. Hanser, München 1988

[12] *Geurtsen, W.*: Kalziumhydroxid-Präparate und ihre Anwendung in der konservierenden Zahnmedizin. In: *Ketterl, W.* (Hrsg.): Dtsch Zahnärztekalender 1989. Hanser, München 1989, S. 15

[13] *Geurtsen, W.*: Morphologische Gesichtspunkte im Rahmen der Endodontie. In: *Ketterl, W.* (Hrsg.): Dtsch Zahnärztekalender 1990. Hanser, München 1990, S. 51

[14] *Han, S. S.*: The fine structure of cells and intercellular substances of the dental pulp. In: *Finn, S. B.* (Hrsg.): Biology of the dental pulp organ. University of Alabama Press 1986, S. 103

[15] *Hörstedt, P., Söndergaard, B., Thylstrup, A., El Attar, K., Fejerskov, O.*: A retrospective study of direct pulp capping with calcium hydroxide compound. Endod Dent Traumatol 1, 29 (1985)

[16] *Kindlova, M., Matena, V.*: Blood circulation in the rodent teeth of the rat. Acta Anat 37, 163 (1959)

[17] *Kreter, F., Reineck, K.*: Zur Sekundärdentin- und Dentikelbildung verlagerter Zähne. Dtsch Zahnärztl Z 36, 367 (1981)

[18] *Lappalainen, R., Knuuttila, M., Salninen, R.*: The concentrations of Zn and Mg in human enamel and dentine related to age and their concentrations in the soil. Archs Oral Biol 26, 1 (1981)

[19] *Morse, D. R.*: Age-related changes of the dental pulp complex and their relationship to systemic aging. Oral Surg 72, 721 (1991)

[20] *Morse, D. R., Esposito, J. V., Schoor, R. S., Williams, F. L., Furst, M. L.*: A review of aging of dental components and a retrospective radiographic study of aging of the dental pulp and dentin in normal teeth. Quintess Int 22, 711 (1991)

[21] *Philippas, G. G.*: Influence of occlusal wear and age on formation of dentin and size of pulp chamber. J Dent Res 40, 1186 (1961)

[22] *Philippas, G. G., Applebaum, E.*: Age factor in secondary dentin formation. J Dent Res 45, 778 (1966)

[23] *Philippas, G. G., Applebaum, E.*: Age changes in the permanent upper lateral incisor. J Dent Res 46, 1002 (1967)

[24] *Philippas, G. G., Applebaum, E.*: Age changes in the permanent canine teeth. J Dent Res 47, 411 (1968)

[25] *Saunders, R. L.*: Vascular supply of the dental tissues, including lymphatics. In: *Miles, A. E. W.* (Hrsg.): Structural and chemical organization of teeth. Vol. 1. Academic Press, New York 1967, S. 235

[26] *Sayegh, F. S., Reed, A. J.*: Calcification in the dental pulp. Oral Surg 25, 873 (1968)

[27] *Schroeder, H. E.*: Pathobiologie oraler Strukturen. 2. Aufl. Karger, Basel 1991

[28] *Seltzer, S., Bender, I. B.*: The Dental Pulp, 3. Aufl. Lippincott, Philadelphia 1985

[29] *Shafer, W. G., Hine, M. K., Levy, B. M.*: A Textbook of Oral Pathology. Saunders, Philadelphia 1983

[30] *Soeno, K.*: A roentgenological study of morphologic change of pulp cavity with aging of human lower first molar. Shigaku 64, 1389 (1977)

[31] *Stein, T. J., Corcoran, J. F.*: Anatomy of the root apex and its histologic changes with age. Oral Surg 69, 238 (1990)

[32] *Yesiloy, C., Feigal, R. J.*: Effects of endodontic materials on cell viability across standard pore size. J Endod 11, 401 (1985)

[33] *Zander, H. A., Hürzeler, B.*: Continuous cementum apposition. J Dent Res 37, 1035 (1958)

[34] *Zerlotti, E.*: Histochemical study of the connective tissue of the dental pulp. Archs Oral Biol 9, 149 (1964)

Weiterführende Literatur

Bhaskar, S. N. (Hrsg.): Orbans Oral Histology and Embryology. Mosby, St. Louis 1986

Cawsen, R. A., Eveson, J. W.: Oral Pathology and Diagnosis. Gower Medical Publishing, London 1987

Schroeder, H. E.: Pathobiologie oraler Strukturen. 2. Aufl. Karger, Basel 1991

Seltzer, S., Bender, I. B.: The Dental Pulp. 3. Aufl. Lippincott, Philadelphia 1985

Shafer, W. G., Hine, M. K., Levy, B. M.: A Textbook of Oral Pathology. Saunders, Philadelphia 1983

4 DAS PROBLEM DER KORONALEN EROSION UND ABRASION

[1] *Barbakow, F., Imfeld, T., Lutz, f., Stookey, G.*: Dentin abrasion (RDA), enamel abrasion (REA) and polishing of dentrifices sold in Switzerland. Schweiz Mschr Zahnmed 99, 408 (1989)

[2] *Berger, F.*: Zahnabrasion – eine berufsbedingte Schädigung? Med Diss, Marburg 1985

[3] *British Dental Association (Boyes, J., Hartles, R. L., Slack, G. L., Stones, H. H., Steel, J.)*: Memorandum on the Erosion of Teeth. Br Dent J 106, 239 (1959)

[4] *Burkhart, K.*: Die Abrasionen des menschlichen Gebisses im Spiegel der Weltliteratur. Med Diss, Tübingen 1957

[5] *Carlson, G. E., Johansson, A., Lundquist, S.*: Occlusal wear. A follow up study of 18 subjects with extremely worn dentitions. Acta Odont Scand 43, 83 (1985)

[6] *Chapman, R. J., Nathanson, D.*: Excessive wear of natural tooth structure by opposing composite restaurations. J Am Dent Ass 106, 51 (1983)

[7] *Craig, R. G., Powers, J. M.*: Wear of dental tissues and materials. Int Dent J 26, 121 (1976)

[8] *Dahl, B. L., Floystrand, F., Karlson, K.*: Pathologic attrition and maximal bite force. J Oral Rehabil 12, 337 (1985)

[9] *Dahl, B. L., Krogstad, B. S., Ogaard, B., Eckersberg, T.*: Differences in functional variables, fillings, and tooth wear in two groups of 19-year-old individuals. Acta Odont Scand 47, 35 (1989)

[10] *Demner, G. H., Moldovanov, A.*: Außerordentliche pathologische Abnützung der Zähne bei Arbeitern in Kohleschächten. Stomatol (Mosk) 59, 53 (1980)

[11] *Eccles, J. D.*: Dental erosion of non industrial origin. A clinical survey and classification. J Prosthet Dent 42, 649 (1979)

[12] *Eccles, J. D.*: Tooth Surface Loss from Abrasion, Attrition and Erosion. Dental Update 9, 373 (1982 a)

[13] *Eccles, J. D.*: Erosion affecting the palatal surfaces of upper anterior teeth in young people. Br Dent J 152, 375 (1982 b)

[14] *Enbom, L., Magnusson, T., Wall, G,*: Occlusal wear in miners. Swed Dent J 10, 165 (1986)

[15] *Fuller, J. L., Johnson, W. W.*: Citric acid consumption and the human dentition. J Am Dent Ass 95, 80 (1977)

[16] *Graber, G.*: Parafunktionen, psychische Aspekte. Coll med dent 24, 618 (1980)

[17] *Graf, H., Zander, H. A.*: Okklusale Zahnkontakte und Muskelaktivität beim Kauen und Schlucken. Schweiz Mschr Zahnheilk 74, 495 (1964)

[18] *Heggedorn, H., Vogt, H. P., Graber, G.*: Experimentelle Untersuchungen über die orale Hyperaktivität bei psychischer Belastung, im besonderen bei Agressionen. Schweiz Mschr Zahnmed 89, 1148 (1979)

[19] *Hickel, R.*: Forschungsbericht Zahnabrasion. Zahnabrasion und beruflich bedingte Einflüsse bei Steinbrucharbeitern. Schriftenreihe des Hauptverbandes der gewerblichen Berufsgenossenschaften, Bonn 1989

[20] *Hoad-Reddick, G.*: Attrition and bone resorption – taking a long-term view. Quintess Int 20, 389 (1989)

[21] *Hotz, P. R.*: Erosion des Zahnschmelzes. Schweiz Mschr Zahnheilk 97, 219 (1987)

[22] *Hotz, P. R.*: Untersuchungen zur Abrasivität von Zahnpasten. Schweiz Mschr Zahnheilk 93, 93 (1983)

[23] *Hugoson, A., Bergendal, T., Ekfeldt, A., Helkimo, M.*: Prevalence and severity of incisal and occlusal tooth wear in an adult Swedish population. Acta Odont Scand 46, 255 (1988)

[24] *Jaenisch, A., Jaenisch, U., Graehn, G.*: Rasterelektronenmikroskopische Untersuchung der Oberfläche keilförmiger Defekte an extrahierten Zähnen und unter In-vivo-Bedingungen. Zahn Mund Kieferheilk 77, 549 (1989)

[25] *Kampe, T., Hannerz, H., Ström, P.*: Facet pattern in intact and restored dentitions of young adults. Acta Odont Scand 42, 225 (1984)

[26] *Kaplan, H., Rabbach, V. P.*: Apple juice and dental caries. In: *Schweizer-Hirt* et al. 1978, S. 499

[27] *Klähn, K.-H., Köhler, K. U., Kreter, F., Motsch, A.*: Spannungsoptische Untersuchungen zur Entstehung der sogenannten keilförmigen Defekte am Organum dentale. Dtsch Zahnärztl Z 29, 923 (1974)

[28] *Kleier, D. J., Aragon, S. B., Averbach, R. E.*: Dental management of the chronic vomiting patient. J Am Dent Ass 108, 618 (1984)

[29] *Klimm, W., Herbert, J., Böhm, B., Häckert, M.*: Klinische Variationen des sog. keilförmigen Defektes. Zahn Mund Kieferheilk 78, 713 (1990)

[30] *Kraft, E.*: Über die Beziehung zwischen Zahnabrieb und Kaumuskeltätigkeit. Dtsch Zahnärztl Z 16, 307 (1961)

[31] *Lambrechts, P., Braem, M., Vuylsteke-Wauters, M., Vanherle, G.*: Quantitative in vivo wear of human enamel. J Dent Res 68, 1752 (1989)

[32] *Lammert, K.-H.*: Berufsschäden im Zahn-, Mund-, Kieferbereich. Hüthig, Heidelberg 1932, S.27–32 und 51 ff

[33] *Lee, W. C., Eakle, W. S.*: Possible role of tensile stress in the etiology of cervical lesions of teeth. J Prosthet Dent 52, 374 (1984)
[34] *Möller, E.*: Clinical electromyography in dentristry. Int Dent J 19, 250 (1969)
[35] *Motsch, A.*: Funktionsorientierte Einschleiftechnik für das menschliche Gebiß. Hanser, München 1978
[36] *Mühlemann, H. R.*: Zur Erosion des Zahnschmelzes. Dtsch Zahnärztebl 16, 328 (1962)
[37] *Murphy, T.*: Gradients of Dentine Exposure in Human Molar Tooth Attrition. Am J Phys Anthropol 17, 179 (1959)
[38] *Noack, M. J.*: REM-Untersuchungen an Erosionen der Zahnhartsubstanzen in vivo. Dtsch Zahnärztl Z 44, 517 (1989)
[39] *Nolden, R.* (Stellungnahme der DGZMK): Der keilförmige Defekt – Ursachen und Therapie. Mitteilungen der DGZMK 2, 1985
[40] *Nyström, M., Kononen, M., Alaluusua, S., Evalahti, M., Vartiovaara, J.*: Development of horizontal tooth wear in maxillary anterior teeth from five to 18 years of age. J Dent Res 69, 1765 (1990)
[41] *Ott, R. W., Pröschel, P.*: Zur Ätiologie des keilförmigen Defektes. Dtsch Zahnärztl Z 40, 1223 (1985)
[42] *Pöllmann, L., Berger, F., Pöllmann, B.*: Age and dental abrasion. Gerodontics 3, 94 (1987)
[43] *Saxton, C. A., Cowell, C. R.*: Clinical investigation of the effects of dentifricies on dentin wear at the cementoenamel junction. J Am Dent Ass 102, 38 (1981)
[44] *Schroeder, H. E.*: Pathobiologie oraler Strukturen. Karger, Basel 1983, S. 49 und 82 f.
[45] *Schulte, W.*: Die exzentrische Okklusion. Quintessenz, Berlin 1983, S.13–96 und 207–210
[46] *Schweizer-Hirt, C. M., Schaidt, A., Schmid, R., Imfeld, T., Lutz, F., Mühlemann, H.*: Erosion und Abrasion des Schmelzes. Eine experimentelle Studie. Schweiz Mschr Zahnheilk 88, 497 (1978)
[47] *Slop, D.*: Abrasion of enamel by toothbrushing. Med Diss, Groningen 1986
[48] *Smith, B., Knigth, J.*: A Comparison of Patterns of Tooth Wear with Aetiological Factors. Br Dent J 157, 16 (1984)
[49] *Smith, B.*: Dental Erosion. Attrition and Abrasion. Dental Practioner 214, 341 (1975)
[50] *Smith, J., Shaw, L.*: Baby fruit juices and tooth erosion. Br Dent J 162, 65 (1987)
[51] *Smith, B. G. N., Robb, N. D.*: Dental erosion in patients with chronic alcoholism. J Dent 17, 219 (1989)
[52] *Sognnaes, R. F., Wolcott, R. B., Xhonga, F. A.*: Dental Erosion. I. Erosion like patterns ocurring in association with other dental conditions. J Am Dent Ass 84, 571 (1972)
[53] *Solberg, W. K., Flint, R. T., Brantner, J. P.*: Temporomandibular joint pain and dysfunction: A clinical study of emotional and occlusal components. J Prosthet Dent 28, 412 (1972)
[54] *Stafne, E. C., Lovestedt, S. A.*: Dissolution of tooth substance by lemon juice, acid beverages and acids from some other sources. J Am Dent Ass 34, 586 (1947)
[55] *Sulong, M. Z., Abdul Aziz, R.*: Wear of materials used in dentistry: A review of the literature. J Prosthet Dent 63, 342 (1990)
[56] *Ten Bruggen Cate, H. J.*: Dental Erosion in Industry. Brit J Industr Med 25, 249 (1968)
[57] *Thaller, J. L., Rosen, G., Saltzmann, S.*: Study of the Relationship of Frustration and Anxiety to Bruxism. J Periodont 38, 193 (1967)
[58] *Turner, K. A., Missirlian, D. M.*: Restoration of the extremely worn dentition. J Prosthet Dent 52, 467 (1984)
[59] *Voß, A.*: Die medikamentös bedingte Xerostomie. Zahnärztl Prax 40, 461 (1988)
[60] *Whittaker, D. K., Parker, J. H., Jenkins, C.*: Tooth attrition and continuing eruption in a romano-british population. Archs Oral Biol 27, 405 (1982)
[61] *Widdop, F. T.*: Caring for the dentate elderly. Int Dent J 39, 85 (1989)
[62] *Wright, K. H. R.*: The abrasive wear resistance of human dental issues. Wear 14, 263 (1969)
[63] *Xhonga, F. A.*: Bruxism and its effect on the teeth. J Oral Rehabil 4, 65 (1977)
[64] *Xhonga, F. A., Wolcott, R. B., Sognaes, R. F.*: Dental Erosion; II. Clinical Measurements of dental erosion progress. J Am Dent Ass 84, 577 (1972)

5 Die Wurzeloberflächenkaries

[1] *Arends, J., Ruben, J., Jongebloed, W. L.*: Dentine caries in vivo. Caries Res 23, 36 (1989)
[2] *Banting, D. W.*: Epidemiology of root caries. Gerodontology 5, 5 (1986)
[3] *Beck, J. D., Kohout, F., Hunt, R. J.*: Identification of high caries risk adults: attitudes,social factors and diseases. Int Dent J 38, 231 (1988)
[4] *Bryan, A. R., Reynolds, H. S., Zambon, J. J.*: Prevalence of Actinomyces sp. in human root surface caries. Proc Am Ass Dental Res, Abstr 162, 1985
[5] *Burt, B. A., Ismail, A. I., Eklund, S. A.*: Root caries in an optimally fluoridated and a high-fluoride community. J Dent Res 65, 1154 (1986)
[6] *Ellen, R. P., Bating, D. W., Fillery, E. D.*: Microbiological assessment of root caries risk in a chronically hospitalized population. Proc Am Ass Dental Res, Abstr 430, 1984
[7] *Emilson, C. G., Klock, B., Sanford, C.B.*: Microbial flora associated with presence of root surface caries in periodontally treated patients. Scand J Dent Res 96, 40 (1988)
[8] *Firestone, A. R., Graves, C. N., Feagin, F.F.*: Caries on root surfaces exposed following gingivectomy in conventional rats infected with S.sobrinus and A.viscosus. J Periodont 60, 624 (1989)
[9] *Flores-de-Jacoby, L.* (Hrsg.): Möglichkeiten der Plaque- und Gingivitisprävention. Quintessenz, Berlin 1991
[10] *Frank, R.M, Steuer, P., Hemmerle, J.*: Ultrastructural study on human root caries. Caries Res 23, 209 (1989)
[11] *Fure, S., Romaniec, M., Emilson, C. G., Krasse, B.*: Proportions of S.mutans,lactobacilli and A.spp in root surface plaque. Scand J Dent Res 95, 119 (1987)
[12] *Günay, H., Fricke, R., Triadan, H.*: Approximale Wurzeldentinkaries – eine zweite Karieswelle? Dtsch Zahnärztl Z 42, 904 (1987)
[13] *Hix, J. O., O'Leary, T.L.*: The relationship between cemental caries, oral hygiene status and fermentable carbohydrate intake. J Periodont 47, 398 (1976)
[14] *Houte, J. van, Jordan, H. V., Laraway, R., Kent, R., Soparkar, P. M., Depaola, P.F.*: Association of the microbial flora of dental plaque and saliva with human root surface caries. J Dent Res 69, 1463 (1990)
[15] *Jensen, M. E., Kohout, F.*: The effect of a fluoridated dentifrice on root and coronal caries in an adult population. J Am Dent Ass 117, 829 (1988)
[16] *Jordan, H.V.*: Microbial etiology of root surface caries. Gerodontology 5, 13 (1986)
[17] *Katz, R.V.*: The clinical identification of root caries. Gerodontology 5, 21 (1986)
[18] *Katz, R. V., Hazen, S. P., Chilton, N. W., Mumma, R.D.*: Prevalence and intraoral distribution of root caries in an adult population. Caries Res 16, 265 (1982)
[19] *Kidd, E. A.M.*: Root Caries. Dent Update 6, 93 (1989)
[20] *Lohse, W. G., Carter, H. G., Brunelle, J.A.*: The prevalence of root surface caries in a military population. Military Med 142, 700 (1977)
[21] *Mellberg, J.R.*: Demineralization and remineralization of root surface caries. Gerodontology 5, 25 (1986)
[22] *Newbrun, E.*: Prevention of root caries. Gerodontology 5, 33 (1986)
[23] *Nyvad, B., Fejerskov, O.*: Root surface caries: Clinical, histopathological and microbiological features and clinical implications. Int Dent J 32, 312 (1982)
[24] *Nyvad, B., Fejerskov, O.*: Active root surface caries converted into inactive caries as a response to oral hygiene. Scand J Dent Res 94, 281 (1986)
[25] *Raetzke, P.*: Wurzeloberflächenkaries bei Patienten mit Parodontalerkrankungen. Dtsch Zahnärztl Z 40, 775 (1985)
[26] *Ravald, N., Hamp, S.E.*: Prediction of root surface caries in patients treated for advanced periodontal disease. J Clin Periodont 8, 400 (1981)
[27] *Schüpbach, P., Guggenheim, B., Lutz, F.*: Human root caries: histopathology of initial lesions in cementum and dentin. J Oral Path Med 18, 146 (1989)
[28] *Sumney, D. L., Jordan, H. V.*: A roentgenological technique for the bacteriological sampling of root surface caries. Caries Res 7, 374 (1973)
[29] *Sumney, D. L., Jordan, H. V., Englander, H.R.*: The prevalence of root surface caries in selected populations. J Periodont 44, 500 (1973)

[30] *Syed, S. A., Loesche, W. J., Pape, H. L., Grenier, E.*: Predominant cultivable flora isolated from human root surface caries plaque. Infec Immun 11, 727 (1975)
[31] *Tavares, M., Depaola, P., Soparkar, P., Joshipura, K.*: The prevalence of root caries in a diabetic population. J Dent Res 70, 979 (1991)
[32] *Tinanoff, N., Hock, J., Camosci, D., Hellden, L.*: Effect of stannous fluoride mouthrinse on dental plaque formation. J Clin Periodont 7, 232 (1980)
[33] *Ueberschär, M.*: Die Wurzeloberflächenkaries – Literaturübersicht und vergleichende klinische Untersuchung zur chemotherapeutischen Prophylaxe. Med Diss, Hannover 1991
[34] *Wagg, B. J.*: Root surface caries: a review. Community Dent Health 1, 11 (1984)

6 Die Versorgung der Zahnhalsdefekte

[1] *Baum, L.* et al.: Operative Dentistry. Saunders, Philadelphia 1985
[2] *Baum, L.*: Advanced Restorative Dentistry. Saunders, Philadelphia 1984
[3] *Billings, R. J.* et al.: Contemporary treatment strategies for root surface dental caries. Gerodontology 1, 20 (1985)
[4] *Charbeneau, G. T., Bozell, R. R.*: Clinical evaluation of a glassionomercement for restoration of cervical erosion. J Am Dent Ass 98, 936 (1979)
[5] Deutsche Gesellschaft für Zahn, Mund und Kieferheilkunde (Stellungnahme): Der keilförmige Defekt – Ursachen und Therapie. Mitt DGZMK 4, 9 (1985)
[6] *Heymann, H. O.* et al.: Twelve months clinical study of dentinal adhesives in class V cervical lesions. J Am Dent Ass 116, 179 (1988)
[7] *Katz, R. V.*: Assessing root caries in populations. J Publ Hlth Dent 40, 7 (1980)
[8] *Kullmann, W.*: Atlas der Zahnerhaltung mit Glas-Ionomer-Zementen und Komposit-Kunststoffen. Hanser, München 1990
[9] *Letzel, H., Vrijhoef, M. M. A.*: Longterm performance of amalgam restorations. J Dent Res 60, 630 (1981)
[10] *McLean, J. W.*: Status report on Glass Ionomer Cements. J Am Dent Ass 99, 221 (1979)
[11] *Monteiro, S. Jr.* et al.: Evaluation of material and techniques for restoration of erosion areas. J Prosthet Dent 55, 434 (1986)
[12] *Motsch, A.*: Die Goldhämmerfüllung am Zahnhals. Skriptum, Göttingen 1984
[13] *Ngo, H., Mount, G. J.*: Glassionomercements: A 12month evaluation. J Prosth Dent 55, 203 (1986)
[14] *Nicholls, C. B.*: Root caries: A rationale for treatment. Dent Update 14, 145 (1987)
[15] *Nyvad, B., Fejerskov, O.*: Root surface caries: clinical, histopathological and microbiological features and clinical implications. Int Dent J 32, 312 (1982)
[16] *Riethe, P.*: Welche Füllungsmaterialien sind im gingivalen Bereich vertretbar? Dtsch Zahnärztl Z 39, 589 (1984)
[17] *Roulet, J. F.* et al.: Die Zahnhalsfüllung. Dtsch Zahnärztekalender, München 1987
[18] *Schnepper, H. E., Kinzer, R. L.*: Atlas der Goldhämmerfüllung. Phillip, München 1986
[19] *Schweizer Hirt* et al.: Erosion und Abrasion des Schmelzes. Eine experimentelle Studie. Schw Mschr Zahnheilk 88, 497 (1978)
[20] *Sigurjons, H.*: Extension for prevention. Historical development and current status of G. B.Black's concept. J Oper Dent 8, 57 (1983)
[21] *Staehle, H. J.*: Dentinwundverbände und ihre praktische Anwendung IIII. Quintessenz 41, 1427/1595/1761 (1990)
[22] *Ullmann, K.*: Die topographische Anatomie der Zahnhartgewebe in Abhängigkeit vom Lebensalter. Med Diss, Berlin 1972
[23] *Voß, A., Hickel, R.*: Nachuntersuchungen von zervikalen Glas-Ionomer-Zement und Compositefüllungen. Dtsch Zahnärztl Z 43, 944 (1988)

7 Chronische Pulpitiden

[1] *Baume, L., Fioro-Domo, G.*: Versuch einer Klassifizierung der Pulpenerkrankungen nach klinisch-symptomatologischen Gesichtspunkten. Zahnärztl Welt 63 (1962), 709

[2] *Bennet, C. G., Kelln, E. E., Biddington, W. R.*: Age changes of the vascular pattern of the human dental pulp. Archs Oral Biol 10, 995 (1965)

[3] *Bergenholtz, G.*: Biologische Grundlagen der Endodontie. Dtsch Zahnärztl Z 45, 187 (1990)

[4] *Bernick, S.*: Age changes in the nerves of molar teeth of rats. Anat Rec 143, 121 (1962)

[5] *Bernick, S.*: Age changes in the blood supply to the human teeth. J Dent Res 46, 544 (1967a)

[6] *Bernick, S.*: Effect of aging on the nerve supply to human teeth. J Dent Res 46, 694 (1967b)

[7] *Bernick, S., Niedelman, C.*: Effect of aging on the human pulp. J Endocr 1, 88 (1975)

[8] *Binus, W., Walther G., Stiefel A.*: Die retikuläre Atrophie der Zahnpulpa. Ein Artefakt oder pathomorphologische Realität? Zahn Mund Kieferheilk 76, 393 (1988)

[9] *Byers, M. R.*: Development of sensory innervation in the dentin. J Comp Neurol 191, 413 (1980)

[10] *Dohi, T., Okamoto, H., Tsujimoto, A.*: Arachidonic acid metabolism and antiseptics. Inoki, Kudo, Olgart; Chapman and Hall 471–30

[11] Ehrmann, E. H.: Pulp testers and pulp testing with particular reference to the use of dry ice. Aust Dent J 22, 272 (1977)

[12] *Fried, K.*: Changes in innervation of dentine and pulp with age. Front Oral Physiol 6, 63 (1987)

[13] *Fröhlich, E.*: Altersveränderungen der Pulpa und des Parodontiums. Dtsch Zahnärztl Z 25, 175 (1970)

[14] *Fulling, H. J., Andreasen, J. O.*: Influence of maturation status and tooth type of permanent teeth upon electrometric and thermal pulp testing. Scand J Dent Res 84, 286 (1976)

[15] *Geurtsen, W.*: Klinik der Kompositfüllung. Hanser, München 1989

[16] *Geurtsen, W.*: Die zelluläre Verträglichkeit zahnärztlicher Komposite. Hanser, München 1988

[17] *Greenwood, F., Horiuchi, H., Matthews, B.*: Electrophysiological evidence on the types of nerve fibres excited by electrical stimulation of teeth with a pulp tester. Archs Oral Biol 17, 701 (1972)

[18] *Grover-Johnson, N., Spencer, P. S.*: Peripheral nerve abnormalities in aging rats. J Neuropath Exp Neurol 40, 155 (1981)

[19] *Guldener, P. H. A., Langeland, K.*: Endodontologie. Thieme, Stuttgart 1982

[20] *Gunji, T., Gunji, K., Hoshino, M., Takeuchi, K., Kobayashi, S.*: Morphological change of pulpal nerves with advancing years. Jap J Oral Biol 25, 503 (1983)

[21] *Hannam, A. G., Siu, W., Tom, J.*: A comparison of monopolar and bipolar pulp-testing. J Canad Dent Ass 40, 124 (1974)

[22] *Hardy, J. D., Stolwijk, J. A. J.*: Tissue temperature and thermal pain. In: *De Reuck, A. V. S., Knight, J.* (eds.): Touch, Heat and Pain, pp. 27–56. Churchill, London 1966

[23] *Harkins, S. W., Chapman, C. R.*: Detection and decision factors in pain perception in young and elderly men. Pain 2, 253 (1976)

[24] *Johnson, D. C.*: Innervation of teeth: qualitative, quantitative and developmental assessment. J Dent Res 64, Spec Iss, 555 (1985)

[25] *Ketterl, W.*: Histologische Untersuchungen über das Ausgangsstadium der sog. indirekten Überkappung bei Caries profunda. Dtsch Zahnärztl Z 19, 273 (1964)

[26] *Ketterl, W.*: Histologische Untersuchungen an vitalexstirpierten Zähnen. Stoma 85 (1963)

[27] *Ketterl, W.*: Age-induced changes in the teeth and their attachment apparatus. Int Dent J 33, 262 (1983)

[28] *Kimmel, K.*: Gesicherte Erkenntnisse zu wenig beachtet. Zahnärztl Mitt 21, 2346 (1990)

[29] *Kreter, F., Reineck, K.*: Zur Sekundärdentin- und Dentikelbildung verlagerter Zähne. Dtsch Zahnärztl Z 36, 367 (1981)

[30] *Lutz, F.* et al.: Schmelzsprünge durch die Vitalitätsprüfung mit Kohlensäureschnee? Schweiz Mschr Zahnheilk 8, 709 (1974)

[31] *Matthews, B., Horiuchi, H., Greenwood, F.*: The effects of stimulus polarity and electrode area on the threshold to monopolar stimulation of teeth in human subjects, with some preliminary observations on the use of a bipolar pulp tester. Archs Oral Biol 19, 35 (1974)

[32] *Mayer, R.*: Zur Feststellung der Vitalität der Pulpa. Dtsch Zahnärztl Z 30, 307 (1975)

[33] *Mendis, B. R. R. N., Darling, A. I.*: Distribution with age and attrition of peritubular dentine in the crowns of human teeth. Archs Oral Biol 24, 131 (1979a)

[34] *Mendis, B. R. R. N., Darling, A. I.*: A scanning electron microscope and microradiographic study of closure of human coronal dentinal tubules related to occlusal attrition and caries. Archs Oral Biol 24, 725 (1979b)

[35] *Mumford, J. M.*: Pain perception threshold and adaptation of normal human teeth. Archs Oral Biol 10, 957 (1965)

[36] *Mumford, J. M.*: Pain perception threshold on stimulating human teeth and the histological condition of the pulp. Brit Dent J 123, 427 (1967)

[37] *Mumford, J. M., Newton, A. V.*: Zone of excitation when electrically stimulating human teeth. Archs Oral Biol 14, 1383 (1969)

[38] *Mumford, J. M., Stanley, S. J.*: Sensations on stimulating the pulps of human teeth, thresholds and tolerance ratio. Pain 10, 391 (1981)

[39] *Närhi, M. V. O., Jyväsjärvi, E., Hirvonen, T., Huopaniemi, T.*: Activation of heat-sensitive nerve fibres in the dental pulp of the cat. Pain 14, 371 (1982)

[40] *Obst, T.*: Über das Endgebiet des Perineurium an den Zahnnerven der Ratte. Z Zellforsch 114, 515 (1971)

[41] *Obwegeser, H., Steinhäuser, E.*: Ein neues Gerät zur Vitalitätsprüfung der Zähne mit Kohlensäureschnee. Schweiz Mschr Zahnheilk 72, 1001 (1963)

[42] *Philippas, G. G., Applebaum, E.*: Age changes in the permanent upper lateral incisor. J Dent Res 46, 1002 (1967)

[43] *Philippas, G. G., Applebaum, E.*: Age changes in the permanent upper canine teeth. J Dent Res 47, 411 (1968)

[44] *Pinzon, R. D., Kozlow, M., Burch, W. P.*: Histology of rat molar pulp at different ages. J Dent Res 46, 202 (1967)

[45] *Quigley, M. B.*: Functional and geriatic changes of the human pulp. Oral Surg 32, 795 (1971)

[46] *Reizo, I., Teruo, K., Leif, M. O.*: Dynamic Aspects of Dental Pulp (Molecular biology, pharmacology and pathophysiology). Chapman and Hall, London 1990

[47] *Sayegh, F. S., Reed, A. J.*: Calcification in the dental pulp. Oral Surg 25, 873 (1968)

[48] *Scott, D., Tempel, T. R.*: Receptor potentials in response to thermal and other excitation. In: *Anderson, D. J.* (eds.): Sensory Mechanisms in Dentine. Pergamon, London 1963, S. 27

[49] *Seltzer, S., Bender, I. B.*: Retrogressive and age changes of the dental pulp. Biologic considerations in dental procedures. 2nd ed. Lippincott, Philadelphia 1975, S. 291

[50] *Shimizu, T.*: Tooth pre-pain sensation elicited by electrical stimulation. J Dent Res 43, 467 (1964)

[51] *Schroeder, A.*: Corticoid-Therapie in der Endodontie. Dtsch Zahnärztl Z 17, 244 (1962)

[52] *Schroeder, H. E., Scherle W*: Strukturmerkmale der anorganischen Dentinwandung der Pulpa bei jungen und älteren Menschen. Schweiz Mschr Zahnmed 98, 357 (1988)

[53] *Schroeder, H. E.*: Pathobiologie oraler Strukturen: Zähne, Pulpa, Parodont. 2. Aufl. Karger, Basel 1991

[54] *Shroff, F. R.*: Physiologic pathology of changes in the dental pulp. Senile pulp atrophy. Oral Surg 6, 1455 (1953)

[55] *Staehle, H. J.*: Calciumhydroxid in der Zahnheilkunde. Hanser, München 1990

[56] *Stanley, H. R., White, C. L., McCray, L.*: The rate of tertiary (reparative) dentine formation in the human tooth. Oral Surg 21 180, (1966)

[57] *Stenvik, A., Mjör, I. A.*: Epithelial remnants and denticle formation in the human dental pulp. Acta Odont Scand 28, 721 (1970a)

[58] *Stenvik, A., Mjör, I. A.*: Pulp and dentin reactions to experimental tooth intrusion. A histologic study of the initial changes. Am J Orthod 57, 370 (1970b)

[59] *Sundell, J. R., Stanley, H. R., White, C. L.*: The relationship of coronal pulp stone formation to experimental operative procedures. Oral Surg 25, 579 (1968)

[60] *Tronstad, L.*: Root resorption – etiology, terminology and clinical manifestations. Endod Dent Traumatol 4, 241–252 (1988)

[61] *Woodrow, K. M., Friedman , G. D., Siegelaub, A. B., Collen, M. F.*: Pain tolerance: differences according to age, sex and race. In: *Weisenberg* (ed.): Pain, clinical and experimental perspectives. Mosby, St. Louis 1975, S. 133

8 Die Wurzelkanalaufbereitung

[1] *Alodeh, M. H. A., Doller, R., Dummer, P. M. H.*: Shaping of simulated root canals in resin blocks using the step-back technique with K-files manipulated in a simple in/out filing motion. Int Endod J 22, 107 (1989)
[2] *Baumgartner, J. C., Falkler, W. A.*: Bacteria in the apical 5 mm of infected root canals. J Endod 17, 380 (1991)
[3] *Beatty, R. G.*: The effect of standard or serial preparation on single cone obturations. Int Endod J 20, 276 (1987)
[4] *Becker, G. L., Cohen, S., Borer, R.*: The sequelae of accidentally injecting sodium hypochlorite beyond the root apex. Oral Surg 38, 633 (1974)
[5] *Bence, R., Madonia, J. V., Weine, F.S, Smulson, M. H.*: A microbiologic evaluation of endodontic instrumentation in pulpless teeth. Oral Surg 35, 676 (1973)
[6] *Biffi, J. C. G., Rodrigues, H. H.*: Ultrasound in endodontics: a quantitative and histological assessment using human teeth. Endod Dent Traumatol 5, 55 (1989)
[7] *Cameron, J. A.*: The use of ultrasound and an EDTA-urea peroxide compound in the cleansing of root canals. An SEM study. Aus Dent J 29, 80 (1984)
[8] *Cameron, J. A.*: The use of ultrasound for the removal of the smear layer. The effect of sodium hypochlorite concentration; SEM study. Aus Dent J 33, 193 (1988)
[9] *Cimis, G. M., Boyer, T. J., Pelleu, G. B.*: Effect of three file types on the apical preparations of moderately curved canals. J Endod 14, 441 (1988)
[10] *Ciucci, B., Khettabi, M., Holz, J.*: The effectiveness of different endodontic irrigation procedures on the removal of the smearlayer: a scanning electron microscopic study. Int Endod J 22, 21 (1989)
[11] *Craig, R.G, Melbrain, E. D., Peyton, F. A.*: Bending and torsion properties of endodontic instruments. Oral Surg 25, 239 (1968)
[12] *Crabb, H. S. M.*: The cleansing of root canals. Int Endod J 15, 62 (1982)
[13] *Cury, J. A., Bragotto, C., Valdrighi, L.*: The demineralizing efficiency of EDTA solutions on dentin. Oral Surg 52, 446 (1981)
[14] *Druttman, A. C. S., Stock, C. J. R.*: An in vitro comparison of ultrasonic and conventional methods of irrigant replacement. Int Endod J 22, 174 (1989)
[15] *Fritz, U., Schäfer, M.*: Maschinelle Aufbereitung des Wurzelkanalsystems mit dem Canalfinder im Vergleich zur manuellen Instrumentation. Dtsch Zahnärztl Z 44, 510 (1989)
[16] *Fulford, H. V., Cruickshanks-Boyd, D. W., Davies, E. H.*: The deterioration in cutting behaviour of reamers after use. J Br Endod Soc 11, 53 (1978)
[17] *Gettleman, B. H., Messer, H. H., El Deeb, M. E.*: Adhesion of sealer cements to dentin with and without smear layer. J Endod 17, 15 (1991)
[18] *Geurtsen, W.*: Morphologische Gesichtspunkte im Rahmen der Endodontie. In: *Ketterl W.* (Hrsg.): Deutscher Zahnärztekalender 1990. Hanser, München 1990
[19] *Geurtsen, W.*: Die Wurzelkanalaufbereitung. Phillip J 7, 23 (1990)
[20] *Gordon, T. M., Damato, D., Christner, P.*: Solvent effect of various dilutions of sodium hypochlorite on vital and necrotic tissue. J Endod 7, 466 (1981)
[21] *Gutierrez, J. H., Garcia, J.*: Microscopic and macroscopic investigation on results of mechanical preparation of root canals. Oral Surg 25, 108 (1968)
[22] *Gutmann, J. L., Dumsha, T. C., Lovdahl, P. E.*: Problemlösungen in der Endodontie. Hanser, München 1991
[23] *Haidet, J., Reader, A., Beck, M., Meyers, W.*: An in vivo comparison of the step-back technique versus a step-back/ultrasonic technique in human mandibular molars. J Endod 15, 195 (1989)
[24] *Hülsmann, M., Bertzbach, F.*: Die Aufbereitung gekrümmter Wurzelkanäle mit Handinstrumenten und maschinellen Aufbereitungshilfen. Dtsch Zahnärztl Z 44, 448 (1989)
[25] *Hülsmann, M., Bertzbach, F.*: Klinische Überprüfung der Meßgenauigkeit eines elektronischen Apexlokalisators. Dtsch Zahnärztl Z 44, 603 (1989)
[26] *Ingle, J. I., Taintor, J. F.*: Endodontics. 3. Aufl. Lea & Febiger, Philadelphia 1985
[27] *Kaufmann, A. Y.*: Facial emphysema caused by hydrogen peroxide irrigation: report of case. J Endod 7, 470 (1981)

[28] *Kaufmann, A. Y., Keila, S.*: Hypersensitivity to sodium hypochlorite. J Endod 15, 224 (1989)
[29] *Lim, S. S., Stock, C. J. R.*: The risk of perforation in the curved canal: anticurvature filing compared with the stepback technique. Int Endod J 20, 33 (1987)
[30] *Lumley, P. J., Walmsley, A. D., Laird, W. R. E.*: An investigation into cavitational activity occuring in endosonic instrumentations. J Dent 16, 120 (1988)
[31] *Mayne, J. R.*: Endodontic instrumentations – quo vadis? Aus Dent J 33, 384 (1988)
[32] *Nikolaus, B. E., Wayman, B. E., Encinas, E.*: The bactericidal effect of citric acid and sodium hypochlorite on anaerobic bacteria. J Endod 14, 31 (1988)
[33] *O'Connell, D. T., Brayton, S. M.*: Evaluation of root canal preparations with two automated endodontic handpieces. Oral Surg 39, 298 (1975)
[34] *Oliet, S., Sorin, S. M.*: Cutting efficiency of endodontic reamers. Oral Surg 36, 243 (1973)
[35] *Petschelt, A., Oberschachtsiek, H.*: Über die Schmierschicht (Smear Layer) nach der Wurzelkanalaufbereitung (REM-Untersuchung). Dtsch Zahnärztl Z 40, 845 (1985)
[36] *Petschelt, A., Oberschachtsiek, H., Raab, W.*: Zur Wurzelkanalaufbereitung mit schallaktivierten Instrumenten. Dtsch Zahnärztl Z 42, 72 (1987)
[37] *Schaller, H. G., Götze, W., Schommer, G.*: Vergleichende Untersuchungen über den Dentinabrieb und die Dentinoberfläche nach Bearbeitung mit maschinell angetriebenen Systemen zur Wurzelkanalaufbereitung. Dtsch Zahnärztl Z 42, 784 (1987)
[38] *Sjögren, U., Figdor, D., Spangberg, L., Sundqvist, G.*: The antimicrobial effect of calcium hydroxide as a short-term intracanal dressing. Int Endod J 24, 119 (1991)
[39] *Stadler, L.-E., Wennberg, A., Olgart, L.*: Instrumentation of the curved root canal using filing or reaming technique – a clinical study of technical complications. Swed Dent J 10, 37 (1986)
[40] *Stuart, K. G., Miller, C. H., Brown, C. E., Newton, C. W.*: The comparative antimicrobial effect of calcium hydroxide. Oral Surg 72, 101 (1991)
[41] *Tang, M. P. F., Stock, C. J. R.*: The effects of hand, sonic and ultrasonic instrumentation on the shape of curved root canals. Int Endod J 22, 55 (1989)
[42] *Thoden van Velzen, S. K., Genet, J. M., Kersten, H. W., Moorer, W. R., Wesselink, P. R.*: Endodontie. Deutscher Ärzte Verlag, Köln 1988
[43] *Tidmarsh, B. G.*: Preparation of the root canal. Int Endod J 15, 53 (1982)
[44] *Velvart, P.*: Effizienz der Wurzelkanal-Aufbereitung mit Ultraschall und unter Verwendung verschiedener Spülmittel. Schweiz Mschr Zahnheilk 97, 756 (1987)
[45] *Voß, A.*: Die Endometrie – eine fragwürdige Methode der Längenbestimmung des Wurzelkanals. Dtsch Zahnärztl Z 44, 606 (1989)
[46] *Walmsley, A. D., Lumley, P. J., Laird, W. R. E.*: The oszillatory pattern of sonically powered endodontic files. Int Endod J 22, 125 (1989)

9 Die Wurzelkanalfüllung beim älteren Patienten

[1] *Adenubi, J. O., Rule, D. C.*: Success rate for root fillings in young patients. Br Dent J, 141, 237 (1976)
[2] *Beck-Managetta, J., Pohla, H.*: Zinkoxidhaltiges Wurzelfüllmaterial – eine Ursache der Kieferhöhlenaspergillose. In: *Watzek, G.*: Erkrankungen der Kieferhöhle. Springer, Wien 1986
[3] Dental Vademekum 1990/91. Deutscher Ärzte Verlag, Köln 1991
[4] *Guldener, P. H. A.*: Endodontologie. Thieme, Stuttgart 1982
[5] *Heidemann, D.*: Die Wurzelfüllung. In: Ketterl, W. (Hrsg.): Dtsch Zahnärztekalender. Hanser, München 1985
[6] *Heidemann, D.*: Wurzelfüllung manuell-maschinell. Dtsch Zahnärztl Z 44, 414 (1989)
[7] *Heidemann, D., Lampert, F.*: Die Prüfung von Wurzelfüllmaterialien in der Zellkultur. Dtsch Zahnärztl Z 35, 349 (1980)
[8] *Ingle, J. I., Beveridge, E. E., Glick, D. H., Weichmann, J. A.*: Modern endodontic therapy. In: *Ingle, J. I., Beveridge, E. E.*: Endodontics. 2nd ed. Lea & Febiger, Philadelphia 1976
[9] *Ketterl, W.*: Die Aufgabe der Wurzelfüllung bei Vitalexstirpation. Dtsch Stomat 18, 514 (1968)
[10] *Ketterl, W.*: Endodontie. In: Praxis der Zahnheilkunde, Zahnerhaltung II. Urban & Schwarzenberg, München 1987

[11] *Lambrecht, J. Th., Härle, F.*: Die Reaktion der Kieferhöhle auf die Wurzelspitzenresektion von Prämolaren und Molaren. Dtsch Zahnärztl Z 42, 265 (1987)

[12] *Meyer, W., Scheele, E.*: Die Anatomie der Wurzelkanäle. Dtsch Zahnärztl Z 9, 497 (1954)

[13] *Mihnowicz, Czonstkowsky*: Sealing properties of an injection-thermoplasticized low temperature (70 degrees C) guttapercha: A preliminary study. J Endod 10, 563 (1984)

[14] *Müller, E.*: Zum Problem der Wärmeentwicklung bei der Wurzelkanalfüllmethode nach Mc Spadden. Med Diss, Mainz 1984

[15] *Nguyen, N. T.*: Obturation of the root canal. In: *Cohen, S., Burns, R. C.*: Pathways of the pulp. Mosby, St. Louis 1984

[16] *Peccioni, A.*: Die Wurzelkanalbehandlung. Quintessenz, Berlin 1982

[17] *Santini, A.*: Obturation of root canals by the standardized and step back techniques. Endod Dent Traumatol 3, 68 (1987)

[18] *Schilder, H.*: Filling root canals in three dimensions. Dent Clin North Am 11, 723 (1967)

[19] *Schroeder, H. E.* et al.: Alternsveränderungen der pulpalen Dentinwandung in menschlichen Frontzähnen. Schweiz Mschr Zahnmed 100, 1450 (1990)

[20] *Schroeder, H. E., Scherle, W.*: Strukturmerkmale der anorganischen Dentinwandung der Pulpa bei jungen und älteren Menschen. Schweiz Mschr Zahnmed 98, 357 (1988)

[21] *Yee, F. S., Marlin, J.* et al.: Three dimensional obturation of the root canal using injection-molded thermoplasticized Guttapercha. J Endod 3, 168 (1977)

10 Die Parodontalbehandlung beim älteren Patienten

[1] *Ahrens* et al.: Parodontalerkrankungen und Behandlungsbedarf der Hamburger Bevölkerung. Dtsch Zahnärztl Z 42, 433 (1987)

[2] *Axelsson, P., Lindhe, J.*: Effect of controlled oral hygiene procedures on caries and periodontal disease in adults. J Clin Periodont 5, 133 (1978)

[3] *Badersten, A., Nilvens, R., Egelberg, J.*: II. Effect of nonsurgical periodontal therapy. J Clin Periodont 11, 63 (1984)

[4] *Badersten, A., Nilvens, R., Egelberg, J.*: III. Effect of nonsurgical periodontal therapy. J Clin Periodont 11, 114 (1984)

[5] *Barrington, E. P.*: An overview of periodontal surgical procedures. J Periodont 52, 518 (1981)

[6] *Beaumont, R. H., O'Leary, T. J., Kafrawy, A. H.*: Relative resistance of long junctional epithelial adhesions and connective tissue attachment to plaque induced inflammation. J Periodont 55, 213 (1984)

[7] *Caton, J., Proye, M., Polson, A.*: Maintenance of healed periodontal pockets after a single episode of root planing. J Periodont 53, 420 (1982)

[8] *Caton, J., Zander, H. A.*: Osseous repair of an infrabony pocket without new attachment of connective tissue. J Clin Periodont 3, 54 (1976)

[9] *Ciancio, S. G., Genco, R. J.*: The use of antibiotics in periodontal diseases. Int J Periodont Restor Dent 6, 54 (1983)

[10] *Ellegard, B., Loe, H.*: New attachment of periodontal tissues after treatment of infrabony lesions. J Periodont 42, 648 (1971)

[11] *Hunter, R. K., O'Leary, T. J., Kafrawy, A. H.*: The effectiveness of hand versus ultrasonic instrumentation in open flap planing. J Periodont 55, 697 (1984)

[12] IDZ: Dringliche Mundgesundheitsprobleme der Bevölkerung im vereinten Deutschland. Köln 1991

[13] *Knowles, J. W.* et al.: Results of periodontal treatment related to pocket depth and attachment level. J Periodont 50, 225 (1979)

[14] *Krüger, W.*: Compliance aus der Sicht des Patienten. Dtsch Zahnärztl Z 44, 315 (1989)

[15] *Kühner, K. M.*: Eine prospektive Studie über die Bedeutung des „Health-Belief-Models" für die Patienten Compliance bei der systematischen Parodontalbehandlung. Med Diss, Frankfurt/Main 1987

[16] *Lindhe, J., Nyman, S.*: The effect of plaque control and surgical pocket elimination on the establishment and maintenance of periodontal health. A longitudinal study of periodontal therapy in cases of advanced disease. J Clin Periodont 2, 67 (1975)

[17] *Lindhe, J., Socransky, S., Nyman, S., Westfelt, E., Haffajee, A.*: Effect of age on healing following periodontal therapy. J Clin Periodont 12, 774 (1985)
[18] *Listgarten, M. A., Levin, S.*: Positive correlation between the proportions of subgingival spirochetes and mobile bacteria and susceptibility of human subjects to periodontal disease in man. J Clin Periodont 8, 122 (1981)
[19] *Lövdal, A., Arno, A., Schei, O., Waerhaug, J.*: Combined effect of subgingival scaling and controlled oral hygiene on the incidence of gingivitis. Acta Odont Scand 19, 537 (1961)
[20] *Magnusson, I., Runstad, L., Nyman, S., Lindhe, J.*: A long junctional epithelium. A locus minoris resistentiae in plaque infection. J Clin Periodont 10, 333 (1983)
[21] *Marxkors, R.*: Besonderheiten bei der prothetischen Versorgung alter Menschen. Dtsch Zahnärztl Z 44, 17 (1989)
[22] *Nyman, S., Lindhe, J., Rosling, B.*: Periodontal surgery in plaque infected dentitions. J Clin Periodont 4, 240 (1977)
[23] *Polson, A. M., Heijl, L. C.*: Osseous repair in infrabony periodontal defects. J Clin Periodont 5, 13 (1978)
[24] *Ramfjord, S. P., Knowles, J. W.* et al.: Longitudinal study of periodontal therapy. J Periodont 44, 66 (1973)
[25] *Ramfjord, S. R.*: Maintenance care for treated periodontitis patients. J Clin Periodont 14, 433 (1987)
[26] *Reiche, E.*: Effizienz von Nachsorgeprogrammen bei parodontal behandelten Patienten – Eine Literaturübersicht. Dtsch Zahnärztl Z 44, 307 (1989)
[27] *Schroeder H. E.*: Klinik und Pathologie verschiedener Formen von Parodontitis. Dtsch Zahnärztl Z 42, 417 (1989)
[28] *Simon, B., Mutschelknauß, R.*: Kriterien zur Recallfrequenz in einer parodontologischen Praxis. Dtsch Zahnärztl Z 44, 360 (1989)
[29] *Slots, J., Mashimo, P., Levine, M. J., Genco, R. J.*: Periodontal therapy in humans. J Periodont 50, 495 (1979)
[30] *Suomi, J. D.* et al.: The effect of controlled oral hygiene procedures on the progression of periodontal disease in adults. Results after third and final year. J Periodont 42, 152 (1971)
[31] *Westermann, W.*: Compliance Problematik aus der Sicht der zahnärztlichen Praxis. Dtsch Zahnärztl Z 44, 312 (1989)
[32] World Health Organisation: Global Oral Health Data Bank. Genf 1990

11 Die Behandlung der kombiniert endodontal-parodontalen Erkrankungen

[1] *Barkhordar, R. A.*: Treatment of endodontically and periodontally involved teeth. J Periodont 59, 469 (1988)
[2] *Bender, I. B., Seltzer, S.*: The effect of periodontal disease on the pulp. Oral Surg 33, 458 (1972)
[3] *Bergenholtz, G., Nyman, S.*: Endodontic complications following periodontal and prosthetic treatment of patients with advanced periodontal disease. J Periodont 55, 63 (1984)
[4] *Bergenholtz, G., Lindhe, J.*: Effect of experimentally induced marginal periodontitis and periodontal scaling on the dental pulp. J Clin Periodont 5, 59 (1978)
[5] *Blomlöf, L., Lindskog, S., Hammarström, L.*: Influence of pulpal treatments on cell and tissue reactions in the marginal periodontium. J Periodont 59, 577 (1988)
[6] *Cohen, D. A., Neville, B. W., Damm, D. D., White, D. K.*: The lateral periodontal cyst – a report of 37 cases. J Periodont 55 230 (1984)
[7] *Czarnecki, R. T., Schilder, H.*: A histological evaluation of the human pulp in teeth with varying degrees of periodontal disease. J Endod 5, 242 (1979)
[8] *Dongari, A., Lambrianidis, T.*: Periodontally derived pulpal lesions. Endod Dent Traumatol 4, 49 (1988)
[9] *Geurtsen, W.*: Kalziumhydroxid-Präparate und ihre Anwendung in der konservierenden Zahnmedizin. In: *Ketterl, W.* (Hrsg.): Deutscher Zahnärztekalender 1989. Hanser, München 1989
[10] *Geurtsen, W.*: Morphologische Gesichtspunkte im Rahmen der Endodontie. In: *Ketterl, W.* (Hrsg.): Deutscher Zahnärztekalender 1990. Hanser, München 1990

[11] *Geurtsen, W.*: Diagnostische Maßnahmen bei einer intraoralen Fistel endodontischen Ursprungs. Phillip J 7, 256 (1990)

[12] *Geurtsen, W., Ehrmann, E. H., Löst, C.*: Die kombiniert endodontal-parodontale Erkrankung. Einteilung – Diagnose – Therapie. Dtsch Zahnärztl Z 40, 817 (1985)

[13] *Geurtsen, W., Ehrmann, E. H.*: Palatinal-gingivale Furchung und Wurzelüberzahl bei Oberkieferschneidezähnen. Dtsch Zahnärztl Z 41, 667 (1986)

[14] *Goldmann, H. M., Schilder, H.*: Regeneration of attachment apparatus lost due to disease of endodontic origin. J Periodont 59, 609 (1988)

[15] *Guldener, P. H. A.*: Die Beziehung zwischen Pulpa- und Parodontalerkrankungen. Dtsch Zahnärztl Z 30, 377 (1975)

[16] *Gutmann, J. L.*: Prevalence,location,and patency of accessory canals in the furcation region of permanent molars. J Periodont 49, 21 (1978)

[17] *Harrington, G. W.*: The Perio-Endo Question: Differential Diagnosis. Dent Clin N Amer 23, 673 (1979)

[18] *Ketterl, W.*: Wechselbeziehungen der Endodontie und Parodontologie. Dtsch Zahnärztl Z 39, 585 (1984)

[19] *Langeland, K., Rodrigues, H., Dowden, W.*: Periodontal disease, bacteria, and pulpal histopathology. Oral Surg 37, 257 (1974)

[20] *Mutschelknauß, R.*: Endodontie in der Parodontologie. Dtsch Zahnärztl Z 30, 372 (1975)

[21] *Rosenberg, E. S., Garber, D. A., Rossman, L. E., Evian, C. I.*: A combined endodontic-periodontic lesion – Its management and resolution. J Clin Periodont 8, 369 (1981)

[22] *Rosenberg, M. M.*: Die Wechselwirkung zwischen parodontalen und endodontalen Läsionen. In: *Rosenberg, M. M., Kay, H. B., Keough, B. E., Holt, R. L.*: Die parodontale und prothetische Behandlung fortgeschrittener Fälle. Quintessenz, Berlin 1989

[23] *Rossmann, L. E., Rossmann, S. R., Garber, D. A.*: The endodontic-periodontic fistula. Oral Surg 53, 78 (1982)

[24] *Simon, J. H. S., Glick, D. H., Frank, A. L.*: The relationship of endodontic-periodontic lesions. J Periodont 43, 202 (1972)

Register